Thieme

Essstörungen

Ulrich Schweiger
Achim Peters
Valerija Sipos

10 Abbildungen
25 Tabellen
9 Arbeitsblätter

Georg Thieme Verlag
Stuttgart · New York

Bibliografische Information
Der Deutschen Bibliothek

Die Deutsche Bibliothek verzeichnet diese Publikation in der Deutschen Nationalbibliografie; detaillierte bibliografische Daten sind im Internet über http://dnb.ddb.de abrufbar.

Wichtiger Hinweis: Wie jede Wissenschaft ist die Medizin ständigen Entwicklungen unterworfen. Forschung und klinische Erfahrung erweitern unsere Erkenntnisse, insbesondere was Behandlung und medikamentöse Therapie anbelangt. Soweit in diesem Werk eine Dosierung oder eine Applikation erwähnt wird, darf der Leser zwar darauf vertrauen, dass Autoren, Herausgeber und Verlag große Sorgfalt darauf verwandt haben, dass diese Angabe **dem Wissensstand bei Fertigstellung des Werkes** entspricht.

Für Angaben über Dosierungsanweisungen und Applikationsformen kann vom Verlag jedoch keine Gewähr übernommen werden. **Jeder Benutzer ist angehalten,** durch sorgfältige Prüfung der Beipackzettel der verwendeten Präparate und gegebenenfalls nach Konsultation eines Spezialisten festzustellen, ob die dort gegebene Empfehlung für Dosierungen oder die Beachtung von Kontraindikationen gegenüber der Angabe in diesem Buch abweicht. Eine solche Prüfung ist besonders wichtig bei selten verwendeten Präparaten oder solchen, die neu auf den Markt gebracht worden sind. **Jede Dosierung oder Applikation erfolgt auf eigene Gefahr des Benutzers.** Autoren und Verlag appellieren an jeden Benutzer, ihm etwa auffallende Ungenauigkeiten dem Verlag mitzuteilen.

Rüdigerstraße 14
D-70469 Stuttgart
Telefon: +49/0711/8931-0
Unsere Homepage: http://www.thieme.de

Printed in Germany

Zeichnungen: Heike Hahn, Berlin
Umschlaggestaltung: Thieme Verlagsgruppe
Umschlagfotos: Photodisc Inc. und Corel Corporation
Satz: Druckhaus Götz GmbH, Ludwigsburg, gesetzt auf CCS Textline
Druck: Druckhaus Köthen, Köthen

ISBN 3-13-128221-5 1 2 3 4 5 6

Anschriften

Prof. Dr. med. Achim Peters
Medizinische Klinik I
Universität Lübeck
Ratzeburger Allee 160
23538 Lübeck

PD Dr. med. Ulrich Schweiger
Klinik für Psychiatrie und Psychotherapie
Universitätsklinikum Lübeck
Ratzeburger Allee 160
23538 Lübeck

Dr. phil. Dipl.-Psych. Valerija Sipos
Klinik für Psychiatrie und Psychotherapie
Universitätsklinikum Lübeck
Ratzeburger Allee 160
23538 Lübeck

Widmung

Unseren Müttern
Dr. med. Elfriede Schweiger
Katharina Sipos
Sigrid Peters

Vorwort

Dieses Buch richtet sich zuerst an Ärztinnen und Ärzte, die – im Rahmen ihrer Ausbildung zum Facharzt für Psychiatrie und Psychotherapie oder zum Facharzt für Psychotherapeutische Medizin – Kenntnisse und Fertigkeiten in der Behandlung von Essstörungen erwerben wollen. Aber auch erfahrene Kolleginnen und Kollegen aus der Psychiatrie und Psychotherapie, der Psychotherapeutischen Medizin, der Inneren Medizin, der Gynäkologie und anderer Bereiche der Medizin und der Psychologie werden aktuelle Informationen und Arbeitsmaterialien finden.

Das Buch eignet sich sowohl zum kontinuierlichen als auch zum abschnittsweisen Lesen und Nachschlagen. Da die Mehrzahl der Betroffenen Frauen sind, sprechen wir in dem Buch von Patientinnen, wann immer die zugehörigen Informationen für Frauen oder für Frauen und Männer gelten. Die spezifischen Besonderheiten bei Männern mit Essstörungen werden gezielt benannt. Ansonsten wird aus Gründen der sprachlichen Einfachheit die männliche Form gewählt, wenn beide Geschlechter gleichermaßen gemeint sind (z. B. Ärztin/Arzt).

Eine Besonderheit des Buches ist die systematische Berücksichtigung von Komorbiditäten im Bereich weiterer psychischer und medizinischer Störungen. Das Buch basiert auf umfangreichen Recherchen der Literatur. Aktuelle Leitlinien und Übersichtsarbeiten der Cochrane Collaboration zum Stand der Evidenzbasierung in der Behandlung von Essstörungen sind berücksichtigt. Die wichtigste Grundlage ist die langjährige persönliche Erfahrung der Autoren in der Behandlung von Patientinnen und Patienten mit Essstörungen. Die Autoren sind sich bewusst, dass nur Kernkonzepte der Behandlung zum jetzigen Zeitpunkt evidenzbasiert sind und unterschiedliche Behandlungseinrichtungen unterschiedliche und von den in diesem Buch vorgeschlagenen abweichende Algorithmen der Behandlung anwenden.

Lübeck, im Sommer 2003

Ulrich Schweiger
Achim Peters
Valerija Sipos

Inhaltsverzeichnis

1 Einführung

Psychische Störungen sind der häufigste Grund von gesundheitlichen Funktionseinschränkungen bei Frauen in der Adoleszenz und im jungen Erwachsenenalter (Disability-adjusted live years, DALYs). Nach depressiven Störungen, substanzbedingten Störungen und bipolaren Störungen folgen die Essstörungen auf Platz vier: 4,8% der DALYs in der Altersgruppe von 15- bis 34-jährigen Frauen sind durch Anorexia nervosa oder Bulimia nervosa bedingt (Public Health Division 1999).

Auch unter einer Lebenszeitperspektive von gesundheitlichen Funktionseinschränkungen befinden sich die Essstörungen unter den Top Twenty der Erkrankungen. Essstörungen sind damit sehr bedeutsame Erkrankungen. Bei Frauen in höherem Lebensalter und Männern haben Essstörungen eine geringere Bedeutung. Leitsymptome sind Untergewicht, Übergewicht, Gewichtsschwankungen, häufiges Durchführen von Diäten, restriktives (gezügeltes) Essverhalten, Essanfälle, dysfunktionale Maßnahmen zur Gewichtskontrolle (Erbrechen, Nahrungsmittel kauen und Ausspucken, exzessiver Sport, Laxanzien, Diuretika, Appetitzügler, Brechmittel). Anorexia nervosa zeichnet sich durch Untergewicht (Body-Mass-Index, BMI $< 17{,}5\ kg/m^2$) aus. Bei Bulimia nervosa bestehen Essanfälle in Verbindung mit Erbrechen oder anderen dysfunktionalen Maßnahmen zur Gewichtskontrolle, ohne Untergewicht. Bei der Binge-Eating-Störung treten Essanfälle auf, die nicht regelmäßig von gegensteuernden Maßnahmen gefolgt werden. Detaillierte operationalisierte Kriterien finden sich im Diagnostic and Statistical Manual of Mental Disorders, IV, der American Psychiatric Association (DSM-IV). Etwa 0,5 – 1% aller Frauen haben eine Lebenszeitdiagnose einer Anorexia nervosa, 1 – 2% erfüllen auf Lebenszeit bezogen die Kriterien der Bulimia nervosa. Die Prävalenz der Binge-Eating-Störung liegt bei Frauen etwa bei 2 – 3% (Tab. 1.**1**).

Tabelle 1.**1** Lebenszeitprävalenz von Essstörungen bei Frauen

Anorexia nervosa	0,5 – 1%
Bulimia nervosa	1 – 2%
Binge-Eating-Störung	2 – 3%

Über die Prävalenz von Essstörungen bei Männern liegen nur unpräzise Schätzungen vor. Bei Anorexia nervosa und Bulimia nervosa kann die Prävalenz auf 0,1 %, bei Binge-Eating-Störung auf 1 % geschätzt werden. Bei vielen Patientinnen und Patienten beschränkt sich die Symptomatik nicht auf das Essverhalten, sondern es besteht eine hohe Ausprägung allgemeiner Symptombelastung und psychiatrischer Komorbidität. Besonders häufig sind depressive Stimmung, affektive Instabilität, Selbstverletzungen, Suizidgedanken oder Suizidhandlungen, Störungen der Impulskontrolle, Ängste, Zwänge, sexuelle Störungen, niedriges Selbstwertgefühl und Hilflosigkeit in zwischenmenschlichen Kontakten. Essstörungen führen häufig zu einer Beeinträchtigung der schulischen oder beruflichen Leistungsfähigkeit, des Freizeitverhaltens und der familiären, partnerschaftlichen und anderer sozialer Beziehungen. Die Ätiologie der Essstörungen ist unbekannt. In der Pathogenese werden Teilbeiträge von genetischen Faktoren, psychobiologischen Faktoren, lerngeschichtlichen Faktoren, Schwierigkeiten in der Steuerung des Selbstwertgefühls, von Interaktionsmustern in der Familie und sozialen Einflüsse für wichtig gehalten und sind teilweise durch epidemiologische Studien als Risikofaktoren belegt (Fairburn et al. 1997; Lissau u. Sørensen 1994; Fairburn et al. 1999 b).

1.1 Erkennen von Essstörungen

Die klinische Präsentation der Patientinnen und Patienten mit Essstörungen wird durch Ausprägung der einzelnen Symptome, Kontext, Komorbidität und Zeitdauer geprägt. Es gibt nicht den „typischen Fall" von Anorexia nervosa, Bulimia nervosa oder Binge-Eating-Störung. Trotz vieler Überlappungen und Gemeinsamkeiten hat jede einzelne Patientin eine sehr individuelle Ausprägung. Mögliche Screeningfragen zum Erkennen von Essstörungen listet Tab. 1.**2**. Über das gesamte Buch findet sich eine Vielzahl von Fallvignetten, die das breite Spektrum der klinischen Präsentationen von Essstörungen illustrieren.

Intermittierendes Diätverhalten und ein unangemessener Einfluss von Figur und Gewicht auf das Verhalten und die Selbsteinschätzung sind die gemeinsamen Elemente aller Essstörungen. Viele Patientinnen durchlaufen im Rahmen ihrer Erkrankung verschiedene Formen von Essstörungen. Sie leiden beispielsweise zuerst an der restriktiven Form der Anorexia nervosa, dann an der bulimischen Form der Anorexia nervosa, dann an Bulimia nervosa. Es gibt einen kontinuierlichen Übergang von Anorexia nervosa zu Bulimia nervosa, selten jedoch von Anorexia nervosa zu Binge-Eating-Störung und Adipositas. Patientinnen mit der restriktiven Form der Anorexia nervosa limitieren ihre Energiezufuhr auf wenige hundert

Tabelle 1.2 Screeningfragen nach Essstörungen

• Sind Sie besorgt wegen Ihres Gewichts? • Denken Sie häufig über Essen und Nahrungsmittel nach? • Kontrollieren Sie Ihr Essverhalten oder halten Sie Diät? • Haben Sie Gewicht verloren oder zugenommen? Wenn Ja, in welchem Zeitraum? • Haben Sie Essanfälle? • Betreiben Sie Sport, um Gewichtszunahme zu verhindern? • Erbrechen Sie oder tun Sie andere Dinge, um Gewichtszunahme zu verhindern?

Kilokalorien pro Tag, schränken das Spektrum der erlaubten Nahrungsmittel stark ein und zeigen häufig zwanghafte Verhaltensweisen im Umgang mit Nahrungsmitteln. Patientinnen mit der bulimischen Form der Anorexia nervosa erleben bereits kleine Überschreitungen ihrer erlaubten Nahrungsmengen als Essattacken und benutzen Erbrechen, Bewegung oder Laxanzien als gegensteuernde Maßnahmen.

Viele Patientinnen mit Anorexia nervosa, Bulimia nervosa oder nicht näher bezeichneter Essstörung erbrechen auch nach kleinen oder angemessenen Mahlzeiten. Die Exploration zeigt in diesen Fällen, dass das Überschreiten einer selbst gesetzten Kaloriengrenze für die subjektive Definition einer Essattacke entscheidend ist. Eine erhebliche Anzahl von Patientinnen mit Essstörungen betreiben Sport in exzessivem Ausmaß oder isometrische Übungen, zeigen bizarre Nahrungsauswahl, soziale Isolation, vermindertes sexuelles Interesse, Depression oder multiple impulsive oder selbstschädigende Verhaltensweisen (Tab. 1.**3**).

Bei Patientinnen mit Essstörungen findet sich ein endokrinologisch-metabolisches Syndrom der Anpassung an Mangelernährung, das bei Anorexia nervosa sehr ausgeprägt ist, aber auch bei normalgewichtigen Frauen mit Bulimia nervosa beobachtet werden kann. Über die endokrinologisch-metabolischen Folgen der Binge-Eating-Störung gibt es bisher nur wenige Erkenntnisse. Es finden sich vermehrt Folgen von Überernährung und Insulinresistenz mit erhöhtem Blutdruck, Störungen des Fettstoffwechsels und des Glukosestoffwechsels mit kardiovaskulären Folgeerkrankungen. Die medizinischen Komplikationen von Anorexia nervosa und Bulimia nervosa beinhalten alle ernsthaften Folgen von Mangelernährung inklusive kardiovaskulärer Beeinträchtigung.

Präpubertäre und adoleszente Patientinnen zeigen typischerweise eine Verzögerung oder ein Ausbleiben der sexuellen Reifung, eine verzögerte allgemeine körperliche Entwicklung und erreichen häufig nicht die erwartete Körpergröße. Bradykardie und Orthostasesyndrom sind häufig. Das Risiko für plötzliche kardia-

Tabelle 1.3 Klinische Symptome bei Essstörungen

restriktives Essverhalten
• Diäten • Auslassen von Mahlzeiten • Fastentage • Vermeidung von kalorienreichen Nahrungsmitteln (schwarze Liste) • Bilanzieren von Mahlzeiten (Kalorien zählen) • Zwanghafter oder ritualisierter Umgang mit Nahrungsmitteln • Vermeidung sozialen Essens
Essanfälle
• subjektiv • objektiv (mit Mengen außerhalb der bei gewöhnlichen Mahlzeiten zugeführten Portionen)
Konsum von nichtnutritiven Substanzen (Pica)
exzessive Aufnahme von Wasser
dysfunktionale Maßnahmen der Gewichtskontrolle
• induziertes Erbrechen • Rumination (Nahrungsmittel kauen und ausspucken) • exzessive körperliche Aktivität • Substanzgebrauch (Laxanzien, Diuretika, Appetitzügler)
emotionale Beeinträchtigung
• Depression • Irritabilität • Stimmungsschwankungen
Leistungsminderung
• Müdigkeit • Muskelschwäche • Schwindel • Ohnmachtsgefühl • Kälteintoleranz

Fortsetzung ▶

Tabelle 1.**3** Fortsetzung

Schmerzen
• Kopfschmerzen • Bauchschmerzen
Gastrointestinale Beschwerden
• Blähungen • Verstopfung • Durchfälle • Sodbrennen
Schlafstörungen
Gynäkologische und sexuelle Funktionsstörungen
• Zyklusstörungen • Amenorrhö • Infertilität
Polyurie

le Todesfälle ist im Vergleich zur Altersgruppe deutlich erhöht. Eine langzeitige Amenorrhö kann zu Infertilität, zu einer irreversiblen Osteoporose und zu einer Häufung pathologischer Frakturen führen. Patientinnen können an Dehydratation, Elektrolytstörungen, gastrointestinalen Störungen, Hypothermie und anderen Zeichen von Hypometabolismus leiden (Tab. 1.**4**).

Tabelle 1.**4** Klinische Zeichen bei Essstörungen

anthropometrische Auffälligkeiten
• Untergewicht • Übergewicht • Gewichtsschwankungen • vermindertes Längenwachstum und geringere Körpergröße
Veränderungen der Körpertemperatur
• Hypothermie • kalte Extremitäten

Fortsetzung ▶

Tabelle 1.4 (Fortsetzung)

Veränderungen im Kreislaufsystem
• niedriger Blutdruck • Bradykardie • QT-Verlängerung im EKG • Ödeme (Knöchel, Unterschenkel, periorbital)
Auffälligkeiten der Psychomotorik
• Hyperaktivität • Unruhe • Hypoaktivität
Veränderungen der Bindegewebe, Haut, Schleimhäute und Zähne
• trockene Haut • gelbliche Haut • Schwielen am Handrücken • Petechien • Lanugo-Behaarung • brüchige Haare • brüchige Fingernägel • Haarausfall • Zahnfleischentzündung • Zahnerosionen • Karies • Ulcera im Mund • Rhagaden am Mund • pathologische Frakturen
Gastrointestinale Veränderungen
• geschwollene Speicheldrüsen (Ohrspeicheldrüse, Zungengrundspeicheldrüsen) • blutiges Erbrechen • geblähtes Abdomen • Analprolaps
Auffälligkeiten im Routinelabor
• niedrige weiße Blutkörperchen • niedriges Kalium • niedrige Sexualhormone (Östradiol, Progesteron, Testosteron, LH) • niedriges Trijodothyronin • vermehrte Amylase • vermehrtes Cholesterin

Fallbeispiel

Akutes Abdomen

Die 20-jährige Sarah wird wegen akut aufgetretener Schmerzen im Abdomen in einer interdisziplinären Aufnahmestation aufgenommen. Das Abdomen ist trommelförmig aufgetrieben und druckschmerzhaft. Darmgeräusche sind spärlich. Die sofort angefertigte Computertomographie des Abdomens zeigt einen überdehnten, gefüllten Magen, der etwa 70% der Schnittfläche des Bildes einnimmt. Das Notfalllabor ergibt eine Kaliumkonzentration von 2,8 mmol/l. In der daraufhin durchgeführten Magenspülung entleeren sich große Mengen von nur teilweise zerkauten Nahrungsmitteln. Danach gehen die Beschwerden rasch zurück. In der weiteren Untersuchung findet sich ein Körpergewicht im Normalbereich (70 kg bei 1,71 m, BMI 23,9 kg/m^2) und geschwollene Ohrspeicheldrüsen. In der psychiatrischen Konsiliaruntersuchung berichtet die Patientin über eine seit dem 16. Lebensjahr bestehende Essstörung. Zunächst bestand ein restriktives Essverhalten mit einer Gewichtsabnahme auf 47 kg. Dann traten Essanfälle und Erbrechen auf, und das Gewicht kehrte in den Normalbereich zurück. Sarah studiert Architektur. Sie hat erhebliche finanzielle Schwierigkeiten wegen der Essanfälle und große Probleme sich auf ihr Studium zu konzentrieren.

Die zur Aufnahme führende Situation entstand, als sie bei einem Besuch zu Hause einen gut gefüllten Kühlschrank vorfand und die Eltern nach einem Streit weggingen. Sie trank zunächst einen Liter Cola, aß mehrere Wurstbrote, dann kochte sie 1 kg Spaghetti, die sie mit Tomatensauce und Öl aß, anschließend folgten eine Großpackung Speiseeis, mehrere Tafeln Schokolade sowie große Mengen von Gebäck. Der Essanfall war für ihre Gewohnheiten ungewöhnlich groß. Im Gegensatz zu früheren Gelegenheiten gelang es ihr nicht zu erbrechen. Es traten rasch erhebliche Bauchbeschwerden auf, und sie rief den Notarzt. Im psychopathologischen Befund war sie sehr zurückhaltend, dysphorisch, sehr beschämt wegen ihres Essverhaltens.

Erläuterung: Auch bei Patientinnen mit Bulimia nervosa ist eine Dilatation des Magens und die Entwicklung eines akuten Abdomens im Rahmen eines Essanfalles ein seltenes Ereignis. Es handelt sich aber wegen der drohenden Magenruptur um ein potenziell letales Ereignis, das intensivmedizinischer Behandlung bedarf. Im Anschluss sollte die Behandlung in einem auf Essstörungen spezialisierten Zentrum erfolgen.

Die Kommunikation zwischen Patientinnen mit Essstörungen und Ärzten und Psychotherapeuten kann auf vielen verschiedenen Ebenen beginnen.

Ein Teil der Patientinnen hat aufgrund von Selbstbeobachtung, Informationsvermittlung durch Bücher, Zeitschriften, Internet, durch Gespräche mit Freundinnen oder der Familie bereits selbst die Einsicht oder den Verdacht entwickelt, an einer Essstörung zu leiden und kommuniziert diese Einsicht offen. Dies ist zunächst aus diagnostischer Sicht die einfachste Situation, antizipiert aber nicht immer auch eine Einsicht in die therapeutischen Notwendigkeiten. Diese Patientinnen suchen häufig auch direkt spezialisierte ambulante oder stationäre Behandlungsangebote für Patientinnen mit Essstörungen auf.

Der Leidensdruck, der aus einer komorbiden Erkrankung entsteht – am häufigsten aus einer depressiven Störung oder emotionaler Instabilität –, führt ebenfalls viele Patientinnen zum Arzt. Bei dieser Gruppe ist die spontane Bereitschaft, auch über das Essverhalten zu sprechen, sehr variabel. Es ist erforderlich, gezielt nach gestörtem Essverhalten und damit verbundenen Symptomen zu fragen. Eine wohlwollend-sachliche Einstellung, aus der Fragestellung erkennbare Sachkenntnis und erste Informationsvermittlung über den möglichen Zusammenhang zwischen den jeweiligen Symptomen und gestörtem Essverhalten ist hilfreich. Bei sachkundigem Vorgehen ist bei der Mehrzahl dieser Patientinnen eine angemessene Diagnosestellung möglich.

Eine dritte Gruppe sucht aufgrund der körperlichen Komplikationen ihrer Essstörungen einen Allgemeinarzt oder einen entsprechenden Facharzt auf. Am häufigsten werden Gynäkologen wegen Zyklusstörungen oder Infertilität, Gastroenterologen wegen Nahrungsmittelintoleranz oder Zahnärzte wegen Zahnschäden aufgesucht. In dieser Patientinnengruppe ist die spontane Bereitschaft, über gestörtes Essverhalten zu sprechen, geringer. Auch hier ist eine aktive diagnostische Haltung und Informationsvermittlung hilfreich. Manchmal sind mehrere Anläufe erforderlich, um zu einer Diagnosestellung zu kommen.

Am schwierigsten ist anfangs der Umgang mit den Patientinnen, die gegen ihren Willen von Angehörigen gebracht werden. Beispiele sind Jugendliche, die wegen ausbleibenden Größenwachstums, Fastens oder Erbrechens auf Wunsch ihrer Eltern vorgestellt werden sowie Patientinnen, die ihre Essstörung verheimlichen, aufgrund einer Komplikation (beispielsweise einer Fraktur) aber zwingend Behandlung aufsuchen müssen. Auch hier sind das offene Thematisieren der Möglichkeit einer Essstörung und die Vermittlung von Informationen bewährte Strategien. Wiederholte Gesprächsangebote sind nützlich. Manchmal ist es notwendig zu akzeptieren, dass eine offene Kommunikation über die Essstörung aus verschiedenen Gründen über lange Zeit nicht möglich ist.

1.2 Zielgruppen in der Diagnostik und Therapie von Essstörungen

1.2.1 Adoleszente und junge erwachsene Frauen

Heterosexuelle Frauen im Alter zwischen 14 und 35 Jahren haben das höchste Risiko, an einer Essstörung zu leiden. Diese Gruppe ist möglicherweise biologisch prädisponiert und am stärksten Risikofaktoren, wie Diät halten, ein bestimmtes Schlankheitsideal anstreben und sexueller Traumatisierung. ausgesetzt. Aufgrund von kulturellen Merkmalen dieser Gruppe in den westlichen Gesellschaften besteht gleichzeitig eine relativ hohe Bereitschaft, Hilfe durch Ärzte und Psychotherapeuten anzunehmen.

1.2.2 Männer

Die Forschung zu Essstörungen hat bisher überwiegend bei Frauen stattgefunden. Ob und welche Besonderheiten Männer mit Essstörungen aufweisen, ist deshalb noch wenig bekannt. Männer mit Essstörungen sind Frauen mit Essstörungen in vielen Aspekten ähnlich. Sie weisen ein ähnliches Profil und eine ähnliche Häufigkeit von psychiatrischer Komorbidität auf und sind ebenfalls in ihrem Funktionsniveau eingeschränkter als gesunde Vergleichsgruppen. Die gonadalen Störungen bei Anorexia nervosa entwickeln sich bei Männern graduell und sind durch mangelnde Testosteron-Sekretion, Libidoverlust und Impotenz gekennzeichnet. Medizinische Komplikationen wie Osteoporose sind bei Männern mit Anorexia nervosa ähnlich ausgeprägt wie bei Frauen.

Epidemiologische Studien weisen darauf hin, dass subklinische Formen von Essstörungen bei Männern eine erheblich größere Häufigkeit haben (Woodside et al. 2001). Bei Männern mit Bulimia nervosa wird eine erhöhte Häufigkeit homosexueller Orientierung berichtet (Carlat et al. 1997). Dies betrifft aber nur eine Minderheit von etwa 20% aller Männer mit Anorexia nervosa oder Bulimia nervosa. Homosexuelle Männer zeigen mehr essstörungsspezifische Psychopathologie und mehr Depressivität im Vergleich zu heterosexuellen Männern (Russell u. Keel 2002). Spezielle Adaptationen der Therapie sind bisher für Männer nicht erarbeitet worden. Die meisten Fachkliniken behandeln an Essstörungen erkrankte Männer zusammen mit den erkrankten Frauen. Die Diagnose einer Essstörung wird bei Männern möglicherweise mit geringerer diagnostischer Sensitivität gestellt als bei Frauen.

Fallbeispiel

Der Kletterer

Der 20-jährige Herr I. wird von einer internistischen Abteilung wegen einer Hypokaliämie in Zusammenhang mit einer Essstörung in eine psychiatrische Klinik verlegt. Er ist das zweite Kind aus einer Arbeiterfamilie und hat einen 2 Jahre älteren Bruder. Der Vater verließ die Familie im 12. Lebensjahr des Patienten. Herr I. besuchte das Gymnasium, er war ein guter Schüler und ein guter Sportler. Insbesondere seine Fähigkeiten beim Klettern brachten ihm große Anerkennung bei seinen Schulkameraden ein. Trotz seiner guten Leistungen war sein Selbstwertgefühl gering. Frauen gegenüber ist er schüchtern, eine Freundin hat er bisher nicht gefunden.

Nach dem Abitur beginnt er ein Praktikum in einem Sporthaus, wo er auch als Fotomodell für Sportartikel arbeitet. Um seine körperliche Leistungsfähigkeit zu erhalten, achtete er auf seine Ernährung, die sich überwiegend aus Kohlenhydraten zusammensetzte. Vor einem Freeclimbing Wettbewerb macht er über eine Woche „Heilfasten", um ein optimales Gewicht zu erreichen. Er verliert 6 kg Gewicht. In dem Wettbewerb schneidet er schlecht ab, da er Muskelkraft und Ausdauer verloren hat. Auch kann er in der Folgezeit sein Essverhalten nur noch schwer kontrollieren. Es treten Heißhungeranfälle auf, die er als sehr bedrohlich für sein Selbstwertgefühl erlebt, und er beginnt nach dem Essen zu erbrechen. In der Vorbereitungsphase für einen neuerlichen Wettbewerb erbricht er mehrmals täglich.

Einen Tag vor dem Wettkampf wird er wegen Kreislaufstörungen mit niedrigem Blutdruck ins Krankenhaus eingeliefert. Dort werden eine ausgeprägte Hypokaliämie und EKG-Veränderungen festgestellt. Bei der körperlichen Untersuchung findet sich mit 58 kg bei 1,80 m (BMI 17,9 kg/m^2) ein grenzwertig niedriges Gewicht. Im EKG besteht eine Bradykardie. Der Blutdruck liegt bei 110/70 mmHg. Im psychischen Befund ist er verschlossen und schwer zugänglich, in der Stimmung beschämt und niedergeschlagen, im Denken eingeengt und konzentrationsgemindert. Außerdem zeigt er eine Störung der Impulskontrolle mit Essanfällen, hat ein Krankheitsgefühl und eine intellektuelle Krankheitseinsicht.

Erläuterung: Sportarten, bei denen geringes Gewicht einen Leistungsvorteil darstellt, sind auch bei Männern Risikofaktoren für die Entwicklung einer Essstörung. Ein zusätzlicher Faktor bei Herrn I. ist sein geringes Selbstwertgefühl und seine Kontaktschwierigkeiten zu Frauen. Seine sportlichen Leistungen stellen eine wichtige kompensatorische Strategie dar. Seine berufliche

Zukunft ist eng mit seinem sportlichen Erfolg verknüpft. Aufgrund der körperlichen Komplikationen benötigt Herr I. eine stationäre Behandlung. Die Behandlungsprognose der Bulimia nervosa von Herrn I. hängt wesentlich von seiner Bereitschaft ab, sein Essverhalten gegebenenfalls auch zu Ungunsten seiner sportlichen Leistung zu normalisieren. Weiterhin benötigt er zusätzliche Strategien zur Kontaktgestaltung und Regulation seines Selbstwertgefühls.

1.2.3 Kinder und Adoleszente

Essstörungen sind ein Problem, das auch den Bereich der Kinder- und Jugendpsychotherapie, der Kinder- und Jugendpsychiatrie und Psychotherapie und die Kinderheilkunde betrifft. Der Großteil der Essstörungen beginnt zwischen Pubertät und jungem Erwachsenenalter. Entgegen früherer Annahmen können Essstörungen auch schon bei präpubertären Kindern beginnen. Bereits im Kindergartenalter oder Grundschulalter können sich Kinder zu dick fühlen, ein restriktives Essverhalten beginnen und dadurch Untergewicht oder eine Wachstumsretardierung erleiden. Patientinnen mit Essstörung berichten über vermehrte unspezifische nahrungsbezogene Symptome im Kindesalter wie Nahrungsmittelunverträglichkeiten, eingeschränkte Nahrungswahl, häufige Übelkeit oder Bauchschmerzen nach Mahlzeiten.

Die von DSM-IV vorgeschlagenen Kategorien von Essstörungen sind für den Bereich der Kinder- und Jugendpsychiatrie möglicherweise zu streng gefasst, so dass häufig Essstörungen NNB diagnostiziert werden müssen. Es wurde deshalb vorgeschlagen, für Anorexia nervosa und Bulimia nervosa bei Kindern und Jugendlichen weniger stringente Kategorien anzuwenden und zusätzliche Kategorien von Störungen wie selektives Essen hinzuzufügen (Brewerton 2002).

1.2.4 Alte Menschen

Anorexia nervosa und andere Essstörungen sind bei Menschen bis zum Alter von 80 Jahren beschrieben worden. Da in dieser Gruppe Essstörungen nicht erwartet werden, besteht ebenfalls eine herabgesetzte diagnostische Sensitivität.

1.2.5 Sportlerinnen

Hohe körperliche Aktivität war in der bäuerlichen Gesellschaft die Regel. In den modernen Industrieländern besteht eine große Heterogenität in der körperlichen Leistungsfähigkeit und Aktivität. Während die Mehrheit unsportlich ist, betreiben 10–20% aller Erwachsenen in relevantem Ausmaß Sport. Hohe körperliche Aktivität hat einen anerkannten Wert in der Prävention einer Vielzahl von Erkrankungen, insbesondere der koronaren Herzkrankheit, des Hypertonus, des Diabetes mellitus (Typ 2) und des Übergewichtes. Eine hohe körperliche Fitness ist mit einer niedrigen Mortalität nicht nur aus kardiovaskulären, sondern auch aus anderen Ursachen verbunden. Weiterhin führt Sport zu einer Steigerung des seelischen Wohlbefindens und zu einer Abnahme depressiver Zustände.

Es müssen aber auch negative Folgeerscheinungen bedacht und präventiv berücksichtigt werden. Neben dem Unfallrisiko ist dies bei Sportlerinnen die „Female Athlete Triade", bestehend aus Essstörungen, endokrinen Störungen (Amenorrhö) und Osteoporose (Otis et al. 1997). Pilotstudien zeigen, dass bei einigen Sportarten klinische Essstörungen wie Anorexia nervosa oder Bulimia nervosa mit größerer Häufigkeit beobachtet werden, als erwartet. Schätzungen gehen dahin, dass bei Ausdauersportlerinnen das Risiko um einen Faktor 2–3, bei Balletttänzerinnen um einen Faktor von 10 erhöht ist; repräsentative Zahlen liegen aber nicht vor, und die Risikoschätzungen sind durch eine erhebliche Variabilität belastet (Smolak et al. 2000). Subklinische Auffälligkeiten des Essverhaltens sind bei Sportlerinnen ebenfalls häufiger. In Studien zum Ernährungsverhalten berichten Sportlerinnen im Vergleich zu Sportlern über eine erheblich niedrigere Energiezufuhr, die sich in ihrem Ausmaß nicht aus Körpergewicht oder Trainingsprogramm ableiten lässt (Van Erp-Baart et al. 1989). Auch andere Risikoverhaltensweisen sind bei Sportlerinnen häufiger (Nattiv et al. 1997).

Fallbeispiel

Die Kunstschwimmerin und ihr kritischer Trainer

Die 19-jährige Ute B. stellt sich in der Poliklinik einer Universität vor, nachdem es mit ihrem Trainer wegen nachlassender Leistung erneut eine heftige Auseinandersetzung gab. Sie betreibt seit dem 12. Lebensjahr Kunstschwimmen. Die ersten Schwierigkeiten traten bereits vor zwei Jahren auf, damals begann Ute an Gewicht zuzunehmen. Ihr Trainer befürchtete, dass sie den Anforderungen nicht mehr entsprechen würde und kritisierte sie vor dem Team.

Ute fühlte sich extrem beschämt und begann, radikal zu fasten. Ihr Ausgangsgewicht betrug damals 52 kg bei 1,60 m (BMI 20,3 kg/m^2). Die Gewichtsre-

duktion ging schnell voran, sodass sie bereits 3 Monate später ein Gewicht von 44 kg (BMI 17,2 kg/m^2) erreichte. Um das niedrige Gewicht zu halten, verordnete sie sich eine strenge Diät mit 1500 kcal. Fettreiche Nahrungsmittel und Fleisch vermied sie völlig. Erlaubte Nahrungsmittel waren Magerjoghurt, Haferflocken, Nudeln, Reis, Gemüse und Obst. Sie wurde regelmäßig im Training und vor den Wettkämpfen gewogen. Das Gewicht blieb über längere Zeit stabil.
Seit etwa 6 Monaten fällt es ihr zunehmend schwerer, die Kaloriengrenze einzuhalten, und sie fängt an, vor den Wettkämpfen zu erbrechen, um sicherzustellen, dass sie die leichteste Schwimmerin im Team bleibt. Dies führt aber auch zu einem kontinuierlichen Nachlassen ihrer Ausdauer, so dass sie sich jetzt deswegen der Kritik ihres Trainers ausgesetzt sieht. Ute hat das Abitur abgeschlossen und will Medizin studieren. Sie ist die älteste von zwei Mädchen. Der Vater ist Manager in einem Großunternehmen. Die Mutter war Krankenschwester. Seit der Geburt der Töchter widmet sie sich der Kindererziehung und der sportlichen Karriere der Töchter. Die Kinder werden vor allem für ihre guten Leistungen belohnt. Das familiäre Klima ist einerseits großzügig und unterstützend, andererseits durch sehr temperamentvoll ausgetragene Konflikte zwischen den Eltern gekennzeichnet.
Bei der Untersuchung findet sich ein leichtgradiges Untergewicht. Im EKG besteht eine Bradykardie mit 48/min, der Blutdruck ist bei 80/50 mmHg. Im Urin finden sich Ketonkörper, im Serum eine grenzwertig niedrige Konzentration von Kalium. Die Menarche ist bei Ute im 12. Lebensjahr eingetreten. Sie hatte aber stets weniger als 6 Blutungen pro Jahr und seit 2 Jahren keine Regelblutung mehr. Im psychischen Befund ist Ute freundlich, leichtgradig stimmungslabil mit kurzzeitigen traurigen Zuständen, gesprächig und berichtet subjektiv über Konzentrationsstörungen. Es gibt keine Hinweise für eine weitere psychische Störung. Sie verneint Heißhungeranfälle und Substanzmissbrauch.
Erläuterung: Die Anorexia nervosa bei Ute entstand in Zusammenhang mit engen, bei Leistungssportlerinnen vorgegebenen Gewichtsgrenzen. Gewichtszunahme wird durch nachlassende Leistungsfähigkeit und negative Aufmerksamkeit bestraft. Übertriebene Diät führt ebenfalls zu nachlassender Leistung. Hoher persönlicher und familiärer Ehrgeiz ist charakteristisch. Bei Ute ist zunächst ein ambulanter Therapieversuch angezeigt. Kriterien für einen positiven ambulanten Verlauf sind: Aufgabe des Kalorienlimits, Steigerung der Nahrungszufuhr auf die ihrer sportlichen Aktivität angemessenen 2500 kcal, Aufgabe des Erbrechens und Gewichtsnormalisierung. Bei Nichterreichen dieser Ziele innerhalb eines Jahres sollte eine stationäre Behandlung erfolgen.

1.2.6 Angehörige von ethnischen und kulturellen Minderheiten

Essstörungen werden vor allem bei weißen, in westlichen Industrieländern lebenden Frauen diagnostiziert. Migrantinnen aus dem außereuropäischen Bereich (z. B. Frauen türkischer Herkunft in Deutschland oder Frauen afrikanischer Herkunft in den USA) zeigen eine Prävalenz von Essstörungen, die höher ist als in den Herkunftsländern, aber niedriger ist als in weißen europäischen Vergleichsgruppen (Fichter et al. 1988; Wildes et al. 2001). Einschränkend muss allerdings festgestellt werden, dass aus vielen Ländern keine zuverlässigen epidemiologischen Zahlen zu Essstörungen vorliegen. Bestimmte diagnostische Merkmale, wie zum Beispiel die Angst, zu dick zu werden, sind möglicherweise nicht kulturell neutral formuliert. Die große Häufigkeit von anderen Erkrankungen, die zu Untergewicht führen (z. B. chronische Infektionserkrankungen) beeinflusst ebenfalls die diagnostische Spezifität und Sensitivität.

1.3 Epidemiologie von Essstörungen

Die Mehrheit der epidemiologischen Studien berichtet eine Zunahme der Behandlungsinzidenz von Anorexia nervosa während der letzten Jahrzehnte des 20. Jahrhunderts. Beispielsweise nahm die Inzidenz in Rochester (Minnesota, USA) bei Frauen von 16,6 pro 100 000 Personenjahre zwischen 1935 und 1939 auf 26,3 in den Jahren 1980 bis 1984 zu (Lucas et al. 1991). Dabei hat weniger die Inzidenz bei adoleszenten Frauen als vielmehr die Inzidenz bei Frauen zwischen 20 und 40 Jahren zugenommen (Pawluck u. Gorey 1998). Es wird angenommen, dass auch die tatsächliche Prävalenz von Anorexia nervosa in der Bevölkerung zugenommen hat. Bei jungen Frauen ist Anorexia nervosa erheblich weiter verbreitet als bei jungen Männern; die Relation ist etwa 12 : 1. Das Alter bei Erkrankungsbeginn liegt im Mittel bei ca. 14 Jahren. Bei Frauen zwischen 18 und 29 Jahren liegt die Lebenszeitprävalenz bei etwa 0,9 % (Götestam u. Agras 1995), in besonderen Risikogruppen, wie z. B. Balletttänzerinnen, liegt die Prävalenz von Anorexia nervosa noch wesentlich höher.

Bulimia nervosa ist in der Bevölkerung, insbesondere bei Frauen, weiter verbreitet als Anorexia nervosa. Zahlreiche Untersuchungen wurden bei ausgewählten Zielgruppen (Schülerinnen, Studentinnen) durchgeführt und sind nicht auf die Allgemeinbevölkerung zu übertragen. Auf der Basis repräsentativer Bevölkerungsstudien wird geschätzt, dass etwa 0,5 – 3 % der Frauen im relevanten Alter (17 – 35 Jahre) eine Bulimia nervosa nach den DSM-III-R- bzw. DSM-IV-Kriterien zu einem bestimmten Zeitpunkt aufweisen. Die Alters- und Geschlechtsverteilung ist ähnlich der bei Anorexia nervosa, doch liegt das Alter zum Zeitpunkt der Diagnosestellung meist etwas höher. Bulimia nervosa tritt seltener bei Kindern unter 14 Jahren auf. Ein Teil der bulimischen Patientinnen hatte zuvor eine Episode mit Anorexia nervosa. In einer kanadischen Studie wird auf der Basis des Composite International Diagnostic Interview (CIDI) bei einer repräsentativen Bevölkerungsstichprobe von 8.116 Personen eine Lifetime-Prävalenz für Bulimia nervosa von 1,1 % für Frauen und 0,1 % für Männer (DSM-IV-Kriterien) berichtet (Garfinkel et al. 1995).

Zur Verbreitung der Binge-Eating-Störung gibt es nur sehr wenig Daten. Eine Studie aus Frankreich berichtet, dass 9 – 15 % der Patientinnen, die ambulante Behandlung wegen Übergewicht aufsuchten, die Kriterien für Binge Eating Disorder erfüllten (Basdevant et al. 1995). Eine norwegische Studie berichtet über eine Lebenszeitprävalenz von Binge Eating Disorder in der weiblichen Bevölkerung von 3,2 % (Götestam u. Agras 1995).

Angehörige ersten Grades von Frauen mit Anorexia nervosa zeigen selbst eine erhöhte Rate von Anorexia nervosa. Zwillingsstudien zeigten für Anorexia nervosa und für Bulimia nervosa eine höhere Konkordanz für monozygote im Vergleich zu dizygoten Zwillingspaaren. Angehörige von Patientinnen mit Essstörungen zeigen erhöhte Prävalenzraten von:
1. depressiven Erkrankungen,
2. Angsterkrankungen,
3. Zwangserkrankungen,
4. Übergewicht,
5. Substanzmissbrauch.

Eine Übersicht findet sich bei Lilenfeld et al. 1998. Männer und Frauen, die intrauterin Mangelernährungszuständen ausgesetzt waren, weisen ein erhöhtes Risiko auf, im Erwachsenenalter an Schizophrenie oder an einer affektiven Störung zu erkranken (Susser et al. 1996; Brown et al. 1995). Es müssen also sowohl genomische als auch nichtgenomische Wege diskutiert werden, die zu dieser erhöhten Assoziation führen.

1.4 Verlauf und Prognose von Essstörungen

Anorexia nervosa ist eine ernste Erkrankung. In einem Zeitraum von 15 – 20 Jahren zeigen Follow-up-Studien stationär behandelter Patientinnen eine Mortalität von bis zu 20 %. Diese Zahlen umfassen alle Todesfälle, die direkt oder indirekt mit der Essstörung in Verbindung gebracht werden können. Die zusammengefasste Mortalität beträgt etwa 6% pro Dekade, was einen Anstieg der Mortalität um einen Faktor von 5–10 gegenüber Referenzpopulationen bedeutet. Häufige Todesursachen sind infektiöse Erkrankungen, plötzlicher Herztod, Nierenversagen und Tod durch Suizid. Chronische Krankheitszustände wie Niereninsuffizienz und Osteoporose sind deutlich häufiger. Andererseits nimmt die Zahl völlig oder weitgehend remittierter Patientinnen über den Langzeitverlauf zu und erreicht nach 12–20 Jahren 60–70%. Negative prognostische Faktoren sind das Ausmaß des Untergewichts und der metabolischen Dysregulation sowie Schweregrad und Anzahl der komorbiden psychiatrischen Störungen (Andolf et al. 1997; Fichter u. Quadflieg 1999; Strober et al. 1997; Zipfel et al. 2000; Herzog et al. 2000).

Die direkte Mortalität durch Anorexia nervosa in der Allgemeinbevölkerung ist gering. Pro Jahr stirbt etwa eine von 2 Millionen Frauen zwischen dem 15. und 34. Lebensjahr unmittelbar durch Anorexia nervosa (Hewitt et al. 2001). Die Prognose der Bulimia nervosa stellt sich günstiger als die der Anorexia nervosa dar, allerdings fehlen hier echte Langzeit-Katamnesen. Die Mortalität liegt in einem Beobachtungszeitraum von bis zu 5 Jahren unter 1%. Etwa 5 Jahre nach einer stationären Behandlung in einem Fachzentrum sind 50% der betroffenen Frauen remittiert, 20% erfüllen weiter die diagnostischen Kriterien der Bulimia nervosa. Negative prognostische Faktoren sind bei Bulimia nervosa das Ausmaß der depressiven Störung und das Vorliegen einer Borderline-Persönlichkeitsstörung (Keel et al. 1999). Die Prognose der Binge-Eating-Störung ist bezüglich der Essstörung selbst möglicherweise etwas günstiger als die der Bulimia nervosa. 6 Jahre nach einer stationären Behandlung erfüllten 78% nicht mehr die Kriterien einer Essstörung (Fichter et al. 1998). Im Mittel blieb allerdings das erhebliche Übergewicht bestehen. Auch die allgemeine Symptombelastung bleibt in einem erhöhten Bereich.

2 Diagnostik

2.1 Die Geschichte des Konzepts „Essstörung"

Hinweise auf gestörtes Essverhalten finden sich bereits in der Antike und im gesamten Mittelalter (Brumberg 2000). Der Beginn der modernen Nosologie der Essstörungen ist in das 19. Jahrhundert zu datieren. Im April 1873 veröffentlichte der Pariser Professor für Klinische Medizin, Ernest-Charles Lasègue, in den „Archives Générales de Médecine" einen Aufsatz „Über hysterische Anorexie" (Lasègue 1997). Er stellte fest, dass der Titel auch „hysterische Unterernährung" heißen könnte, war aber der Überzeugung, dass eine psychogene Störung des Appetits das zentrale Element wäre. Lasègue trifft eine detaillierte Abgrenzung der „hysterischen Anorexie" von anderen Formen von Appetitverlust und Unterernährung, insbesondere von entzündlichen gastrointestinalen Erkrankungen, Tumorerkrankungen und depressiven Erkrankungen (Melancholie). Dabei stützt er sich auf Besonderheiten des Untersuchungsbefundes, der klinischen Beobachtung und des Krankheitsverlaufs und beschreibt die unscharfe Lokalisation der abdominellen Beschwerden und ihre fehlende Nahrungsabhängigkeit. Lasègue beobachtete, dass die Aversion gegen Nahrungsmittel nicht generalisiert ist, sondern dass bestimmte Nahrungsmittel selektiv gegessen werden. (Eine in der Provinz lebende Patientin aß beispielsweise nur die Produkte eines Pariser Bäckers.) Er beschreibt psychische Belastungssituationen als Auslöser der Erkrankung und die Auswirkungen auf die Familien, die mit Verlockungen und Drohungen versuchen, die Patientinnen zum Essen zu bewegen. Deutlich dargestellt wird auch die kognitive Einengung der Patientinnen auf nahrungsbezogene Themen und die fehlende Besorgnis wegen ihres körperlichen Zustands.

1874 erschien in den „Transactions of the Clinical Society of London" ein Artikel von Dr. William W. Gull mit dem Titel „Anorexia nervosa (Apepsia hysterica, Anorexia hysterica)", der auch mit Holzschnitten von 3 Patientinnen jeweils vor und nach Behandlung bebildert ist (Gull 1997). Gull arbeitet vor allem die Untersuchungsbefunde heraus, welche die Anorexia nervosa von durch Infektionskrankheiten bedingten Formen von Untergewicht unterscheiden: den unauffälligen Auskultationsbefund der Lunge und des Herzens, den langsamen Puls, unauffällige Atemfrequenz, Fehlen von Fieber, Husten, Erbrechen oder Durchfall. Er beschreibt die Amenorrhö, die Ruhelosigkeit, Aktivität und die fehlende Erschöpfbarkeit der Patientinnen. Seine Bewertung der körperlichen Befunde ist, dass sie auf „einfache Mangelernährung" zurückzuführen sind. Ähnlich wie Lasègue führt er den Appetitmangel auf einen krankhaften psychischen Zustand zurück. Die Beschreibung der psychologischen Begleitumstände ist aber deutlich weniger detailliert als bei Lasègue.

Nach einer Publikation des deutschen Pathologen Simmonds über Läsionen in der Hypophyse bei durch Anorexia verstorbenen Patientinnen wurde vorübergehend eine Ätiologie in der Hypophyse angenommen (Hypophysäre Kachexie). Von 1930–1960 waren psychoanalytische Hypothesen dominierend, in denen Anorexia nervosa vor allem als Abwehrmechanismus gegen sexuelle Impulse (Furcht vor oraler Schwängerung) interpretiert wurde. Einen prägenden Einfluss hatte die amerikanische Psychiaterin Hilde Bruch, die ab 1960 die Defizite im Selbstwertgefühl der Patientinnen und die Körperschemastörungen beschrieb (Bruch 1973; Bruch 1962). Der Londoner Psychiater Gerald Russell beschrieb 1979 erstmals die Bulimia nervosa, als „unheilvolle Variante der Anorexia nervosa" (Russell 1979). Das Konzept der Binge-Eating-Störung wurde ab etwa 1990 eingeführt und erprobt (Spitzer et al. 1992).

2.2 Diagnostische Kriterien für Essstörungen

Die meisten wissenschaftlichen Arbeiten verwenden die DSM-III-R- oder die DSM-IV-Kriterien der American Psychiatric Association (APA). Für die Dokumentation von Essstörungen in der stationären und ambulanten Praxis sind die internationalen diagnostischen Kriterien nach ICD-10 erforderlich. Einige der Kriterien bedürfen der Erläuterung (Tab. 2.**1** u. 2.**2**):

Die DSM-IV-Kriterien für Anorexia nervosa fordern im Kriterium A eine „Weigerung, das Minimum des für Alter und Körpergröße normalen Körpergewichts zu halten". Die „Weigerung zu essen" ist eine Formulierung, die bereits von Lasègue (Lasègue 1997) verwendet wurde. Weigerung impliziert einen absichtlichen, aktiven und bewussten psychologischen Prozess, der zu der verminderten Nahrungsaufnahme führt. Bei der Mehrzahl der Patientinnen lässt sich ein derartiger aktiver Prozess eruieren. In manchen Stadien einer chronischen Anorexia nervosa tritt allerdings zeitweise eine echte Appetitlosigkeit auf. In diesem Fall muss diagnostisch eher ein breiteres Zeitfenster beachtet werden. Bei manchen Patientinnen, die eine Essstörung verleugnen, muss die Weigerung auch indirekt – aufgrund von Verhaltensbeobachtung und dem Ausschluss von anderen Erkrankungen – erschlossen werden, um zu einer angemessenen Diagnose zu kommen. Das Gewichtskriterium von 85% des erwarte-

Tabelle 2.1 Diagnostische Kriterien für Anorexia nervosa nach ICD-10 (F 50.0)

1. Tatsächliches Körpergewicht mindestens 15 % unter dem erwarteten Gewicht (entweder durch Gewichtsverlust oder nie erreichtes Gewicht) oder Body-Mass-Index von 17,5 kg/m^2 oder weniger. Bei Patienten in der Vorpubertät kann die erwartete Gewichtszunahme während der Wachstumsperiode ausbleiben. 2. Der Gewichtsverlust ist selbst herbeigeführt durch Vermeidung von hochkalorischen Speisen und eine oder mehrere der folgenden Möglichkeiten: • selbst induziertes Erbrechen, • selbst induziertes Abführen, • übertriebene körperliche Aktivitäten, • Gebrauch von Appetitzüglern und/oder Diuretika. 3. Körperschemastörung in Form einer spezifischen psychischen Störung: Die Angst, zu dick zu werden, besteht als tiefverwurzelte überwertige Idee. Die Betroffenen legen eine sehr niedrige Gewichtsschwelle für sich selbst fest. 4. Eine endokrine Störung auf der Hypothalamus-Hypophysen-Gonaden-Achse. Sie manifestiert sich bei Frauen als Amenorrhö und bei Männern als Libido- und Potenzverlust. Eine Ausnahme stellt das Persistieren vaginaler Blutungen bei anorektischen Frauen mit einer Hormonsubstitutionstherapie zur Kontrazeption dar. Erhöhte Wachstumshormon- und Kortisolspiegel, Änderung des peripheren Metabolismus von Schilddrüsenhormonen und Störungen der Insulinsekretion können gleichfalls vorliegen. 5. Bei Beginn der Erkrankung vor der Pubertät ist die Abfolge der pubertären Entwicklungsschritte verzögert oder gehemmt (Wachstumsstopp; fehlende Brustentwicklung und primäre Amenorrhö beim Mädchen; bei Knaben bleiben die Genitalien kindlich). Nach Remission wird die Pubertätsentwicklung häufig normal abgeschlossen, die Menarche tritt aber verspätet ein.
Untertypen:
• F 50.00 Anorexia ohne aktive Maßnahmen zur Gewichtsabnahme (Erbrechen, Abführen etc.) – dazugehörige Begriffe: asketische Form der Anorexia nervosa, passive Form der Anorexia nervosa, restriktive Form der Anorexia nervosa. • F 50.01 Anorexia mit aktiven Maßnahmen zur Gewichtsabnahme (Erbrechen, Abführen etc. u. U. in Verbindung mit Heißhungerattacken) – dazugehörige Begriffe: aktive Form der Anorexia nervosa, bulimische Form der Anorexia nervosa.

Tabelle 2.2 Diagnostische Kriterien für Anorexia nervosa nach DSM-IV (307.1)

A	Weigerung, das Minimum des für Alter und Körpergröße normalen Körpergewichts zu halten (z. B. der Gewichtsverlust führt dauerhaft zu einem Körpergewicht von weniger als 85 % des zu erwartenden Gewichts oder das Ausbleiben einer während der Wachstumsperiode zu erwartenden Gewichtszunahme führt zu einem Körpergewicht von weniger als 85 % des zu erwartenden Gewichts).
B	Ausgeprägte Ängste vor einer Gewichtszunahme oder davor, dick zu werden, trotz bestehenden Untergewichts.
C	Störung in der Wahrnehmung der eigenen Figur und des Körpergewichts, übertriebener Einfluss des Körpergewichts oder der Figur auf die Selbstbewertung oder Leugnen des Schweregrads des gegenwärtigen geringen Körpergewichts.
D	Bei postmenarchalen Frauen das Vorliegen einer Amenorrhö, d. h. das Ausbleiben von mindestens 3 aufeinanderfolgenden Menstruationszyklen (Amenorrhö wird auch dann angenommen, wenn bei einer Frau die Periode nur nach Verabreichung von Hormonen, z. B. Östrogen, eintritt).
Untertypen:	
	• Restriktiver Typus: Während der aktuellen Episode der Anorexia nervosa hat die Person keine regelmäßigen Essanfälle gehabt oder hat kein Purging-Verhalten wie selbstinduziertes Erbrechen oder Missbrauch von Laxanzien, Diuretika oder Klistieren gezeigt. • Binge-Eating/Purging-Typus: Während der aktuellen Episode der Anorexia nervosa hat die Person regelmäßig Essanfälle gehabt und hat Purging-Verhalten gezeigt.

ten Gewichts ist unpräzise und wird meistens durch ein BMI-Kriterium von 17,5 kg/m^2 operationalisiert.

Das DSM-IV-Kriterium B für Anorexia nervosa ist „ausgeprägte Ängste vor einer Gewichtszunahme oder davor, dick zu werden, trotz bestehenden Untergewichts". Das Kriterium erfordert prinzipiell eine Patientin mit partieller Krankheitseinsicht. Im Zweifelsfall muss das Kriterium ebenfalls indirekt aus der Verhaltensbeobachtung erschlossen werden. Problematisch ist die Kulturabhängigkeit des Kriteriums B. Während die Mehrzahl der Frauen in den westlichen Ländern – unabhängig von ihrem tatsächlichen Gewicht und auch ohne eine klinische Essstörung – Angst vor Gewichtszunahme haben, ist dies in asiatischen Ländern auch bei Frauen mit Anorexia nervosa deutlich seltener (Lee et al. 2001).

Fallbeispiel

Askese

Die 25-jährige Frau F. wird von ihrem niedergelassenen Facharzt für Psychiatrie und Psychotherapie in eine universitäre Spezialabteilung wegen einer Essstörung eingewiesen. Frau F. ist das dritte von fünf Kindern. Sie wuchs in einer kleinstädtischen Umgebung auf. Der Vater ist Religionslehrer, die Mutter Hausfrau. Strenge religiöse Überzeugungen sind in der Familie von großer Bedeutung. Im Alter von 14 Jahren wurde sie von ihrem Vater dabei ertappt, wie sie aus dem Küchenschrank einen Keks nahm, der nach den Familienregeln bestimmten Feiertagen vorbehalten war. Der Vater übte heftige Kritik an ihr, er etikettierte das Verhalten als sündhaft, verwerflich und disziplinlos und bestrafte sie mit Hausarrest.

Frau F. berichtet: „Ich schwor mir, nie wieder die Kontrolle über mein Essverhalten zu verlieren." Seit diesem Zeitpunkt orientiert sie sich vollkommen an den Familienregeln. Sie übernimmt beispielsweise die Gewohnheit des Vaters, bei belegten Broten, den überstehenden Käserand abzuschneiden und für die nächste Mahlzeit zurückzulegen. Die Nahrungsmenge hält sie noch unter der von der Familie gesetzten Grenze. Sie isst Nahrung, die ihr nicht schmeckt, um sich besser einschränken zu können. Auf Schulausflügen kauft sie niemals Nahrung oder Getränke. Asketische Prinzipien werden von ihr auch auf alle anderen Lebensbereiche angewendet: Sie schreibt besonders klein, um wenig Papier zu verbrauchen, trägt nur alte Kleider, verwendet keinerlei Kosmetikartikel, geht nie ins Kino, leiht Zeitschriften und Bücher möglichst nur aus. Nach dem Abitur trat sie als Novizin in ein Kloster ein und begann ein Sozialpädagogik-Studium. Im Kloster fiel sie durch ihre ausgeprägte Askese auf; ihre Äbtissin empfahl ihr zu pausieren und sich wegen der Essstörung behandeln zu lassen.

Bei der körperlichen Untersuchung findet sich eine verhärmt wirkende junge Frau mit mittelgradigem Untergewicht (39 kg bei 1,58 m, BMI 15,6 kg/m^2). Der Blutdruck ist 80/50 mmHg. Im EKG besteht eine Bradykardie. Im Urin finden sich Ketonkörper, im Blutbild eine hypochrome Anämie. Sie verneint Heißhungeranfälle und Substanzmissbrauch. Im psychischen Befund ist die Patientin zurückhaltend, in der Stimmung ängstlich und leichtgradig unsicher, im Denken einige überwertige Ideen, Krankheitsgefühl und partielle Krankheitseinsicht.

Erläuterung: Die Entstehung der Essstörung bei Frau F. steht in engem Zusammenhang mit extremen asketischen Idealen, die von der Familie und der religiösen Umgebung über lange Zeit gefördert wurden. Frau F. ist in keiner Weise durch kulturell vorgegebene Schönheitsideale motiviert. Das Überschreiten asketischer Ideale bereitet ihr große Angst. Die Angst vor einer Gewichtszunahme oder davor, zu fett zu sein, besteht nicht per se, sondern unter dem Aspekt, dass dies nur über eine Verletzung der Askese erreichbar wäre. Die diagnostische Zuordnung der Erkrankung von Frau F. zur Anorexia nervosa ist unter Experten umstritten, da das Kriterium der Gewichtsphobie nicht erfüllt ist.

Das DSM-IV-Kriterium C für Anorexia nervosa fordert entweder eine „Störung der Wahrnehmung der eigenen Figur und des Körpergewichts", „einen übertriebenen Einfluss des Körpergewichts oder der Figur auf die Selbstbewertung" oder ein „Leugnen des Schweregrads des gegenwärtigen Körpergewichts". Praktisch alle Patientinnen, die das Kriterium B erfüllen, weisen auch eine Störung der Wahrnehmung des Körpergewichts und einen übertriebenen Einfluss des Körpergewichts auf die Selbstbewertung auf. Die Patientinnen geben ein Wunschgewicht an, das im untergewichtigen Bereich liegt oder sind stolz auf ihre Fähigkeit, ihr Gewicht zu kontrollieren. Schwieriger ist das „Leugnen". Tatsächlich bezeichnen manche Patientinnen ihren Zustand als ungefährlich und unterstützen das Kriterium damit direkt. Viele Patientinnen zeigen aber sehr wohl eine intellektuelle Einsicht in die Risiken ihres Verhaltens. Hier kann das Kriterium letztlich aus der Abwesenheit von manifester Angst vor den Folgen von Untergewicht und den fehlenden Handlungskonsequenzen erschlossen werden. Auch bei Kriterium C darf nicht nur die aktuelle Situation, sondern muss ein größeres zeitliches Fenster beurteilt werden.

Eine Schwierigkeit bei der Beurteilung des DSM-IV-Kriterium D für Anorexia nervosa entsteht, wenn die Zyklusfunktion aufgrund der Einnahme von Hormonen nicht beurteilbar ist. Hier können hilfsweise andere Anpassungsvorgänge an Mangelernährung zu Hilfe genommen werden, wie leichtes Frieren oder niedriger Blutdruck. Auch hormonelle Veränderungen, wie niedriges Trijodothyronin oder Leptin, können verwendet werden. Studien zeigen, dass das Kriterium D nur einen relativ geringen Beitrag zur diagnostischen Spezifität und Sensitivität leistet.

Das DSM-IV-Kriterium A für Bulimia nervosa (Tab. 2.**3**) fordert Essanfälle mit dem „Verzehr einer Nahrungsmenge ..., die erheblich größer ist, als die Menge, welche die meisten Menschen in einem vergleichbaren Zeitraum und unter vergleichbaren Bedingungen essen würden". Die Essanfälle müssen mit dem Essverhalten einer gesunden Vergleichsperson (gleichen Geschlechts, ähnlichen Gewichts und ähnlicher körperlicher Aktivität) verglichen werden. Bei vielen Pa-

Tabelle 2.**3** Diagnostische Kriterien für Bulimia nervosa nach DSM-IV (307.51)

A Wiederholte Episoden von Essanfällen. Eine Episode von Essanfällen ist durch beide der folgenden Merkmale gekennzeichnet:
- Verzehr einer Nahrungsmenge, die erheblich größer ist, als die Menge, welche die meisten Menschen in einem vergleichbaren Zeitraum und unter vergleichbaren Bedingungen essen würden, in einem umschriebenen Zeitraum (z. B. innerhalb von 2 Stunden).
- Das Gefühl, während der Episode die Kontrolle über das Essverhalten zu verlieren (z. B. das Gefühl, weder mit dem Essen aufhören zu können, noch Kontrolle über Art und Menge der Nahrung zu haben).

B Wiederholte Anwendung von unangemessenen, einer Gewichtszunahme gegensteuernden Maßnahmen, wie z. B. selbstinduziertes Erbrechen, Missbrauch von Laxanzien, Diuretika, Klistieren oder anderen Arzneimitteln, Fasten oder übermäßige körperliche Betätigung.

Die Essanfälle und das unangemessene Kompensationsverhalten kommen 3 Monate lang im Durchschnitt mindestens zweimal pro Woche vor.

Figur und Körpergewicht haben einen übermäßigen Einfluss auf die Selbstbewertung.

Die Störung tritt nicht ausschließlich im Verlauf von Episoden einer Anorexia nervosa auf.

Untertypen:

- Purging-Typus: Die Person induziert während der aktuellen Episode der Bulimia nervosa regelmäßig Erbrechen oder missbraucht Laxanzien, Diuretika oder Klistiere.
- Nicht-Purging-Typus: Die Person hat während der aktuellen Episode der Bulimia nervosa andere unangemessene, einer Gewichtszunahme gegensteuernde Maßnahmen gezeigt, wie beispielsweise Fasten oder übermäßige körperliche Betätigung, hat aber nicht regelmäßig Erbrechen induziert oder Laxanzien, Diuretika oder Klistiere missbraucht.

tientinnen ist die Beantwortung dieses Kriteriums unproblematisch, da grobe Abweichungen von üblichen Nahrungsmengen auftreten, wie der schnelle Verzehr von 1 kg Spaghetti (Trockengewicht) oder Speiseeis.

Bei einigen Patientinnen können aber auch Entscheidungsschwierigkeiten auftreten. Ist der abendliche Verzehr von einer Pizza und 2 Portionen Eis ein Essanfall, wenn vorher Frühstück und Mittagessen ausfielen? Im Zweifelsfall müssen Informationen wie Essgeschwindigkeit, Heimlichkeit beim Essen und subjektiver

Kontrollverlust zusätzlich zur Entscheidungsfindung herangezogen werden. Nicht als Essanfälle bewertet werden sollen so genannte Mikro-Essanfälle, bei denen kleine, aber nicht erlaubte oder geplante Nahrungsmengen, z.B. 2 Kekse, schnell und ungeplant verzehrt werden. Wenn dieser Ablauf mit Kontrollverlust verbunden ist, kann er subjektiv als Essanfall erlebt werden

Das DSM-IV-Kriterium B für Bulimia nervosa fordert „wiederholte Anwendung von gegensteuernden Maßnahmen". Hier ist in Zusammenschau mit dem Frequenzkriterium C zu beachten, dass die gegensteuernden Maßnahmen konsequent angewendet werden, d.h. eine Gewichtszunahme tatsächlich verhindern. Bei ausgeprägter Gewichtszunahme ist die Diagnose Binge-Eating-Störung zu erwägen.

Fallbeispiel

Ein „einfacher Fall"

Die 23-jährige Frau H. sucht wegen ihrer Essanfälle einen niedergelassenen Psychotherapeuten auf. Frau H. ist Einzelkind und im Vorort einer Großstadt in wohlsituierten Verhältnissen aufgewachsen. Der Vater ist leitender Mitarbeiter einer mittelständischen Firma, die Mutter Sachbearbeiterin. Das Familienklima ist liebevoll, es fällt Frau H. aber schwer, Problemsituationen mit ihren Eltern offen zu thematisieren, auch glaubt sie, ihre Eltern nur durch hohe Leistungen beeindrucken zu können. Nach dem Abitur begann Frau H. ein Betriebswirtschaftsstudium. Sie vergleicht sich häufig mit ihren Studienkolleginnen und findet, dass sie mit ihrem Gewicht von 63 kg bei 1,66 m (BMI 23,0 kg/m^2) eher zu den „Dicken" gehört. Sie führte deshalb wiederholt Diäten durch, die sie aus Frauenzeitschriften entnimmt. Der Gewichtsverlust liegt jeweils im Bereich von 3–5 kg. Nach den Diäten nimmt sie rasch wieder auf das Ausgangsgewicht zu.

Die Vorbereitung der Zwischenprüfung erzeugt bei Frau H. über Wochen erhebliche Anspannung. In dieser Situation kommt es bei einem Besuch zu Hause zu einem ersten Essanfall. Im Rahmen einer Familienfeier überisst sie sich und muss spontan erbrechen. Anschließend fühlt sie sich erleichtert und entspannt, sie bewertet es als vorteilhaft, das Essen losgeworden zu sein. Nach einem weiteren Essanfall eine Woche später löst sie Erbrechen aus, indem sie „den Finger in den Hals steckt". Wieder trat ein Gefühl von Erleichterung auf, und Frau H. begann, regelmäßig Erbrechen auszulösen. Sie sagt sich „gelegentliches Erbrechen ist nicht so schlimm, ich brauche dann nicht so viel über mein Gewicht nachzudenken und fühle mich bei Feiern entspannter". Im Verlauf des nächsten Jahres nehmen die Essanfälle und Erbrechen konti-

nuierlich zu. Das Gewicht stagniert bei 61 kg. Es kommt zu Gedankenkreisen um Essen. Nach Lektüre eines Zeitschriftenartikels über Bulimie entscheidet sie sich, einen Psychotherapeuten aufzusuchen.
Bei der Erstuntersuchung findet sich Normalgewicht, es besteht eine Schwellung der Ohrspeicheldrüsen, die sonstige körperliche Untersuchung und das EKG sind unauffällig, im Labor findet sich eine grenzwertige Erhöhung der Amylase. Im psychischen Befund ist die Patientin freundlich und aufmerksam, in Stimmung und Affekt ist sie beschämt und über ihre Gesundheit und Leistungsfähigkeit besorgt, im Denken ist sie leichtgradig eingeengt, subjektiv konzentrationsgemindert, Störung der Impulskontrolle mit Essanfällen, ausreichende Krankheitseinsicht. Kein Anhalt für weitere psychische Störungen.

Erläuterung: In der Altersgruppe von Frau H. ist Bulimia nervosa häufig. Die charakteristische Ausgangssituation ist das Zusammentreffen von Diät und emotionaler Anspannung. Das bulimische Verhalten wird durch die rasch eintretende Spannungsreduktion und die durch Erbrechen erzielbare Gewichtskontrolle operant verstärkt. Die Mehrzahl der Erkrankungen findet vor einem unauffälligen persönlichen und familiären Hintergrund statt. Frau H. hat bei ambulanter Behandlung eine gute Prognose.

Zwischen den Diagnosekriterien nach ICD-10 (Tab. 2.**4**) und den DSM-IV-Kriterien bestehen bei den Essstörungen neben Formulierungsunterschieden folgende Unterschiede: Bei Anorexia nervosa mit entsprechend häufigen Essanfällen muss nach ICD-10 die Diagnose einer Anorexia nervosa und einer Bulimia nervosa gestellt werden; nach DSM-IV wird nur die Diagnose Anorexia nervosa gestellt und der Subtyp (Binge-Eating/Purging-Typus) spezifiziert. Die ICD-10-Kriterien für Anorexia nervosa betonen mehr als die DSM-IV-Kriterien endokrine Veränderungen, die als Folge von Mangelernährung aufzufassen sind.

Im Vergleich zu den ICD-10-Kriterien heben die DSM-IV-Kriterien für Bulimia nervosa die Ängste vor einem Kontrollverlust während einer Essattacke hervor und geben eine Mindesthäufigkeit für die Essattacken vor. Außerdem werden 2 Unterformen der Bulimia nervosa nach DSM-IV unterschieden:

- Purging-Typus: Die Person zeigt während der aktuellen Episode der Bulimia nervosa ein regelmäßiges selbstinduziertes Erbrechen oder Missbrauch von Laxanzien, Diuretika oder Klistiere.
- Nicht-Purging-Typus: Die Person hat während der aktuellen Episode der Bulimia nervosa andere unangemessene, einer Gewichtszunahme entgegensteuernde Maßnahme gezeigt, wie beispielsweise Fasten oder übermäßige körperliche Betätigung, hat aber nicht regelmäßig Erbrechen induziert oder Laxanzien, Diuretika oder Klistiere missbraucht.

Tabelle 2.4 Diagnostische Kriterien für Bulimia nervosa nach ICD-10 (F 50.2)

1. Eine andauernde Beschäftigung mit Essen, eine unwiderstehliche Gier nach Nahrungsmitteln; die Patientin erliegt Essattacken, bei denen große Mengen Nahrung in sehr kurzer Zeit konsumiert werden.
2. Die Patientin versucht, dem dickmachenden Effekt der Nahrung durch verschiedene Verhaltensweisen entgegenzusteuern: selbstinduziertes Erbrechen, Missbrauch von Abführmitteln, zeitweilige Hungerperioden, Gebrauch von Appetitzüglern, Schilddrüsenpräparaten oder Diuretika. Wenn die Bulimie bei Diabetikerinnen auftritt, kann es zu einer Vernachlässigung der Insulinbehandlung kommen.
3. Die psychopathologische Auffälligkeit besteht in einer krankhaften Furcht davor, dick zu werden; die Patientin setzt sich eine scharf definierte Gewichtsgrenze, weit unter dem prämorbiden, vom Arzt als optimal oder „gesund" betrachteten Gewicht.
4. Häufig lässt sich in der Vorgeschichte mit einem Intervall von einigen Monaten bis zu mehreren Jahren eine Episode einer Anorexia nervosa nachweisen. Diese frühere Episode kann voll ausgeprägt gewesen sein oder war eine verdeckte Form mit mäßigem Gewichtsverlust und/oder einer vorübergehenden Amenorrhö.

Im Anhang des DSM-IV wurden vorläufige Kriterien für Binge-Eating-Störung aufgenommen (Tab. 2.5). Sehr viele dieser Patienten erfüllen auch die Kriterien für Bulimia nervosa Nicht-Purging-Typus. Auch wenn die Kriterien der Binge-Eating-Störung nach DSM-IV noch nicht ausgereift sind, sind sie von großer praktischer und theoretischer Bedeutung. Diese Kriterien beschreiben eine Störung mit hoher Lebenszeitprävalenz (ca. 3%). Übergewichtige Patientinnen, die unter Essanfällen leiden, werden deshalb in Praxis und Forschung künftig mehr Beachtung finden. Ein Äquivalent zur Binge-Eating-Störung gibt es in der ICD-10 nicht. Die meisten Patientinnen können aber als „atypische Bulimia nervosa" (F 50.3) klassifiziert werden. Im Unterschied zur Bulimia nervosa fehlen bei der Binge-Eating-Störung konsequent durchgeführte gegensteuernde Maßnahmen. Das Frequenzkriterium bezieht sich auf 2 Tage pro Woche mit Essanfällen (nicht 2 Anfälle pro Woche). Die Störung muss 6 Monate bestehen (nicht nur 3 Monate wie bei Bulimia nervosa). Weiterhin müssen die Essanfälle zusätzliche Merkmale erfüllen, wie schnell essen, alleine essen, essen trotz fehlenden Hungers und begleitende Ekelgefühle. Das Konzept ist zur Zeit Gegenstand vieler wissenschaftlicher Studien. Die Mehrzahl der Studien stützen die Sinnhaftigkeit der Unterscheidung in Bulimia nervosa und Binge-Eating-Störung (Striegel-Moore et al. 2001).

Tabelle 2.**5** Forschungskriterien für die Binge-Eating-Störung nach DSM-IV

A	Wiederholte Episoden von „Essanfällen". Eine Episode von „Essanfällen" ist durch die beiden folgenden Kriterien charakterisiert: • Essen einer Nahrungsmenge in einem abgrenzbaren Zeitraum (z. B. in einem zweistündigen Zeitraum), die definitiv größer ist als die Menge, die die meisten Menschen in einem ähnlichen Zeitraum unter ähnlichen Umständen essen würden. • Ein Gefühl des Kontrollverlusts über das Essen während der Episode (z. B. ein Gefühl, dass man mit dem Essen nicht aufhören kann bzw. nicht kontrollieren kann, was und wie viel man isst).
B	Die Episoden von „Essanfällen" treten gemeinsam mit mindestens 3 der folgenden Symptome auf: • wesentlich schneller essen als normal, • essen bis zu einem unangenehmen Völlegefühl, • essen großer Nahrungsmengen, wenn man sich körperlich nicht hungrig fühlt, • alleine essen aus Verlegenheit über die Menge, die man isst, • Ekelgefühle gegenüber sich selbst, Deprimiertheit oder große Schuldgefühle nach dem übermäßigen Essen.
C	Es besteht deutliches Leiden wegen der Essanfälle.
D	Die Essanfälle treten im Durchschnitt an mindestens 2 Tagen in der Woche während mindestens 6 Monaten auf.
E	Die Essanfälle gehen nicht mit dem regelmäßigen Einsatz von unangemessenen kompensatorischen Verhaltensweisen einher und treten nicht ausschließlich im Verlauf einer Anorexia nervosa oder Bulimia nervosa auf.

Fallbeispiel

Angst, gesehen zu werden

Der 21-jährige Herr L. wird von seinem Hausarzt wegen Übergewichts in eine Fachklinik eingewiesen. Herr L. hat eine zwei Jahre jüngere Schwester, die normalgewichtig ist. Die Eltern besitzen ein mittelständisches Unternehmen, sie sind beide übergewichtig. Das Familienklima ist unterstützend, aber sehr distanziert. Die Kinder werden von der Großmutter versorgt. Herr L. hat vor zwei Jahren das Abitur abgelegt, ein Studium begonnen und jetzt krankheitsbedingt unterbrochen. Herr L. war schon als Kind leichtgradig übergewichtig, dabei spielte eine wesentliche Rolle, dass die Großmutter ihm stets sehr gro-

ße Portionen zuschob und ihn ermunterte, viel zu essen. Herr L. wurde wegen seines körperlichen Zustandes häufig gehänselt.
Im Laufe der Zeit entwickelt sich eine starke Angst, Scham und Vermeidungsverhalten vor Situationen, in denen er von Fremden begutachtet wird. Im Kreis von 3 männlichen Freunden ist er gesprächig und selbstbewusst. Andere Kontakte vermeidet er. Er hört auf Sport zu betreiben oder sich in der Öffentlichkeit leichter bekleidet zu zeigen. Auch das Aufsuchen von Vorlesungen bereit ihm Angst, da er fürchtete, sich zu blamieren. Das Essverhalten verschlechtert sich, er isst abends allein mit großer Geschwindigkeit drei Portionen Abendessen und trinkt große Mengen zuckerhaltiger Getränke (z. B. Coca-Cola). Gegensteuernde Maßnahmen werden nicht eingesetzt. Das Gewicht nimmt auf 150 kg bei 1,85 m zu (BMI 43,9 kg/m^2).
Bei der körperlichen Untersuchung finden sich ein hochgradiges Übergewicht, Scheuerstellen zwischen den Beinen und dermatitische Veränderungen zwischen den Hautlappen am Bauch, der Blutdruck ist bei 145/85 mmHg, die sonstige Untersuchung ist unauffällig. Im psychischen Befund ist Herr L. zurückhaltend und wortkarg, in Stimmung und Affekt traurig, die Sprache monoton, im Denken eingeengt, ausgeprägte Phobie vor sozialen Situationen mit Unbekannten, Störung der Impulskontrolle mit Essanfällen, Krankheitsgefühl ohne spezifische Krankheitseinsicht.

Erläuterung: Im Zentrum der Binge-Eating-Störung bei Herrn L. steht ein Teufelskreis zwischen Essanfällen, zunehmendem Gewicht, sozialer Phobie, Bewegungsarmut, Defiziten an angenehmen Erfahrungen und innerer Spannung. Die Essstörung und die soziale Phobie sollten simultan behandelt werden, da die soziale Phobie das wesentliche Hindernis für die Implementierung eines Bewegungsprogramms darstellt. Zu Beginn der Behandlung empfiehlt sich ein stationärer Aufenthalt, da hier die Voraussetzungen für die Überwindung des Vermeidungsverhaltens günstiger sind.

Für die diagnostische Einordnung von Essstörungen, die erhebliches Leiden oder psychosoziale Beeinträchtigung erzeugen, aber nicht mit den Kriterien der oben genannten Hauptkategorien fassbar sind, stellt ICD-10 noch eine Reihe von weiteren Nebenkategorien zur Verfügung (Tab. 2.**6** u. 2.**7**). Diese sind:

- F 50.1 Atypische Anorexia nervosa,
- F 50.3 Atypische Bulimia nervosa,
- F 50.4 Essattacken bei sonstigen psychischen Störungen,
- F 50.5 Erbrechen bei sonstigen psychischen Störungen,

Tabelle 2.**6** Nebenkategorien nach ICD-10

F 50.1 Atypische Anorexia nervosa
Ein oder mehrere Kernmerkmale der Anorexia nervosa (F 50.0, z. B. Amenorrhö oder signifikanter Gewichtsverlust) fehlen, bei ansonsten ziemlich typischem klinischen Bild. Auch für Patientinnen, die alle Kernsymptome aufweisen, allerdings in leichterer Ausprägung, kann diese Rubrik ebenfalls Verwendung finden. Die Rubrik ist nicht gedacht für anorexieähnliche Essstörungen, die auf einer bekannten körperlichen Krankheit beruhen.

F 50.3 Atypische Bulimia nervosa
Ein oder mehrere Kernmerkmale der Bulimia nervosa (F 50.2) fehlen, bei ansonsten recht typischem klinischen Bild. Die Patienten können vom Normalgewicht nach oben oder unten abweichen und depressive Symptome aufweisen.

Tabelle 2.**7** ICD-10-Kriterien bei sonstigen psychischen Störungen

F 50.4 Essattacken bei sonstigen psychischen Störungen
Übermäßiges Essen als Reaktion auf belastende Ereignisse mit daraus resultierendem Übergewicht. Trauerfälle, Unfälle, Operationen und emotional belastende Ereignisse können in der Folge ein „reaktives Übergewicht" hervorrufen. Übergewicht als Ursache einer psychischen Störung ist unter dieser Rubrik nicht zu kodieren, sondern unter F 38 (sonstige affektive Störungen), F 41.2 (Angst und depressive Störung, gemischt) oder F 48.9 (nicht näher bezeichnete neurotische Störung) zusammen mit einer Kodierung für den Typ des Übergewichts. Übergewicht als Nebenwirkung einer lang dauernden Behandlung mit gewichtssteigernden Medikamenten (z. B. Neuroleptika, Antidepressiva) sind unter E 66.1 zu klassifizieren. Übergewicht kann eine Motivation für Fasten oder Diät darstellen, was andere psychische Symptome (Stimmungsschwankungen, Reizbarkeit, Ruhelosigkeit, Ängste) nach sich ziehen kann. Dies würde unter F 30 – 39 oder F 40 – 48 erfasst, wobei Fasten zusätzlich unter F 50.8 (sonstige Essstörungen) klassifiziert werden sollte.

F 50.5 Erbrechen bei sonstigen psychischen Störungen
Erbrechen im Zusammenhang mit einer dissoziativen Störung (F 44), einer hypochondrischen Störung (F 45.2) oder im Sinne einer psychogenen Hyperemesis gravidarum.

- F 50.8 Sonstige Essstörungen: (psychogener Appetitverlust, nicht organische Pica (Essen von Papier, Sand, etc. bei Erwachsenen),
- F 50.9 Nicht näher bezeichnete Essstörung.

In DSM-IV werden solche Essstörungen unter der Kategorie „Nicht näher bezeichnete Essstörung (NNB)" eingeordnet. Nicht näher bezeichnete Essstörungen sind in manchen epidemiologischen Stichproben oder Stichproben ambulanter Patientinnen ebenso häufig oder häufiger als typische Essstörungen. Die Krankheitsschwere kann ebenso ausgeprägt sein wie bei typischen Essstörungen. Essstörungen NNB sollten nicht verwechselt werden mit subklinischen Essstörungen, die durch fehlende subjektive oder psychosoziale Beeinträchtigung charakterisiert sind und nur einen fraglichen Status als „Krankheit" haben.

Fallbeispiel

Neuroleptika, Kartoffelchips und Limonade

Der 29-jährige Herr O. wird vom betreuenden Arzt seiner therapeutischen Wohngemeinschaft zur medikamentösen Neueinstellung in eine psychiatrische Klinik eingewiesen. Herr O. leidet seit dem 20. Lebensjahr an einer Schizophrenie vom paranoiden Typus. Er war lange Zeit erfolgreich mit Haloperidol behandelt worden. Wegen extrapyramidal-motorischer Nebenwirkungen wurde er vor einem Jahr auf ein atypisches Neuroleptikum umgestellt. Bereits unter Haloperidol hatte er leichtgradig zugenommen, nämlich von 72 auf 80 kg. Seit der Einnahme des neuen Medikaments hat er abendliche Essanfälle. Obwohl er eine volle Portion zu Abend gegessen hat, ruft er um 22 Uhr häufig noch den Pizza-Service an, verspeist eine Pizza, 2 Tüten Kartoffel-Chips und trinkt 0,5 Liter Limonade. Das bringt ihn auch in erhebliche finanzielle Schwierigkeiten. Gegensteuernde Maßnahmen fehlen völlig.
In der körperlichen Untersuchung findet sich ein leichtgradiges Übergewicht mit 98 kg bei 1,82 m (BMI 29,6 kg/m^2). Blutdruck bei 140/85 mmHg. EKG unauffällig. Es besteht ein Typ-2 Diabetes mellitus mit auf 124 mg/dl erhöhtem Nüchternblutzucker und auffälligem Glucosetoleranztest, weiterhin eine Hyperlipidämie. Im psychischen Befund ist der Patient skeptisch, aber kooperativ, in Stimmung und Affekt leichtgradig depressiv und vermindert schwingungsfähig, Sinnestäuschungen sind zuletzt vor einigen Monaten aufgetreten, weitgehende Distanzierung von einem Beeinträchtigungs- und Verfolgungswahn, in den kognitiven Fähigkeiten unkonzentriert und konkretistisch, Störung der Impulskontrolle mit Essanfällen.

Erläuterung: Die Essstörung bei Herrn O. ist in engem Zusammenhang mit der Einnahme eines atypischen Neuroleptikums aufgetreten. Herr O. erfüllt die Kriterien einer Binge-Eating-Störung. Die vermutliche pharmakologische Mitbedingung führt nach DSM-IV zu keiner anderen Kategorisierung. Es handelt sich um eine Inkonsistenz im DSM-IV und ICD 10, dass die Kategorie einer substanzinduzierten Essstörung fehlt. In der Behandlung kann sowohl der Wechsel auf eine andere antipsychotische Substanz, als auch der Einsatz von psychotherapeutischen Techniken, Sport- und Bewegungstherapie erwogen werden.

2.3 Diagnostische Verfahren bei Essstörungen

Die Diagnose einer Essstörung kann in der Routineversorgung auf der Grundlage einer klinischen Befund- und Anamneseerhebung erfolgen. Der Einsatz von strukturierten Interviews und Fragebögen verbessert aber die diagnostische Qualität erheblich und wird in den Leitlinien empfohlen.

SKID – Strukturiertes Klinisches Interview für DSM-IV, Achse I und II

Das SKID ist ein umfassendes und komplexes diagnostisches Interview zur Erfassung und Diagnostik ausgewählter psychischer Syndrome und Störungen, wie sie im diagnostischen und statistischen Manual für psychische Störungen (DSM-IV) auf der Achse I (akute psychische Störungen) und II (Persönlichkeitsstörungen) definiert werden (Wittchen et al. 1997). Außerdem werden Kodierungsmöglichkeiten für die Achse III (körperliche Störungen), Achse IV (psychosoziale Beeinträchtigung) und Achse V (psychosoziales Funktionsniveau) angeboten. Reliabilität und Effizienz des Interviews sind gut untersucht (Williams et al. 1992). Die Durchführungszeit für das SKID I liegt zwischen 80 und 120 Minuten, für das SKID II zwischen 80 und 180 Minuten. Die Anwendung des SKID setzt eine Lektüre der Handanweisung und eine Beachtung der darin enthaltenen Regeln voraus. Die Kliniker-Version eignet sich zur Routinediagnostik und Dokumentation in Klinik und Praxis, um sicherzustellen, dass alle wesentliche Achse-I und -II-Störungen systematisch erfasst und diagnostiziert wurden. Der besondere Wert des SKID im Rahmen der Diagnostik von Essstörungen liegt in der systematischen Erfassung der Komorbidität. Die Limitation des Vorgehens besteht darin, dass ausschließlich diagnostisch relevante Symptome erfasst werden.

Nach einer Eingangsexploration zu sozialen Daten, Ausbildung und Beruf und zur derzeitigen Problematik werden Screening-Fragen gestellt. Die Fragen mit Bezug zu Essstörungen sind: „Kam es schon einmal vor, dass andere Menschen sagten, Sie seien zu dünn?", und „Hatten Sie jemals Essanfälle, bei denen Sie das Gefühl hatten, Ihr Essverhalten nicht mehr kontrollieren zu können?". In der Sektion H werden dann die Kriterien von Essstörungen, der Subtypen und des Krankheitsstadiums erfasst: H1 – H10 Anorexia nervosa, H11 – H24 Bulimia nervosa und H24 – H38 Binge-Eating-Störung. Das Vorgehen ist durch Sprungbefehle ökonomisiert.

Diagnose-Checklisten

Durch die Internationalen Diagnose-Checklisten (IDCL) für DSM-IV und ICD-10 (Hiller et al. 1997) besteht für die psychiatrisch-psychologische Forschung und Praxis die Möglichkeit, eine standardisierte und ökonomische Befunderhebung nach den neuen Klassifikationssystemen DSM-IV und ICD-10 (2 Checklisten-Sets: IDCL für ICD-10 und IDCL für DSM-IV) durchzuführen. Insbesondere bereits in standardisierten Interviews (wie dem SKID) erfahrenen Diagnostikern ermöglichen die IDCL ein noch rascheres Vorgehen. Als Störungsbereiche sind psychotische Störungen, affektive Störungen, Angststörungen, somatoforme Störungen, Störungen durch die Einnahme psychotroper Substanzen, Essstörungen und organisch bedingte psychische Störungen berücksichtigt worden, darüber hinaus auch der Bereich der Persönlichkeitsstörungen. Anhand von 32 Checklisten können damit die häufigsten und wichtigsten Störungsbilder der Achse I (klinische Syndrome) und der Achse II (Persönlichkeitsstörungen) des DSM IV bzw. der ICD-10 valide und reliabel diagnostiziert werden. Die Autoren berichten von sehr guten bis zufriedenstellenden Test-Retest-Reliabilitäten für alle untersuchten Störungsbereiche (affektive Störungen, Angststörungen, Störungen durch Konsum psychotroper Substanzen). Jede Checkliste bezieht sich auf eine Diagnose. Zur Beurteilung der Störung und zur Diagnosestellung sind die verschiedenen Diagnosekriterien des DSM-IV bzw. ICD-10 aufgeführt, wie z. B. psychopathologische Symptome, Zeit- und Verlaufsmerkmale, Schweregrad, Ausschlusskriterien, Diagnosecode. Zur Beurteilung erhobener Informationen bestehen bei den meisten Merkmalen die Codierungsmöglichkeiten: „Ja", „Verdacht", „Nein" bzw. „Erfüllt", „Verdacht", „Nicht erfüllt".

Das Essstörungsinventar – Eating-Disorder-Inventory (EDI)

Das EDI (Garner et al. 1983; Thiel u. Paul 1988) ist ein Selbsteinschätzungsverfahren, um Einstellungen, Gefühle und Verhaltensweisen in Bezug auf Essen und Nahrung zu erheben. Mittlerweile liegt eine erweiterte und überarbeitete Fassung auch in deutscher Sprache vor (Thiel et al. 1997). Das EDI-2 besteht aus 91 Items, die auf 11 Skalen für Anorexia nervosa und Bulimia nervosa relevante Einstellungen und Verhaltensweisen abbilden: Schlankheitsstreben (Item-Beispiel: „Ich habe fürchterliche Angst, an Gewicht zuzunehmen“), Bulimie („Ich kenne Fressanfälle, bei denen ich das Gefühl hatte, nicht mehr aufhören zu können“), körperliche Unzufriedenheit („Ich glaube, mein Bauch ist zu dick“), Ineffektivität („Ich halte nicht viel von mir“), Perfektionismus („Ich hasse es, nicht der/die Beste zu sein“), zwischenmenschliches Misstrauen („Ich brauche zu anderen Menschen eine gewisse Distanz und fühle mich unwohl, wenn jemand versucht, mir zu nahe zu kommen“), Interozeption („Ich weiß nicht, was in mir vorgeht“), Angst vor dem Erwachsenwerden („Ich wünschte, ich könnte mich in die Geborgenheit der Kindheit zurückbegeben“), Askese („Essen aus Genuss ist ein Zeichen moralischer Schwäche“), Impulsregulation („Ich neige zu Zorn- und Wutausbrüchen“), soziale Unsicherheit („Ich bin lieber allein, als mit anderen zusammen“). Die Feststellungen sollen von den Probandinnen anhand einer 6-stufigen Skala mit den Ausprägungen „immer“, „meistens“, „oft“, „manchmal“, „selten“ und „nie“ beurteilt werden. Die Auswertung erfolgt unter Berücksichtigung der Polung der Items je Skala durch die Addition der zugehörigen Itemscores. Der Test hat eine gute interne Konsistenz und eine befriedigende bis gute Trennschärfe gegenüber gesunden Vergleichsgruppen. Wie viele Selbstbeurteilungsverfahren eignet sich der Test mehr zu einer Bestimmung des Schweregrads von verschiedenen Symptombereichen als zur Diagnose von Essstörungen. Voraussetzung ist Kooperationsbereitschaft und ein Minimum an Krankheitseinsicht bei der Patientin oder dem Patienten.

Fragebogen zum Essverhalten (FEV)

Der FEV ist die deutsche Version des Three-Factor Eating Questionnaires (TFEQ; [Pudel u. Westenhöfer 1989; Stunkard u. Messick 1985]). Der Fragebogen besteht aus 44 Items, die dichotom mit „trifft zu“ oder „trifft nicht zu“ beantwortet werden müssen, 13 Items, die auf einer 4-stufigen Skala von „nie“ bis „immer“ beantwortet werden müssen und 3 Fragen mit 6 – 8 Wahlmöglichkeiten. Das Verfahren erlaubt die Erfassung von 3 Faktoren des Essverhaltens:

- Kognitive Kontrolle (Beispiel-Items: „Wenn ich die Kalorienmenge erreicht habe, die ich mir als Grenze gesetzt habe, gelingt es mir meistens, mit dem Essen aufzuhören". „Ich esse absichtlich kleine Portionen, um nicht zuzunehmen"),
- Störbarkeit des Essverhaltens („Ich kann mich bei einem leckeren Duft nur schwer vom Essen zurückhalten, auch wenn ich vor kurzer Zeit erst gegessen habe", „Ich esse gewöhnlich zu viel, wenn ich in Gesellschaft bin, z. B. bei Festen und Einladungen"),
- erlebte Hungergefühle („Ich bin meistens so hungrig, dass ich öfter zwischen den Mahlzeiten esse", „Weil ich zu großen Appetit habe, fällt es mir schwer, eine Diät einzuhalten").

Der Fragebogen verfügt über eine gute interne Konsistenz. Es liegen Referenzwerte für große Bevölkerungsstichproben vor. Die Faktorenstruktur des Bogens ist allerdings umstritten. Insgesamt handelt es sich um den weltweit zur Untersuchung von Essverhalten am meisten eingesetzten Bogen. Er kann bei entsprechender Kooperationsbereitschaft zum Screening auf das Vorliegen von Essstörungen eingesetzt werden. Weiterhin eignet er sich zur Quantifizierung des Ausmaßes von gezügeltem Essverhalten und Störbarkeit des Essverhaltens im Therapieverlauf.

Strukturiertes Inventar für anorektische und bulimische Essstörungen (SIAB)

Die dritte Revision des strukturierten Inventars für anorektische und bulimische Essstörungen (Fichter u. Quadflieg 1999) beinhaltet ein Experteninterview (SIAB-EX) und eine Selbsteinschätzung (SIAB-S). Enthalten sind jeweils 87 Fragen, wobei ein Teil der Fragen in mehrere Teilfragen gegliedert ist. Erfasst werden Symptome von Essstörungen und assoziierten Störungen (Depression, Angst), soziale Integration, Sexualität, Ausschlussdiagnosen und Medikation. Folgende Diagnosen können erstellt werden: „Anorexia nervosa" nach DSM-IV (differenziert nach Purging- und Nicht-Purging-Typus) und nach ICD-10, „Bulimia nervosa" nach DSM-IV (differenziert nach Purging- und Nicht-Purging-Typus) und nach ICD-10, „Nicht näher bezeichnete Essstörung" nach DSM-IV einschließlich „Binge-Eating-Störung" nach den im Anhang des DSM-IV beschriebenen Kriterien und verschiedene zusätzliche Essstörungssyndrome. Anwendbar ist SIAB bei Jugendlichen und Erwachsenen im Alter von 12–65 Jahren. Die Durchführung erfolgt durch geschulte Experten-Interviewer (SIAB-EX) in 30–60 Minuten und Selbstauskunft (SIAB-S) ca. 30 Minuten. Die Auswertung erfolgt als Berechnung der Subskalen und Erstellung der Diagnosen nach vorgegebenen Anweisungen. Algorithmen und Formblätter zur Handauswertung liegen vor. Es bestehen Vergleichswerte zu 377 wegen Essstörungen behandelten Männern und Frauen und von gesunden Frauen, sowie Befunde zur konvergenten und diskriminanten Konstruktvalidität, zur Beobachterübereinstimmung (SIAB-EX), internen Konsistenz und zur Übereinstimmung von SIAB-EX und SIAB-S. Der SIAB eignet sich besonders für eine differenzierte Diagnostik in Forschung und Praxis. Die Stärke des Verfahrens beruht auf der umfassenden Dokumentation der mit Essstörungen assoziierten Symptome.

Beck-Depressionsinventar (BDI)

Das BDI ist ein häufig eingesetztes Selbstbeurteilungsinstrument, mit dem sowohl der Schweregrad einer depressiven Symptomatik als auch deren Veränderung durch Therapiemaßnahmen erfasst werden kann. Es existiert eine evaluierte deutsche Fassung (Hautzinger et al. 1994). Der Fragebogen besteht aus 21 Items, deren Inhalte sich auf depressive Beschwerden beziehen, wie z. B. traurige Stimmung, Unzufriedenheit, Schuldgefühle, Selbstanklagen, Suizidalität, Reizbarkeit usw. Jedes Item wird auf einer 4-stufigen Skala (0 – 3) dahingehend beurteilt, wie intensiv es in der letzten Woche aufgetreten ist, wie z. B.:

- Ich fühle mich nicht als Versager (0)
- Ich habe das Gefühl, öfter versagt zu haben als der Durchschnitt (1)
- Wenn ich auf mein Leben zurückblicke, sehe ich bloß eine Menge Fehlschläge (2)
- Ich habe das Gefühl, als Mensch ein völliger Versager zu sein (3)

Die Auswertung erfolgt durch Addition der angekreuzten Aussagen. Pro Item geht die am höchsten zählende Aussage in die Wertung ein. Der BDI-Gesamt-Score kann zwischen 0 und 63 liegen. Werte unter 11 Punkten werden als unauffällig angesehen; Werte zwischen 11 und 17 Punkten sprechen für eine milde Form der Depression. Als klinisch relevant gelten Werte von 18 und darüber. Bis zu einem Wert von 26 ist von einer mittleren Depression, ab 27 Punkten und mehr von einer schwereren Depression auszugehen. Das BDI verfügt über eine befriedigende interne Konsistenz und gute externe Validität. Er ist das weltweit am häufigsten eingesetzte Selbstbeurteilungsverfahren im Bereich Depression und wird auch von Patienten gut akzeptiert. Da Depressivität eine wichtige Motivation darstellt, sich wegen einer Essstörung in Therapie zu begeben und Rückgang von Depressivität ein wichtiges Erfolgsmaß darstellt, wird das BDI zum Monitoring der Behandlung von Essstörungen häufig eingesetzt.

Symptom-Check-List-90-R

Mit der Symptom-Check-List-90-R (SCL-90-R) von Derogatis liegt ein Selbstbeurteilungsverfahren zur Erfassung der subjektiven Beeinträchtigung durch psychische und körperliche Symptome vor (Derogatis 1977; Franke 1992; Franke 1995). Die Symptombelastung wird durch 90 Items erhoben, die sich 9 Subskalen (Somatisierung, Zwanghaftigkeit, Unsicherheit im Sozialkontakt, Depressivität, Ängstlichkeit, Aggressivität/Feindseligkeit, phobische Angst, paranoides Denken, Psychotizismus/83 Items) und 3 globalen Kennwerten (GSI – Global Severity Index, PSDI – Positive Symptom Distress Index, PST – Positive Symptom Total) zuordnen lassen. Der Proband gibt auf einer 5-stufigen Skala an, wie häufig er in den vergangenen 7 Tagen unter dem mit dem Item erfassten Symptom gelitten hat. Beurteilt werden die Items in den Ausprägungen (mit den entsprechenden Item-Kennwerten) überhaupt nicht (0), ein wenig (1), ziemlich (2), stark (3) und sehr stark (4). Anschließend werden die Item-Antworten den 9 Subskalen zugeordnet und pro Skala 3 Werte (Summenwert, Skalenwert, Belastungstendenz) bestimmt. Darüber hinaus dann die 3 globalen Kennwerte GSI (arithmetisches Mittel der Item-Antworten), PSDI (arithmetisches Mittel der Item-Antworten, bei denen Beschwerden angegeben werden) und der PST (Anzahl der angegebenen Beschwerden) ermittelt. Für die Auswertung sind die Skalenwerte und die globalen Kennwerte relevant. Insgesamt besteht eine gute interne Konsistenz und Reliabilität. Die SCL-90-R unterscheidet sowohl zwischen gesunden und klinischen Stichproben (z. B. Normal-Gesunde vs. HIV-Infizierte) als auch innerhalb klinischer Patientengruppen (Persönlichkeitsstörungen, Essstörungen, Psychosen, Neurosen, Abhängigkeit, psychosomatische Störungen). Die SCL-90-R ist international das führende Instrument zur Erfassung der allgemeinen Symptombelastung. Insbesondere bei Patientinnen mit Essstörungen und zusätzlicher Komorbidität erlaubt die SCL-90-R eine gute Einschätzung der Symptombelastung und ihres Verlaufes.

2.4 Differenzialdiagnosen von Essstörungen

2.4.1 Konstitutionelles Untergewicht

Der BMI und das Gewicht folgen einer Gauss-Verteilung. Die zehnte untere Perzentile der Verteilung des BMI liegt bei Frauen im Alter von 18 Jahren bei etwa 18,3 kg/m². Nicht alle junge Frauen mit einem BMI unterhalb dieser Schwelle leiden unter einer klinischen Essstörung. Frauen mit konstitutionellem Untergewicht haben ein unauffälliges Essverhalten, unauffällige endokrine Funktionen und keine ausgeprägte Psychopathologie. Manche dieser Frauen sind wegen ihres niedrigen Gewichts besorgt.

2.4.2 Subklinische Essstörungen

Menschliches Essverhalten hat eine hohe Variabilität. Viele Menschen in den westlichen Ländern zeigen einzelne Auffälligkeiten des Essverhaltens, die an Essstörungen erinnern, wie restriktives Essverhalten mit grenzwertig niedrigem Gewicht, gelegentliche Essanfälle oder gelegentliches induziertes Erbrechen. Sie leiden aber nicht in erheblichem Ausmaß, sind nicht wesentlich psychosozial oder körperlich beeinträchtigt und erfüllen damit entscheidende allgemeine Kriterien einer psychischen Störung nicht. Diese subklinischen Zustände können Ziel prophylaktischer Interventionen sein, sollten aber nicht als Krankheiten etikettiert werden.

Fallbeispiel

Schmeckt einfach nur das Essen zu gut?
Die 45-jährige Frau K. wird von ihrem Hausarzt wegen massiven Übergewichts in eine Fachklinik eingewiesen. Sie ist das dritte von 4 Geschwistern und auf einem Bauernhof aufgewachsen. Beide Eltern und 2 Geschwister sind übergewichtig. Das Familienklima beschreibt sie als eher nüchtern, als drittes Kind habe sie wenig Aufmerksamkeit bekommen. Sie war eine gute Schülerin, besuchte das Gymnasium und studierte nach dem Abitur auf Lehramt. Sie arbeitet jetzt in ihrer Heimatgemeinde als Grundschullehrerin. Sie ist mit einem gleichaltrigen Handwerker verheiratet und hat 2 Kinder im Alter von 8 und 12 Jahren. Seit 5 Jahren ist sie wieder vollzeitig berufstätig. Sie fühlt sich durch die Doppelbelastung von Haushalt und Arbeit erheblich angespannt. Sportliche Aktivität ist seitdem weitgehend entfallen. Das Essverhalten ist durch große Portionen zu den Hauptmahlzeiten gekennzeichnet. Frau K. sagt: „Ich brauche das, um satt zu werden und nach der Arbeit zur Ruhe zu kommen." Zusätzlich isst sie während der Küchenarbeit immer wieder schnell und heimlich kleine Happen aus dem Kühlschrank, z.B. Käsestücke, Wurst oder Schinken. Das Gewicht steigert sich in den 5 Jahren von 67 kg bei einer Größe von 1,66 m auf jetzt 97 kg (BMI 35,1 kg/m^2).
Bei der körperlichen Untersuchung findet sich eine mittelgradige Adipositas, bei der 24-Stunden-Blutdruckmessung ein grenzwertiger Hypertonus mit einem Mittelwert von 150/90 mmHg, im oralen Glucosetoleranztest findet sich

ein Maximum von 220 mg/dl, die Nüchternglucose, Cholesterin und Triglyceride sind grenzwertig hoch, das übrige Routine-Labor ist im Referenzbereich. Im psychischen Befund ist die Patientin zurückhaltend, keine durchgängige Veränderung der Stimmung, des Denkens oder der kognitiven Funktionen, leichtgradige Minderung der Impulskontrolle im Bereich des Essverhaltens, leichtgradiges Krankheitsgefühl bezüglich des Übergewichtes. Kein Anhalt für weitere psychische Störungen.

Erläuterung: Bei Frau K. handelt es sich um einen diagnostischen Grenzfall: Die wesentlichen Faktoren für die Entwicklung des Übergewichtes sind eine vermutliche genetische Disposition, Bewegungsmangel und eine leichtgradig herabgesetzte Impulskontrolle im Essverhalten. Eine Gewichtszunahme von 6 kg pro Jahr ergibt sich aus einem Kalorienüberschuss von 150 – 200 kcal pro Tag. Der zusätzliche schnelle Konsum von eiweißreicher Nahrung aus dem Kühlschrank liegt etwa in diesem Bereich, täglich wurden 100 – 400 kcal auf diese Weise zugeführt. Ob dieses Verhalten dem Kriterium von DSM-IV „Essen einer Nahrungsmenge in einem abgrenzbaren Zeitraum, die definitiv größer ist als die, welche die meisten Menschen in einem ähnlichen Zeitraum unter ähnlichen Umständen essen würden" entspricht, ist unter Fachleuten strittig. Das Essverhalten bei Frau K. hat eine Rolle in der Spannungsregulation. Hieraus ergibt sich eine gewisse Ähnlichkeit zu bulimischen Attacken. Gegen die Annahme einer psychischen Erkrankung spricht die geringe allgemeine Psychopathologie. Therapeutische Ansatzpunkte ergeben sich beim Essverhalten, wobei die Prognose kritisch von der Wiederaufnahme einer regelmäßigen sportlichen Aktivität abhängt.

2.4.3 Medizinische Differenzialdiagnosen von Essstörungen

Als medizinische Differenzialdiagnosen sind bei der Anorexia nervosa alle Erkrankungen zu erwägen, die ebenfalls das Leitsymptom Gewichtsverlust haben: Tumorerkrankungen, endokrine Erkrankungen, gastrointestinale Erkrankungen und infektiöse Erkrankungen (Tab. 2.**8**). Bei der Bulimia nervosa müssen Erkrankungen in Betracht gezogen werden, die Erbrechen oder Essanfälle auslösen können, wie ZNS-Tumoren, endokrine Erkrankungen und gastrointestinale Erkrankungen. Bei der Binge-Eating-Störung müssen alle Zustände mit Übergewicht differenzialdiagnostisch in Erwägung gezogen werden.

Tabelle 2.**8** Differenzialdiagnosen von Essstörungen

Andere Ursachen von Untergewicht
• Tumorerkrankungen (Gehirn, Magen, Pankreas, Lunge, Lymphome, Leukämie) • endokrinologische Erkrankungen (Diabetes, Hyperthyreose, Nebenniereninsuffizienz) • gastrointestinale Erkrankungen (Sprue, zystische Fibrose, Ösophagusstenose, chronische Okklusion der A. mesenterica superior, Morbus Crohn, Colitis ulcerosa) • infektiöse Erkrankungen (Tuberkulose, Parasitosen, systemische Pilzerkrankungen, HIV) • psychiatrische Erkrankungen (Depression, Angst- und Zwangsstörungen, Schizophrenie)
Andere Ursachen von Erbrechen und Essanfällen
• Tumorerkrankungen des Gehirns (insbesondere hypothalamische Tumoren) • endokrinologische Erkrankungen (Diabetes, Schwangerschaftserbrechen) • gastrointestinale Erkrankungen (Magen- oder Duodenalulzera, chronische Pankreatitis, intestinale Parasitosen, Bindegewebsstörungen mit Beteiligung des Gastrointestinaltraktes wie Sklerodermie)
Andere Ursachen von Übergewicht
• Bewegungsmangel, Sedentary Lifestyle, Fernsehen • Ungünstige Nahrungszusammensetzung (Junk Food, zuckerhaltige Getränke, fettreiche Ernährung – Ausnahme Mittelmeerdiät) • Konsum von Alkohol mit dem Essen • Endokrine Erkrankungen (Cushing-Syndrom, Hypothyreoidismus, Insulinome, Metabolisches Syndrom?) • Neurologische Störungen (Schädigung des medialen Hypothalamus, Kraniopharyngeom) • Genetische Syndrome mit Übergewicht, Hypogonadismus und teilweise Minderbegabung (Prader-Willi, Laurence-Moon-Biedl, Ahlstrom, Cohen, Carpenter)

2.4.4 Andere psychische Störungen als Differenzialdiagnosen von Essstörungen

Andere psychische Störungen können neben Essstörungen im Sinne von Komorbidität bestehen. Es kann aber auch sein, dass sich das veränderte Essverhalten ausschließlich oder am besten durch eine andere psychische Störung erklären lässt. Schwere depressive Erkrankungen können zu Appetit- und Gewichtsverlust oder Gewichtssteigerung führen. Untergewicht wird dabei nur außerordentlich selten erreicht. Psychotische Erkrankungen mit ernährungsbezogenem Wahn können zu massiven Einschränkungen der Nahrungszufuhr führen. Bei einzelnen Patientinnen mit Vergiftungswahn wurde ausgeprägtes Untergewicht beobachtet. Auch Angst- und Zwangserkrankungen können die Nahrungszufuhr erheblich erschweren oder verlangsamen. Beispiele sind Ängste, sich zu verschlucken oder sehr umständliche Einkaufsrituale. Auch hier kann Untergewicht erreicht werden. Wesentliche Unterscheidungsmerkmale sind die bei depressiven Zuständen vorhandene Appetitlosigkeit (im Gegensatz zum gezügelten Essverhalten bei Anorexia nervosa), sowie die fehlende Intention Gewicht zu verlieren. Die Patientin mit Schizophrenie versucht Vergiftung, die Patientin mit der Angsterkrankung Erstickung zu vermeiden. Sie streben mit ihrem Verhalten nicht primär nach Gewichtsabnahme oder Gewichtskontrolle.

2.4.5 Allgemeine Informationen zur Differenzialdiagnostik

Die Diagnose einer Essstörung ist nur in seltenen Fällen eine Ausschlussdiagnose. Für den erfahrenen Diagnostiker ist diese Erkrankungsgruppe aufgrund der psychopathologischen Merkmale, der Eigenanamnese, der Fremdanamnese und der Verhaltensbeobachtung mit hoher Reliabilität positiv diagnostizierbar (Abb. 2.**1**). Bei Gewichtsverlust aufgrund von internistischen und neurologischen Erkrankungen sind nur selten gleichzeitig alle Symptome einer typischen Essstörung beobachtbar. Es gibt in der Weltliteratur nur etwas mehr als 20 Fallberichte von Patientinnen, bei denen alle psychologischen Merkmale einer Essstörung gegeben waren und die Erkrankung retrospektiv dennoch als neurologische Erkrankung konzeptionalisiert werden musste.

Anorexia nervosa ist unter den Lebensbedingungen moderner Industriegesellschaften die häufigste Ursache von hochgradigem oder mittelgradigem Untergewicht bei adoleszenten oder jungen erwachsenen Frauen. Mehr als 70% aller jungen Frauen mit Untergewicht dieser Ausprägung leiden an Anorexia nervosa. Die

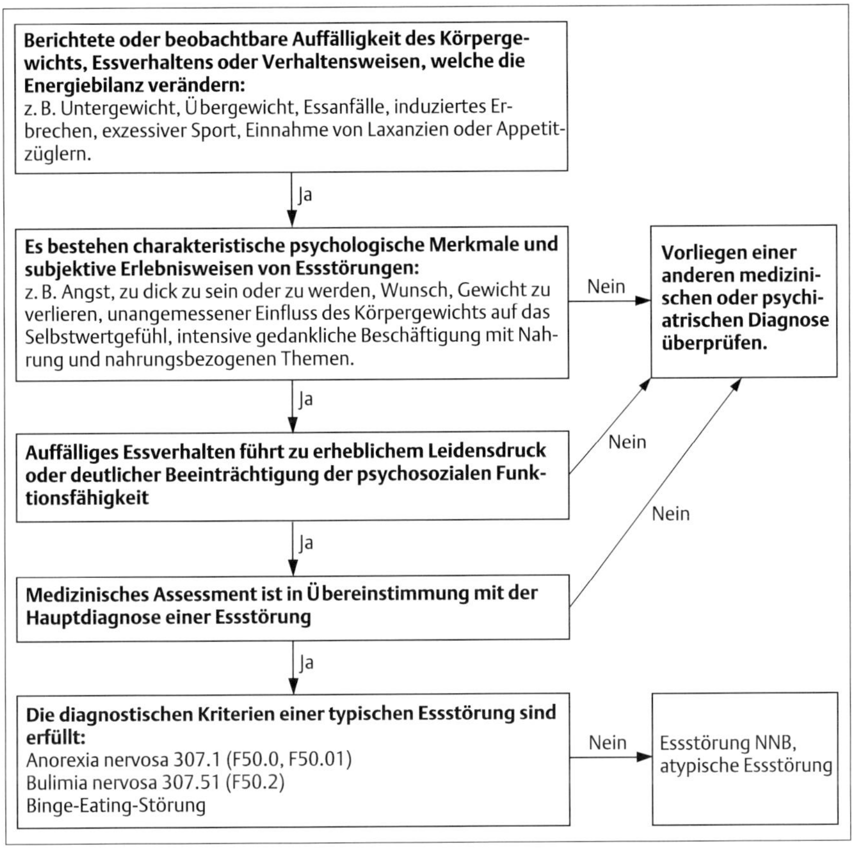

Abb. 2.**1** Diagnostischer Algorithmus bei Essstörungen.

erforderliche medizinische Diagnostik dient eher dem Erkennen und Behandeln von Komplikationen als der Differenzialdiagnostik. Diagnostische Unschärfen in der Diagnostik von Anorexia nervosa treten vor allem bei leichtgradigem Untergewicht in der Abgrenzung zu konstitutionellem Untergewicht oder einer subklinischen Essstörung auf.

Körperliche Erkrankungen als differenzialdiagnostische Erwägung bei der Bulimia nervosa sind außerordentlich selten, da die meisten körperlichen Erkrankungen, die zu Erbrechen führen, zeitlich limitiert sind und eine Auslösung von regelmäßigen typischen Essanfällen durch medizinische oder neurologische Erkrankungen außerordentlich selten ist (< 1 : 1000). Im Gegensatz zur Situation bei Untergewicht ist die Mehrheit der Menschen mit Übergewicht psychisch gesund. Die häufigste Ursache von Übergewicht ist mangelnde Bewegung. Nur die Untergruppe von übergewichtigen Frauen, die wegen Übergewicht medizinische oder psychologische Hilfe sucht, hat eine erhöhte A-priori-Wahrscheinlichkeit einer Essstörung. Die Abgrenzung von Essanfällen, wie sie in DSM-IV für die Binge-Eating-Störung definiert sind, zu gewöhnlichem Überessen ist im Einzelfall unscharf, sodass in der Diagnostik dieser Störung niedrigere Übereinstimmungsraten zwischen Experten erzielt werden als bei Anorexia nervosa und Bulimia nervosa.

3 Hypothesen zu Ätiologie und Pathogenese von Essstörungen

Die Ätiologie der Essstörungen ist unbekannt. Der relative pathophysiologische Beitrag von genetischen, biologischen, psychologischen und sozialen Faktoren ist der Gegenstand von intensiver Forschung und Diskussion zwischen Experten. Die vorgeschlagenen Modelle schließen sich nicht gegenseitig aus. Einige Modelle beschreiben nur Mechanismen der Aufrechterhaltung von Essstörungen, aber keine ursächlichen Bedingungen. Die Tatsache, dass von einem Modell ein erfolgreiches therapeutisches Vorgehen ableitbar ist, gibt diesem Modell zwar eine gewisse Unterstützung, ist aber kein Beweis für die ätiologische Rolle eines bestimmten Faktors.

3.0.1 Kognitives Modell

Patientinnen mit allen Formen von Essstörungen zeigen Auffälligkeiten in kognitiven Bewertungsprozessen, wie selektive Abstraktion, dichotomes Denken, Übergeneralisierung, Übertreibungen, abergläubisches Denken oder Selbstreferenz. Diese Verzerrungen können sich auf die Themen Ernährung, Gewicht und Figur beschränken, oder aber auf viele Bereiche der Verhaltensregulation ausgedehnt sein. Das kognitive Modell postuliert eine zentrale Rolle dieser dysfunktionalen Kognitionen in der Pathogenese der Essstörungen (Abb. 3.**1** u. 3.**2**). Dabei wurde zunächst bei Anorexia nervosa und Bulimia nervosa eine zentrale Rolle von übersteigerten Vorstellungen zur Bedeutung von modischer Schlankheit in den Mittelpunkt gestellt. („Nur wenn du schlank und gutaussehend bist, kannst du erfolgreich sein und beachtet werden.") Bei der Binge-Eating-Störung bestehen eher Kognitionen, die eine effektive Selbstkontrolle beeinträchtigen. („Du hast schon zu viel gegessen und jetzt ist es sowieso egal.")

Neuere kognitive Modelle zur Anorexie stellen die Bedeutung der Kontrolle über das Essverhalten als Indikator für Selbstkontrollfähigkeit und die Aufrechterhaltung des eigenen Selbstwertgefühls in den Mittelpunkt (Fairburn et al. 1999 a). Bei Binge-Eating-Störung wird der Wechsel von übersteigerten Erfolgserwartungen bei Diäten und resignativem Kontrollverlust betont (Cooper u. Fairburn 2001). Schematheoretisch fundierte Konzepte gehen davon aus, dass maladaptive frühe Schemata beispielsweise im Bereich des Selbstwertes bestehen

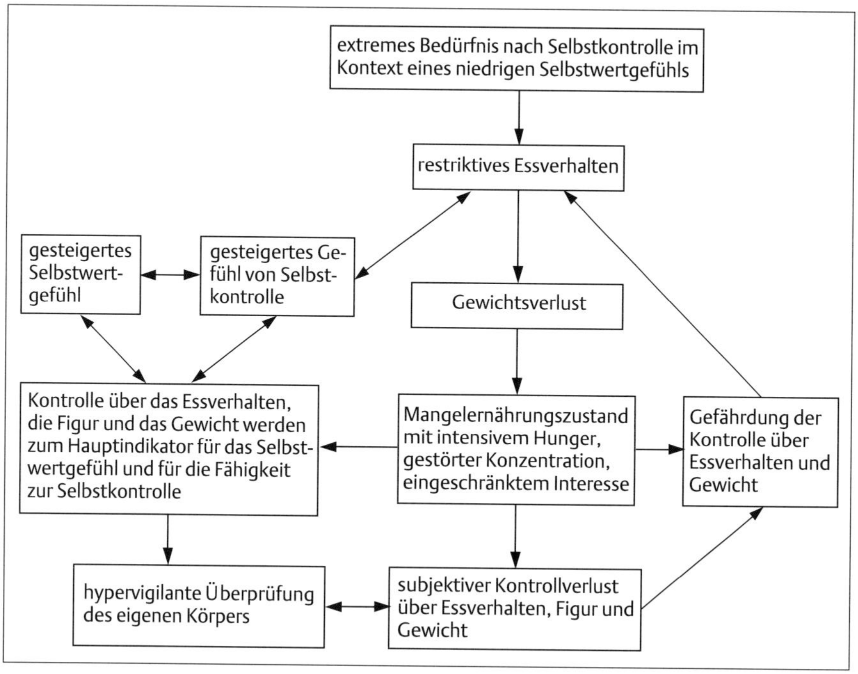

Abb. 3.1 Kognitiv-behaviorales Konzept der Anorexia nervosa (nach Fairburn).

(„Ich bin nur etwas wert, wenn ich perfekte Leistung bringe" [Young 1999; Waller et al. 2000]). Das gestörte Essverhalten kann bei den schematheoretischen Konzepten die Rolle einer Schemakompensation („Wenn ich faste und schlank bin, bekomme ich wenigstens dafür Anerkennung") oder der Schemavermeidung („Wenn ich esse, muss ich wenigstens nicht an meine anderen Schwierigkeiten denken") einnehmen (Spranger et al. 2001). Die Stärke des kognitiven Modells besteht darin, dass es die Grundlage für erprobte, effektive Interventionen darstellt. Ob und in welcher Form die dysfunktionalen Kognitionen der Essstörung vorausgehen, ist nicht ausreichend erforscht.

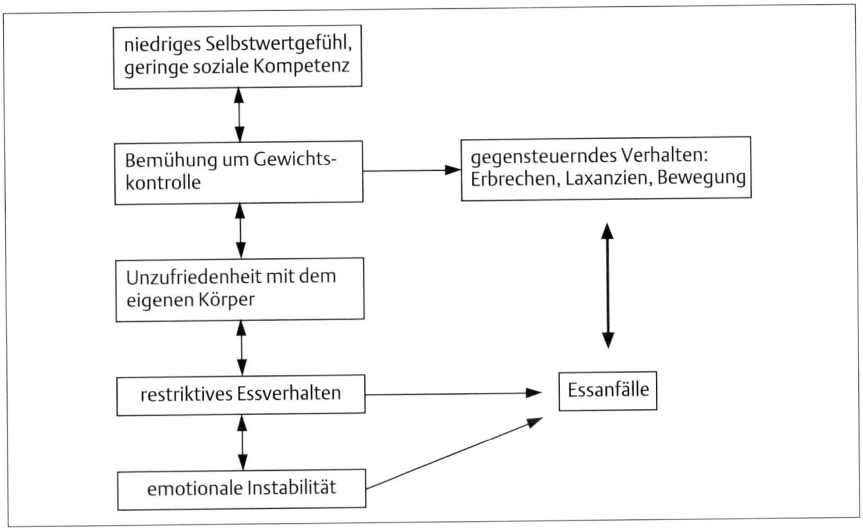

Abb. 3.**2** Kognitiv-behaviorales Konzept der Bulimia nervosa.

3.0.2 Psychobiologische Modelle

Fastenexperimente zeigen, dass Mangelernährung allein bei gesunden Versuchspersonen viele biologische und psychologische Aspekte von Essstörungen erzeugen kann. Ein psychobiologisches Modell geht davon aus, dass diese Folgen von Mangelernährung unter bestimmten Umständen im Sinne eines Circulus vitiosus Symptome von Essstörung auslösen und verstärken können. Beispiele sind die Entstehung von Essattacken durch hypokalorische oder einseitige Ernährung, die Begünstigung von Depressivität durch ernährungsbedingte Veränderungen im Neurotransmitter-Stoffwechsel oder die Entstehung von kognitiver Einengung durch eine psychophysiologische Aufmerksamkeitslenkung auf Ernährung.

Ein weiteres psychobiologisches Modell bezieht sich auf die Wechselwirkung zwischen Ernährung und Emotionsregulation. So kann Mangelernährung emotionale Instabilität verstärken, andererseits können Essanfälle dazu beitragen, innere Spannung erheblich zu reduzieren. Insbesondere bei chronischen Formen von Bulimia nervosa wird die Wechselwirkung zwischen Essanfällen und emotionalen Zuständen zu einem wesentlichen aufrechterhaltenden Moment der Erkrankung (Waters et al. 2001). Das psychobiologische Modell wird durch den Erfolg von abgeleiteten Interventionen unterstützt. Ernährungsrehabilitation ist ein wesentlicher und eigenständig effektiver Bestandteil der Behandlung von Essstörungen. Emotionsmanagement ist eine erfolgreiche Komponente in der Behandlung bulimischer Störungen.

3.0.3 Modelle, die eine Bedeutung von gezügeltem Essverhalten betonen

Patientinnen mit Anorexia nervosa und die Mehrheit der Patientinnen mit Bulimia nervosa zeigen während oder im Vorfeld der Erkrankung ein ausgeprägtes gezügeltes Essverhalten. Experimentelle Studien haben gezeigt, dass Menschen mit gezügeltem Essverhalten unter Bedingungen, die eine Selbstkontrolle erschweren (z. B. emotionale Anspannung, Alkoholkonsum), dazu neigen, sich zu überessen. Wenn man einen Bäckerladen oder einen Supermarkt hungrig betritt und ohne festen Plan einkauft, wird man wahrscheinlich mit vielen Waren wieder hinausgehen und danach einen gut gefüllten Kühlschrank haben. Das Modell hat eine hohe Attraktivität für die Erklärung von Essanfällen, kann aber nur einen Teil der Symptomatik von Essstörungen erfassen (Tuschl 1990). Es besteht eine erhebliche Überlappung mit dem allgemeinen psychobiologischen Modell.

Fallbeispiel

Die entgleiste Diät

Die 15-jährige Stephanie wird von den Eltern beim Hausarzt wegen Gewichtsverlusts und auffälligem Essverhalten vorgestellt. Stephanie ist das zweite Kind. Der Vater ist Schreiner, die Mutter Verwaltungsangestellte. Sie hat eine 16-jährige Schwester und einen 12-jährigen Bruder. Das Familienklima ist wohlwollend und unterstützend, es besteht aber eine erhebliche Rivalität zwischen den Schwestern. Stephanie besucht die Realschule, zeigt gute Leistungen und hat befriedigende soziale Kontakte zu Freundinnen. Vor 8 Monaten hat sie zusammen mit ihrer „besten Freundin" eine Diät begonnen. Das Ausgangsgewicht beträgt 54 kg bei 1,65 m (BMI 20,0 kg/m^2), jetzt wiegt sie 45 kg (BMI 16,5 kg/m^2). Die Freundin beendete die Diät nach 2 Monaten, begann wieder zuzunehmen und hat jetzt wieder ihr Ausgangsgewicht.
Stephanie berichtet: „Ich habe mich zu dick gefühlt und wollte 4 Kilogramm abnehmen. Nachdem ich dieses Ziel erreicht hatte, hatte ich Angst wieder zuzunehmen und habe mein Essen weiter kontrolliert. Ich traue mich nicht mehr aufzuhören." Anfänglich hatte Stephanie von Schulkameradinnen und ihren Eltern Anerkennung für ihre Selbstdisziplin bekommen. Seit den letz-

ten Wochen herrscht in der Familie Besorgnis, und es gibt Auseinandersetzungen bei den gemeinsamen Mahlzeiten. Die Eltern wünschen sich, dass Stephanie wieder zu ihrem normalen Essverhalten zurückkehrt. Stephanie hält aber ängstlich an ihrer Diät fest.
Im psychischen Befund ergibt sich kein Hinweis auf weitere Erkrankungen. Sie verneint Essanfälle, Erbrechen, den Gebrauch von Abführmitteln und Substanzmissbrauch. Die Gewichtsreduktion erreichte sie durch gezügeltes Essverhalten und Weglassen hochkalorischer Nahrungsmitteln. Bei der körperlichen Untersuchung findet sich eine jünger wirkende adoleszente Frau mit leichtgradigem Untergewicht bei einer ansonsten altersentsprechenden Entwicklung. Der Blutdruck ist bei 90/50 mmHg. Das EKG ist unauffällig. Im Urin finden sich Ketonkörper. Ansonsten ist das Routinelabor im Normbereich. Die Menarche war im Alter von 13 Jahren aufgetreten. Die letzte Regelblutung war vor 6 Monaten. In der körperlichen Untersuchung und im Routinelabor finden sich außer dem leichtgradigen Untergewicht keine weiteren Auffälligkeiten.

Erläuterung: Stephanie befindet sich in einer Altersgruppe, in der Anorexia nervosa häufig auftritt. Eine Diät ist ein typischer Ausgangspunkt. Das Diätverhalten wird zunächst von der Umgebung operant verstärkt. Die Angst vor einer erneuten Gewichtszunahme führt zur ängstlichen Vermeidung der Wiederaufnahme des normalen Essverhaltens. Die Mehrzahl der Erkrankungsfälle findet vor einem unauffälligen persönlichen und familiären Hintergrund statt. Melanie hat bei einer ambulanten Behandlung eine gute Prognose.

3.0.4 Genetisches Modell

Zwillingsstudien haben hohe Konkordanz-Raten für Anorexia nervosa und Bulimia nervosa bei eineiigen Zwillingen und ein deutlich erhöhtes Risiko für Angehörige ersten Grades von Patientinnen mit Essstörungen ergeben. Gesunde Zwillinge zeigen eine hohe Konkordanz in ihrer Reaktion auf Überernährung (Bouchard et al. 1996). Ein erhöhtes Risiko bei den Angehörigen von Patientinnen mit Essstörungen besteht auch bezüglich affektiver Störungen, Substanzmissbrauch und Übergewicht. Spezifische Gen-Loci für Anorexia nervosa oder Bulimia nervosa sind bisher nicht identifiziert worden. Es gibt dagegen beim Menschen einige seltene monogenetische Formen für Übergewicht, z. B. durch Defekte im Leptinrezeptor. Weitere Kandidatengene für Essstörungen schließen alle Systeme ein, die an der Regulation der Energiebilanz, der Regulation des Essverhaltens, von Appetit, Hunger, Sättigung, Energiestoffwechsel und an der Allokation von Energie auf Wachstum, Reproduktion und körperliche Aktivität beteiligt sind. Primäre Kandidaten sind Neurotransmitter und Rezeptoren, die an der Schnittstelle der Regulation von Stimmung, Befinden und ingestiven Verhaltensweisen angesiedelt sind, wie Corticotropin-releasing Hormone, Leptin, Neuropeptid-Y, Agouti-related Protein, Melanin-concentrating Hormone, Orexine, Galanin oder α-Melanozyten-stimulierendes Hormon. Das genetische Modell ist ein wichtiger Forschungsgegenstand. Es zeigt auch mögliche Limitationen für psychologische und soziale Interventionen auf. Konsequenzen für das therapeutische Handeln ergeben sich zum gegenwärtigen Zeitpunkt nicht.

3.0.5 Soziokulturelles Modell

Essstörungen sind in westlichen industrialisierten Gesellschaften häufig, in wohlhabenden asiatischen, arabischen Ländern und in Entwicklungsländern seltener. Es wurde deshalb die Hypothese aufgestellt, dass gestörtes Essverhalten durch spezifische Merkmale der westlichen Kultur ausgelöst wird. Tatsächlich steht die kulturelle Schlankheitsobsession in Konflikt mit der zunehmenden Rate von Übergewicht. Die hohe Bedeutung von Schlankheit wird vergegenständlicht durch hochbezahlte Schauspielerinnen und Fotomodelle, die grenzwertig untergewichtig sind, und durch ausgeprägte Vorurteile gegenüber adipösen Menschen, die als faul, unintelligent, unattraktiv und sexuell gestört wahrgenommen werden. Tatsächlich werden sowohl untergewichtige als auch übergewichtige Mädchen und Jungen von ihren Altersgenossen und ihren Familien wegen ihres Erscheinungsbildes kritisiert, gehänselt und sozial ausgeschlossen (Neumark-Sztainer et al. 2002). Es besteht ein Zusammenhang zwischen gewichtsbezogenen Hänseleien und Diätverhalten. In den Medien wird die ungünstige Ästhetik von Übergewicht als wichtige Motivation für Diätverhalten herausgestellt. Ein ganzer Industriezweig stellt Diätprodukte her und verkauft sie hauptsächlich an normalgewichtige Frauen und Männer.

Ein zweiter hypothetischer kultureller Faktor besteht in der sich verändernden Rolle der Frau. In diesem Zusammenhang wurde postuliert, dass sowohl die Akzeptanz einer passiven traditionellen Rolle wie auch der Versuch den Rollenanforderungen des Berufslebens, der Partnerschaft und der Familie gleichzeitig gerecht zu werden, eine Essstörung auslösen könne. Ein dritter kultureller Faktor ist die Ambivalenz westlicher Gesellschaften bezüglich des relativen Wertes von Askese gegenüber Besitz und Konsum. Die soziokulturelle Hypothese hat einen begrenzten Erklärungswert für die geographische Verteilung und Geschlechtsverteilung von Essstörungen. Ob Präventionsprogramme, die sich von soziokulturellen Modellen ableiten, geeignet sind die Prävalenz von Essstörungen zu beeinflussen, ist fraglich. Die soziokulturelle Hypothese ist die führende Hypothese in der populärwissenschaftlichen Literatur, dennoch ist ihr wissenschaftlicher Status ungewiss.

Fallbeispiel

Das Streben nach einer guten Figur
Frau D. ist 22 Jahre alt und sucht eine niedergelassene Psychotherapeutin auf, die ihr von ihrer besten Freundin empfohlen wurde. Sie klagt über ständige schlechte Erfahrungen mit Männern, ein Problem mit dem Essverhalten erwähnt sie zunächst nicht. Frau D. ist Einzelkind. Die Mutter ist Verkäuferin in einem Bekleidungsgeschäft, der Vater Beamter im gehobenen Dienst. Sie ist in einer Großstadt aufgewachsen, hat die Realschule besucht und eine Lehre als Arzthelferin abgeschlossen. Sie berichtet: „Im 15. Lebensjahr ist mir klar geworden, dass eine Frau nur Erfolg hat, wenn sie ganz toll aussieht." Seitdem beschäftigt sie sich neben Schule und Beruf intensiv mit Kleidung, Kosmetik und der eigenen Figur. Sie probiert alle in Modezeitschriften enthaltenen Diäten aus und hat ein Gewicht von 50 kg bei 1, 74 m (BMI 16,5 kg/m^2). Das Gewicht findet sie gerade richtig. Etwa einmal pro Monat treten Essanfälle mit Erbrechen auf. Sie legt Wert darauf, stets einen gut aussehenden Freund zu haben, die Beziehungen enden aber schnell mit Enttäuschungen. Sexualität erlebt sie als Anerkennung, aber gleichzeitig als unbefriedigend. Sie besucht häufig Partys und versucht als Fotomodell ins Geschäft zu kommen.
Im körperlichen Befund findet sich ein leichtgradiges Untergewicht. Alle anderen Befunde sind unauffällig. Im psychischen Befund ist die Patientin freundlich, um einen guten Eindruck bemüht, mit rasch wechselndem affektivem Ausdruck, sehr gesprächig, im Denken eingeengt. Es bestehen einige überwertige Ideen, subjektiv Konzentrationsstörungen, leichtgradige Einschränkung der Impulskontrolle, Krankheitsgefühl ohne spezifische Krankheitseinsicht. Sie berichtet über gelegentlichen Gebrauch von Ecstacy und Alkohol und raucht 1 – 2 Packungen Zigaretten pro Tag.

Erläuterung: Ein wesentlicher Ausgangspunkt der Anorexia nervosa bei Frau D. ist eine Wechselwirkung zwischen dem gängigen Schönheitsideal und einem intensiven Streben nach Aufmerksamkeit und Bewunderung. Das restriktive Essverhalten wird durch soziale Anerkennung kontinuierlich verstärkt. Der körperliche Zustand ist nicht akut bedrohlich, sodass eine ambulante Behandlung möglich ist. Die Behandlungsprognose hängt neben der Ernährungsrehabilitation davon ab, wie gut es Frau D. gelingt, auch andere selbstwertstabilisierende Verhaltensweisen aufzubauen. Diagnostisch besteht neben der Anorexia nervosa eine histrionische Persönlichkeitsstörung.

3.0.6 Systemisches Modell (Familie)

Essstörungen können im Kontext interpersoneller Beziehungen betrachtet werden, da Essverhalten und damit in Beziehung stehende Verhaltensweisen durch Familienmitglieder stimuliert, verstärkt oder bestraft werden. Die Kommunikation, Kohäsion, die interpersonellen Beziehungen und systemische Struktur der Familien essgestörter Patientinnen sind verändert. Minuchin und Selvini-Palazzoli entwickelten die Hypothese, dass es sich bei Essstörungen nicht um Erkrankungen der Person, sondern um Erkrankungen des Familiensystems handelt (Minuchin et al. 1978). Patientinnen mit Anorexia nervosa berichten von ausgeprägter Betonung von Leistung und Erscheinungsbild in ihren Familien. Patientinnen mit Bulimia nervosa berichten von vermehrten Konflikten in der Familie und einer schlechten Familienorganisation. Auf Beobachtung gestützte Forschung zeigt sehr heterogene Muster familiärer Interaktion bei Patientinnen mit Essstörungen. Es besteht ein Zusammenhang zwischen der Ausprägung der Erkrankung und der Schwere von Interaktionsproblemen in der Familie. Ob die veränderten Kommunikationsmuster der Essstörung vorangehen oder spezifisch für Essstörungen sind, ist unbekannt. Essstörungen können wie andere schwere Erkrankungen ausgeprägte Auswirkungen auf die Funktionsfähigkeit von Familien haben, sie beschränken die für andere Familienmitglieder zur Verfügung stehende Zeit. Eltern von Patientinnen mit Essstörungen leiden häufig unter Schuldgedanken. Verhaltensweisen wie extrem langsames Essen oder Leeren des Kühlschranks für Essanfälle stören wichtige Bereiche der familiären Interaktion, lenken die Aufmerksamkeit von Familien oder bringen finanzielle Belastungen mit sich. Interventionen, die von einem systemischen Modell abgeleitet wurden (Familientherapie), haben sich bei adoleszenten Patientinnen als wirksam erwiesen (Dare et al. 2001; Eisler et al. 1997).

3.0.7 Psychodynamische Modelle

Psychodynamische Modelle fokussieren auf innere Konflikte, auf die symbolische innerpsychische Bedeutung von Essen, Erbrechen, Übergewicht und Untergewicht, auf entwicklungspsychologische Aspekte, auf Veränderungen des Selbst, der Objektbeziehungen oder der Abwehrmechanismen. Dabei wird beispielsweise angenommen, dass Patientinnen mit Anorexia nervosa Defizite in der Autonomieentwicklung aufweisen und ihren Körper als unter der Kontrolle ihrer Eltern wahrnehmen. Innerhalb von Ablösungskonflikten kann dann die Mangelernährung dazu dienen, das Wachstum von intrusiven Mutter-Introjekten zu verhindern. Orale Bedürfnisse werden von Patientinnen mit Anorexia nervosa als gierig und unakzeptabel wahrgenommen, sie werden zum Prototyp der Triebhaftigkeit. Askese dient dann der Überwindung der Angst vor der Triebstärke (Thomä u. Kächele 1997). Der Trennungskonflikt mit der Mutter kann sich bei Frauen mit Bulimia nervosa in einer Ambivalenz gegenüber Essen ausdrücken. Essanfälle repräsentieren dabei den Wunsch mit der Mutter zu verschmelzen, während Erbrechen die unbewussten Trennungswünsche ausdrückt. Insgesamt handelt es sich um eine eher heterogene und individuell ausgerichtete Gruppe von Hypothesen. Es gibt eine Vielzahl von Fallberichten, aber wenig systematische Forschung.

3.0.8 Traumatisches Modell

Frauen und Männer mit gestörtem Essverhalten sind häufiger als gesunde Vergleichsgruppen Opfer von körperlicher oder sexueller Gewalt durch Erwachsene innerhalb und außerhalb der Familie und durch Gleichaltrige (Ackard u. Neumark-Sztainer 2002). Im Vergleich mit anderen Gruppen psychischer Störungen (z. B. Abhängigkeitserkrankungen oder depressive Erkrankungen) findet sich allerdings keine höhere Frequenz von Traumatisierung, auch sind keinesfalls alle Frauen mit Essstörungen von körperlicher oder sexueller Gewalt betroffen, sodass keine Spezifität dieses Risikofaktors besteht. Das traumatische Modell spielt in der populärwissenschaftlichen Literatur zu Essstörungen eine große Rolle.

Fallbeispiel

Impulsives Essen

Die 25-jährige Frau M. wird von der betreuenden Ärztin ihrer Wohngemeinschaft wegen einer Borderline-Persönlichkeitsstörung und einer Essstörung in eine universitäre Fachabteilung überwiesen. Frau M. ist das jüngste von 3 Kindern. Die beiden Eltern betreiben eine Gastwirtschaft auf dem Land. Das Familienklima ist durch die gemeinsame Arbeit geprägt. Der Vater ist erheblich übergewichtig und leidet unter einer Alkoholabhängigkeit. Frau M. wurde von ihm als Kind häufig geschlagen. Die Mutter versuchte unter großen Anstrengungen, zwischen den Familienmitgliedern auszugleichen. Frau M. berichtet über ausgeprägte Stimmungsschwankungen, Fantasien wegzulaufen, Wünsche zu sterben und unter besseren Umständen wieder aufzuwachen, die etwa seit dem 12. Lebensjahr bestehen. Hänseleien durch Mitschüler wegen ihres damals leichtgradigen Übergewichts oder sexuell übergriffige Bemerkungen durch Gäste brachten sie leicht aus der Fassung. Sie begann, abends gegen 21 Uhr noch eine zusätzliche Mahlzeit einzulegen, um ihre Anspannung am Abend zu reduzieren.

Während des Besuchs einer Hauswirtschaftsschule wohnt sie unter der Woche allein. Hier beginnen große Essanfälle, für die sie auch vorgeplant einkauft. Nur gelegentlich, wenn das Druckgefühl im Magen zu groß wurde, erbricht sie. Meisten sagt sie sich: „Ich bin sowieso hässlich, wenn ich noch dicker bin, werde ich wenigstens nicht mehr dumm angemacht." Es kommt aber auch zu heftigen Selbstbeschimpfungen als „fettes Schwein". Nach solchen Selbstabwertungen beginnt sie, sich mit Rasierklingen oberflächlich die Haut an den Armen und am Bauch zu ritzen. Nach Selbstintoxikationen mit Schlaftabletten wird sie mehrfach akutpsychiatrisch behandelt. Schmerzen in den Füßen und im Rücken führen zum vorzeitigen Ende von Arbeitsversuchen und zuletzt zu einer Berentung auf Zeit. Frau M. verlässt ihr Zimmer nur noch zum Einkaufen und für Therapiesitzungen.

Bei der körperlichen Untersuchung findet sich eine mit 180 kg bei 1,66 m (BMI 65,2 kg/m^2) massiv übergewichtige Patientin, eine ausgeprägte Fußdeformität beidseits (Senkfuß). Der Blutdruck liegt bei 155/95 mmHg, im Glucosetoleranztest ist das Maximum bei 240 mg/dl, es besteht eine Hyperlipidämie, leichtgradige Erhöhung von Kreatinin und γ-GT. Im psychischen Befund ist die Patientin zurückhaltend, in Stimmung und Affekt wechselt sie rasch zwischen Zutrauen und feindseliger Ablehnung, im Denken ist sie eingeengt, es bestehen einige überwertige Ideen, die Impulskontrolle ist gestört mit Essanfällen, Selbstverletzungen und chronischen Suizidgedanken.

Erläuterung: Bei Frau M. hat sich ein Circulus vitiosus zwischen Essanfällen, zunehmendem Gewicht, Selbstverletzungen, Bewegungsarmut, Defiziten an angenehmen Erfahrungen und innerer Spannung entwickelt. Die Gewichtszunahme dient zusätzlich der Funktion, aversive soziale Situationen zu vermeiden. Die Binge-Eating-Störung und die Borderline-Persönlichkeitsstörung sollten simultan behandelt werden. Die Implementierung eines Bewegungsprogramms ist außerordentlich wichtig. Zu Beginn der Behandlung empfiehlt sich ein stationärer Aufenthalt, da hier die Voraussetzungen für die Überwindung des äußeren und inneren Vermeidungsverhaltens günstiger sind.

3.0.9 Suchtmodelle von Essstörungen

Das Verhalten von Patientinnen mit Essstörungen hat Ähnlichkeiten mit dem Verhalten, das Patientinnen mit Abhängigkeitserkrankungen zeigen. Insbesondere die gedankliche Dauerbeschäftigung mit Beschaffung, Verzehr und Zubereitung von Nahrungsmitteln, Diebstähle, um Nahrungsmittel zu bekommen, und das Fortführen des essgestörten Verhaltens trotz aufgetretener gesundheitlicher, finanzieller oder sozialer Nachteile erinnern an Abhängigkeitserkrankungen. Es besteht eine überzufällige Komorbidität zwischen Essstörungen und Substanzabhängigkeit oder Substanzmissbrauch. Tierexperimentelle Studien zeigen, dass Mangelernährung die Attraktivität von Selbststimulation durch Substanzen wie Amphetamine oder Nikotin erhöht. In Erweiterung dieser Beobachtungen wurde sowohl eine Fasten-Abhängigkeit wie eine Ess-Abhängigkeit postuliert. Evidenzen, dass Fasten oder Essanfälle neurobiologische oder psychologische Mechanismen von Abhängigkeit aktivieren können, fehlen. Interventionen, die von dem Suchmodell abgeleitet wurden, insbesondere analog zu Therapien bei Alkoholabhängigkeit aufgebaute Therapien der Bulimia nervosa mit dem Ziel Abstinenz, haben sich als nicht effektiv erwiesen.

3.0.10 Modelle, welche die Ähnlichkeit zu anderen psychiatrischen Erkrankungen betonen

Anorexia nervosa, Bulimia nervosa und schwere depressive Erkrankungen (Major Depression) haben eine Störung des Essverhaltens und einige endokrine Veränderungen wie den Hyperkortisolismus gemeinsam. Andere endokrine Veränderungen beispielsweise im Bereich von Wachstumshormonen oder im noradrenergen System sind zwischen Essstörungen und depressiven Erkrankungen klar unterschiedlich. Unter Lebenszeitperspektive besteht eine sehr hohe Komorbidität zwischen Essstörungen und depressiven Erkrankungen. Interventionen, die von diesem Modell abgeleitet wurden, insbesondere Behandlung mit Serotonin-Wiederaufnahmehemmern und trizyklischen Antidepressiva haben sich als nützlich in der Behandlung von Bulimia nervosa und Binge-Eating-Störung erwiesen. Der Versuch, Essstörungen als eine Variante von affektiven Störungen zu klassifizieren, hat insgesamt wenig Akzeptanz gefunden. Auch haben familiengenetische Studien keine Unterstützung für diese Hypothese geliefert.

4 Psychobiologie

4.1 Psychobiologie des Essverhaltens

Alle Organismen benötigen Energie. Säugetiere und besonders der Mensch sind von kontinuierlicher Verfügbarkeit von Energie abhängig. Überlebenswichtig ist die Bereitstellung von Glucose für das Gehirn. Nahrungsmittel sind nicht ständig in gleicher Menge und Zusammensetzung verfügbar. Der Mensch benötigt deshalb physiologische Mechanismen und Verhaltensmechanismen, die Nahrungszufuhr und Verbrauch steuern und so eine kalorische Homöostase erreichen. Dabei müssen Mechanismen vorhanden sein, die das Überleben in Zeiten von Nahrungsmangel begünstigen. Ein Überschuss an eingelagerter Energie ist evolutionär nachteilig, sobald die körperliche Mobilität beeinträchtigt wird. Es ist deshalb plausibel, dass der menschliche Organismus Mechanismen entwickelt hat, Gewichtszunahme in Zeiten von hoher Nahrungsverfügbarkeit zu limitieren.

4.1.1 Regulation von Nahrungssuche und Essverhalten

Der Organismus wechselt zwischen postprandialen Zuständen und Fastenzuständen. Postprandial ist ein Überschuss von neu zugeführten und absorbierten Nährstoffen vorhanden. In Fastenzuständen erfolgt keine Zufuhr von Nährstoffen aus dem Gastrointestinaltrakt. Die Versorgung des Organismus mit metabolischer Energie beruht auf den Energiespeichern. Signale, die die Mahlzeiten beenden, nennt man Sättigungssignale. Signale, die den Beginn einer erneuten Mahlzeit unterdrücken, nennt man Sattheitssignale.

Essen ist innerhalb eines komplexen Systems ein reguliertes Verhalten, aber auch selbst ein regulatorisches Verhalten, das primär die Funktion hat, den gegenwärtigen und antezipierten Energiebedarf und den Bedarf an Makro- und Mikronährstoffen zu decken. In der Steuerung des Essverhaltens werden Signale zur Dehnung des Magens, zur Anflutung von Glucose und anderen Nährstoffen in der Leber, Signale zum Füllungsgrad der Fettzellen und Signale zur Konzentration von Glucose im Gehirn integriert und nach Prioritäten geordnet (Abb. 4.**1**).

Bei der Wahrnehmung der Verfügbarkeit von Gehirnglucose spielen ATP-sensitive Kaliumkanäle eine entscheidende Rolle (Peters et al. 2002). Aufgrund der hohen Abhängigkeit des Überlebens der Neurone von Glucose stimuliert niedrige Gehirnglucose Essverhalten selbst dann, wenn hohe Leptinkonzentrationen eine gute Füllung der Fettzellen anzeigen. Klinisches Beispiel ist der Heißhunger, der bei Hypoglykämie auftritt.

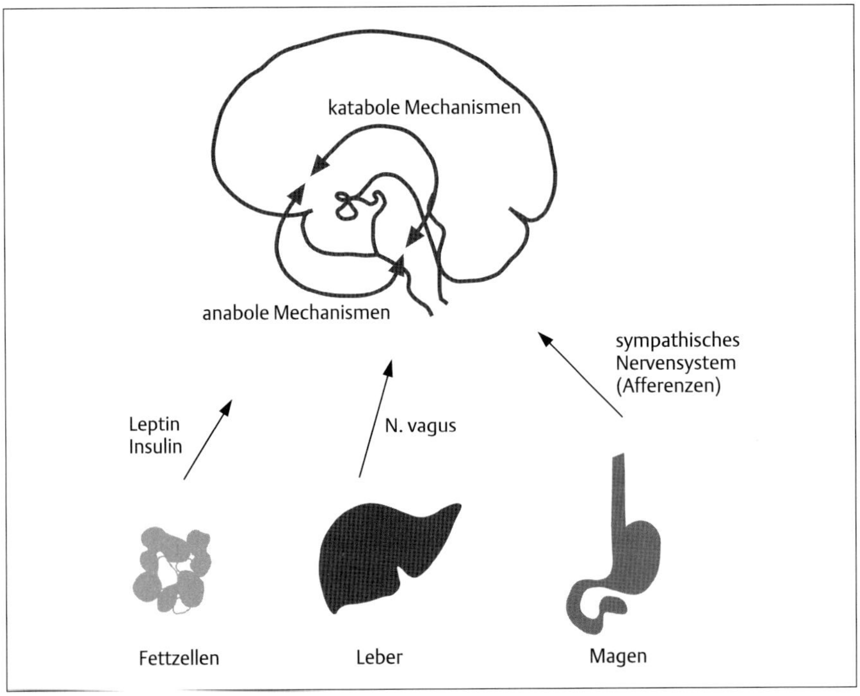

Abb. 4.1 Zentrale Regulation anaboler und kataboler Mechanismen durch periphere Signale.

Signale aus dem Magen und der Leber werden über das parasympathische Nervensystem, das sympathische Nervensystem und über endokrine Signale transportiert. Diese Signale führen zur Beendigung von Mahlzeiten und determinieren die Größe von Mahlzeiten. Sie informieren das Gehirn über die Menge der anflutenden Energie. Störungen dieser Signale oder pharmakologische Zufuhr von involvierten endokrinen Substanzen (z. B. Gabe von Cholecystokinin) führen kurzfristig zu erheblichen Veränderungen der Nahrungszufuhr.

Die Konzentration von Leptin und Insulin im Plasma ist dem Füllungsgrad der Fettzellen proportional. Sowohl Störungen der Leptinsynthese als auch der Signaltransduktion am Leptinrezeptor führen bei verschiedenen Spezies zu erheblicher Adipositas. Hieraus lässt sich rückschließen, dass dem Leptin eine Schlüsselrolle bei der Information zentraler Regulationssysteme über den Füllungsgrad der Fettzellen zukommt. Genetische Defekte im Leptinsystem sind aber beim Menschen nur seltene Ursachen von Adipositas. Bei Adipositas durch Überernährung findet sich häufig eine Leptinresistenz. Hohe Konzentrationen von Cortisol verstärken die Leptinresistenz (Abb. 4.**2**).

Die Steuerung des Nahrungssuchverhaltens und Essverhaltens erfolgt im Hypothalamus, wobei Signale der Peripherie, aus dem Hippocampus und aus dem Kortex integriert werden (Tab. 4.**1**).

Im Nucleus arcuatus im medialen Hypothalamus liegen die Neuronen, die unmittelbar auf Leptin reagieren (First Order Neurons; Abb. 4.**3**). Wichtige Neurotransmitter dieser Neurone sind Neuropeptid-Y (NPY), Agouti-related Protein (AGRP), Preopiomelanocortin (POMC) und Cocaine- and Amphetamine-related Transcript (CART). Diese Neurone projizieren in Kerngebiete des Nucleus periventricularis, des lateralen Hypothalamus (LH) und der Area perifornicalis (Second Order Neurons). Wichtige Neurotransmitter dort sind Corticotropin-releasing Hormone (CRH), Oxytocin, Orexin und melaninkonzentrierendes Hormon (MCH). Diese Anordnung führt dazu, dass elektrische Stimulation des medialen Hypothalmus Essverhalten inhibiert und bilaterale Läsionen dieses Gebietes Hyper-

Tabelle 4.**1** Neuropeptide, die an der zentralen Regulation der Energiehomöostase beteiligt sind

Anabole Mechanismen (appetitsteigernd)
• Neuropetid-Y (NPY) • Agouti-related Protein (AGRP) • Melaninkonzentrierendes Hormon (MCH) • Orexin A und B • Galanin • Noradrenalin
Katabole Mechanismen (appetithemmend)
• α-Melanozyten-stimulierendes Hormon (α-MSH) • Corticotropin-releasing Hormone (CRH) • Thyreotropes Hormon (TRH) • Cocaine- and Amphetamine-regulated Transcript (CART) • Interleukin-1β (IL-1β) • Urocortin • Glucagon-like Peptide 1 (GLP1) • Oxytocin • Neurotensin • Brain-derived neurotropic Factor (BDNF)

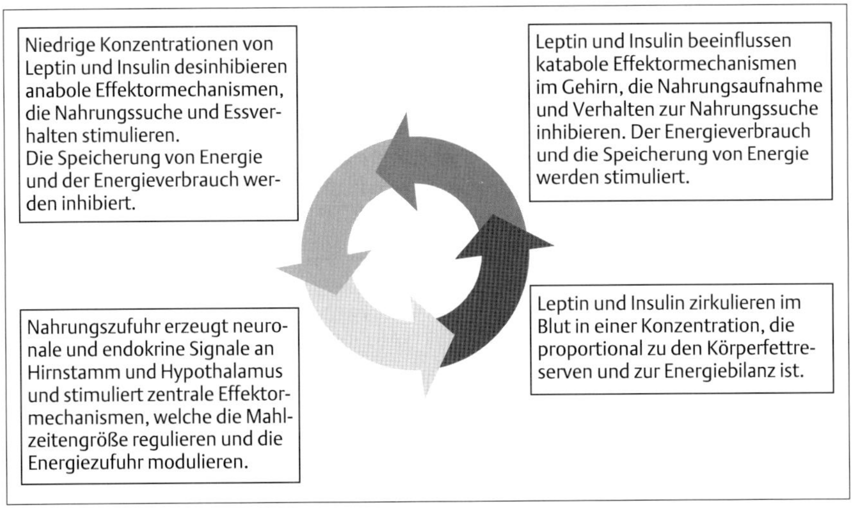

Abb. 4.**2** Regulation der Energievorräte im menschlichen Organismus.

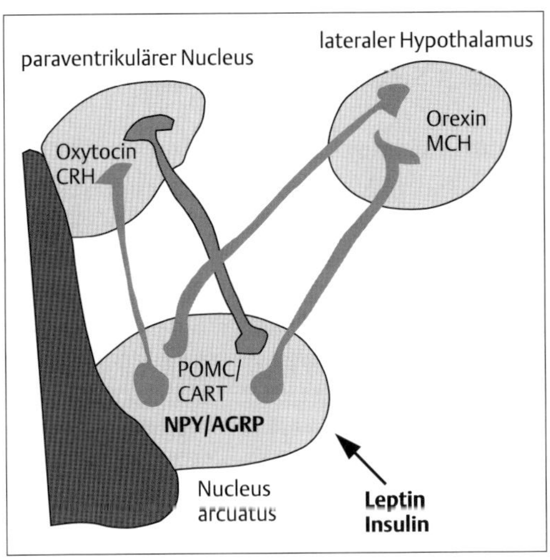

Abb. 4.**3** Übertragung von Signalen aus den Fettzellen im medialen und lateralen Hypothalamus;
AGRP = Agouti-related Protein,
CART = Cocaine- and Amphetamine-regulated Transcript,
CRH = Corticotropin-releasing Hormone,
MCH = Melanin-concentrating Hormone,
NPY = Neuropeptid-Y,
POMC = Preopiomelanocortin.

phagie und Übergewicht auslösen. Umgekehrt führt elektrische Stimulation des lateralen Hypothalamus zu vermehrtem Essverhalten. Bilaterale Läsionen des lateralen Hypothalamus führen zu verminderter Nahrungszufuhr und niedrigem Gewicht. Die durch Läsionen des medialen bzw. lateralen Hypothalamus ausgelösten Gewichtsveränderungen beruhen auf einem neuen Setpoint, d.h. sie werden durch gegenregulatorische Mechanismen verteidigt. Von einem Sättigungszentrum oder Esszentrum wird in diesem Zusammenhang nicht mehr gesprochen.

4.1.2 Regulation der Allokation von Energie

Die Aufnahme von Glucose in das Gehirn erfolgt über den Glucosetransporter 1 (GLUT1) an der Bluthirnschranke, die Aufnahme in Muskelzellen und Fettzellen über den Glucosetransporter 4 (GLUT4). Der Quotient von GLUT1/GLUT4 determiniert die relative Allokation von Glucose in Gehirn und Peripherie (Peters et al. 2002). Bei Hypoglykämie und bei Mangelernährung führen gegenregulatorische Maßnahmen (Adrenalin, Noradrenalin, Cortisol, Wachstumshormon) zu einer Blockade von GLUT4 und erlauben dadurch eine weitere Versorgung des Gehirns mit Glucose.

4.2 Psychobiologie von Mangelernährung

Bei Essstörungen findet sich ein komplexes endokrines-metabolisches Syndrom. Alle bisher gefundenen biochemischen und viele psychologische Auffälligkeiten können auch bei Mangelernährung anderer Ursachen beobachtet werden. Es ist deshalb plausibel anzunehmen, dass es sich um ein Syndrom der Anpassung an Mangelernährung handelt. Alle beschriebenen biochemischen und psychologischen Veränderungen haben einen adaptiven Wert und können nicht als primäre Ursache von Essstörungen betrachtet werden. Die Anpassung an Mangelernährung trägt durch physiologische Mechanismen und Verhaltensmechanismen dazu bei, dass Mangelernährung über längere Zeit überlebt werden kann, die Möglichkeit zu körperlicher Aktivität und Nahrungssuche trotz Nahrungsmangel erhalten bleibt. Langfristig können das endokrine Syndrom und die Verhaltensveränderungen aber zu Schädigungen führen und Bestandteil eines krankheitserhaltenden Circulus vitiosus werden. Beim Vergleich zwischen Anorexia nervosa und Bulimia nervosa ergeben sich quantitative Unterschiede mit stärkerer Ausprägung der Symptome bei Anorexia nervosa. Qualitative Differenzen konnten bei den endokrinen Krankheitszeichen bisher nicht gefunden werden, die beiden Störungen werden deshalb im Folgenden zusammen behandelt.

4.2.1 Hypothalamus-Hypophysen-Nebennieren-System (HPA-System)

Glucocorticoide spielen eine wichtige Rolle bei der Regulation des Stoffwechsels von Kohlenhydraten, Proteinen und Fetten und haben eine Schlüsselrolle bei der Anpassung an wechselnde Ernährungszustände. Die wichtigste Aufgabe des HPA-Systems ist die Sicherung der Versorgung des Gehirns mit Glucose, die insbesondere durch eine Stimulation der Synthese von Glucose in der Leber und eine Blockade der Aufnahme von Glucose in Fettgewebe und Muskulatur erreicht wird. Eine Nulldiät führt innerhalb von 3–5 Tagen zu einer erheblichen Steigerung der Aktivität des HPA-Systems. Bei Patientinnen mit Anorexia nervosa besteht eine Steigerung der 24-Stunden-Cortisolsekretion um etwa 70–100% mit einer Zunahme der Zahl sekretorischer Episoden. Im Rahmen von verhaltenstherapeutischen Programmen zur Gewichtssteigerung kann es innerhalb weniger Tage zu einer weitgehenden Normalisierung der 24-Stunden-Sekretion und des Dexamethason-Tests kommen. Auch bei normalgewichtigen Frauen mit Bulimia nervosa besteht eine um etwa 50% gesteigerte 24-Stunden-Sekretion von Corticotropin und Cortisol (Mortola et al. 1989). Bei untergewichtigen anorektischen Patientinnen wurden im Liquor erhöhte CRH-Konzentrationen gefunden, was für eine zentrale Ursache der Aktivierung des HPA-Systems spricht (Kaye et al. 1987 a). Nach Gewichtszunahme normalisierten sich die Konzentrationen.

4.2.2 Hypothalamus-Hypophysen-Schilddrüsen-System (HPT-System)

Die Hormone Thyroxin (T4) und Trijodothyronin (T3) werden in der Schilddrüse gebildet. Dabei ist T3 metabolisch wesentlich aktiver als T4. Schilddrüsenhormone modulieren Sauerstoffverbrauch, Wärmeentwicklung und Wachstum. Eine Absenkung der Konzentration von T3 stellt deshalb ein physiologisch wichtiges Element in der Anpassung des Metabolismus an Mangelernährung dar. Eine 4- bis 5-tägige Nulldiät führt zu einer signifikanten Verminderung der Amplitude der pulsatilen TSH-Sekretion und der T3-Konzentration (Samuels u. Kramer 1996). Bei Frauen mit Anorexia nervosa besteht häufig ein „Low T3 Syndrome“. Dabei sind T4, freies T4 und TSH unauffällig oder im unteren Referenzbereich, Gesamt-

T3 und freies T3 sind dagegen erniedrigt. T3 normalisiert sich bei Wiederernährung nur sehr langsam und kann auch unmittelbar nach Gewichtsnormalisierung noch niedrig sein. Bei einem Teil der Frauen mit Bulimia nervosa werden ebenfalls niedrige T3-Konzentrationen beobachtet (Altemus et al. 1996).

4.2.3 Hypothalamus-Hypophysen-Gonaden-System (HPG-System)

Die Sexualhormone Östradiol und Progesteron sind wesentlich für die körperlichen Veränderungen in der Pubertät: Entwicklung der Genitalien, der Brust, der weiblichen Körperkontur, des Wachstums und der Knochenmasse. Östrogene und Progesteron regulieren wichtige Aspekte des menstruellen Zyklus. Östrogene und Androgene sind in der Pubertät für die Entwicklung eines erwachsenen Sexualverhaltens erforderlich und beeinflussen auch das Sozialverhalten. Weiterhin haben Sexualhormone erhebliche Auswirkungen auf den täglichen Energiebedarf. Bei einer erwachsenen Frau wird der Energieverbrauch für die Aufrechterhaltung eines normalen menstruellen Zyklus auf etwa 150 kcal pro Tag geschätzt. Die zusätzlichen Energiekosten für eine Schwangerschaft betragen insgesamt mehr als 100 000 kcal, also etwa 360 kcal pro Tag der Schwangerschaft über den üblichen Tagesbedarf hinaus. In der Stillzeit ist der Energiebedarf noch höher. Angesichts dieser wichtigen Rolle von Sexualhormonen und Reproduktion für die Energiebilanz, stellt die Reduktion der Sexualhormonsekretion ein zentrales Element der Anpassung an Mangelernährung dar.

Bei einer Serie von Fastenstudien mit 1000-kcal-Diäten kam es bei 37 der 62 Probandinnen innerhalb von 2 Wochen zu einer Störung des menstruellen Zyklus. Entweder wurde eine Störung der Lutealphase mit verminderter Progesteron-Sekretion in der zweiten Zyklushälfte oder eine Störung der Follikelreifung mit unzureichender Zunahme der Östradiol-Sekretion in der ersten Zyklushälfte festgestellt. Das Risiko der Entwicklung einer Zyklusstörung unter Diät war höher bei jüngeren (18 – 24 Jahre) als bei älteren (25 – 30 Jahre) Frauen, und es war höher bei kohlenhydratreicher vegetarischer Diät im Vergleich zu einer ausgewogenen gemischten Diät (Schweiger et al. 1987 b; Pirke et al. 1986). In Feldstudien zeigen Frauen in Mangelernährungsgebieten häufig Anovulation oder Störungen der Progesteron-Sekretion in der Lutealphase des menstruellen Zyklus (Ellison et al. 1989).

Auch bei Männern kommt es durch Fasten zu einer Beeinträchtigung des HPG-Systems. Nach 5 Tagen Nulldiät zeigten Männer eine verminderte Amplitude der LH-Sekretion und erniedrigte Konzentrationen von Testosteron, bei gleichzeitiger

Steigerung der Cortisolsekretion (Veldhuis et al. 1993; Vance u. Thorner 1989). Auch bei Männern findet sich eine Altersabhängigkeit der Fasteneffekte auf die LH-Sekretion. Drei Tage Nulldiät führte bei einer im Mittel 28-jährigen Gruppe zu einem Rückgang der LH-Sekretion um etwa 50%, während der Rückgang bei einer Gruppe von im Mittel 67-jährigen Männern nicht signifikant war (Bergendahl et al. 1998). Amenorrhö ist ein obligates Symptom der Anorexia nervosa. Ultraschalluntersuchungen bei Frauen mit Anorexia nervosa zeigen im untergewichtigen Zustand nur sehr kleine Ovarien. Nach Gewichtssteigerung sind ab einem BMI von 19 die ovariellen Volumina wieder im Normbereich, es zeigen sich dominante Follikel und ein Wiederbeginn der Zyklusfunktion (Treasure et al. 1985; Golden et al. 1997).

Die Veränderungen im HPG-System werden durch eine Veränderung der Regulation auf hypothalamischer Ebene aufrechterhalten. Ernährungsrehabilitation kann die Funktion des HPG-Systems bei der Mehrheit der Frauen mit Anorexia nervosa wieder normalisieren. Allerdings ist hierzu nicht nur eine Normalisierung des Gewichts erforderlich, sondern auch die Wiederaufnahme eines angemessenen Essverhaltens mit regelmäßiger zeitlicher Struktur, ausgewogenen Mahlzeiten und angemessener Kalorienzufuhr. Viele normalgewichtige Frauen mit Bulimia nervosa leiden ebenfalls an ovariellen Funktionsstörungen. Auch wenn keine Vorgeschichte einer Anorexia nervosa vorliegt, berichten etwa 80% dieser Frauen über zumindest eine Episode von Amenorrhö oder Oligomenorrhö über 6 Monate oder mehr. In longitudinalen Studien fand sich bei Frauen mit Bulimia nervosa in etwa 50% ein anovulatorischer Zyklus und bei weiteren 40% eine Störung der Lutealphase. Nur eine kleine Untergruppe wies endokrin unauffällige Zyklen auf. Mangelernährung beispielsweise durch Nahrungsrationierung in Kriegszeiten führt zu erniedrigter Fertilität und zu vermindertem Geburtsgewicht bei den betroffenen Kindern (Kidane 1989; Stein et al. 1995). Das HPG-System ist das sensibelste endokrine System des menschlichen Organismus bezüglich Einschränkungen der Kalorienzufuhr. Bereits ansonsten gesunde Frauen mit gezügeltem Essverhalten zeigen Auffälligkeiten der ovariellen Funktion, insbesondere Störungen der Progesteron-Sekretion in der Lutealphase (Schweiger et al. 1992).

4.2.4 Somatotropes System

Die Steuerung des Wachstums und des zugehörigen Metabolismus erfolgt durch die Interaktion des aus der Hypophyse sezernierten Wachstumshormons (GH) und der in der Leber gebildeten Somatomedine (Insulin-like Growth Factors; IGF-

1 und IGF-2). GH und IGF führen in Kindheit und Adoleszenz zu Längenwachstum und im Erwachsenenalter zu einer Zunahme der mageren Körpermasse (Muskulatur und innere Organe). Da die Muskelmasse eine der wesentlichen Determinanten des Grundumsatzes ist, hat die Ausschüttung von GH und IGF sowohl kurzfristige wie langfristige Folgen für den Energiebedarf des Organismus. Bei Frauen mit Anorexia nervosa ist insgesamt von einer verminderten Aktivität des somatotropen Systems auszugehen (Counts et al. 1992). Tatsächlich sind bei Patientinnen mit peripubertärem Beginn einer Anorexia nervosa das Längenwachstum und die Endgröße vermindert. Zum somatotropen System bei Bulimia nervosa sind keine differenzierten Informationen vorhanden.

4.2.5 Leptin

Das von den Fettzellen sezernierte Peptidhormon Leptin zeigt in bestimmten Tiermodellen wesentliche Einflüsse auf Essverhalten, Steuerung der Gonadenfunktion und Anpassung an Mangelernährung. Auch das von den menschlichen Fettzellen sezernierte Hormon Leptin reagiert ausgeprägt auf Mangelernährung. Während einer 6-wöchigen 1000-Kalorien-Diät ging die Konzentration von Leptin um 55% zurück, während gleichzeitig das Körpergewicht nur um 5% zurückging (Wadden et al. 1998). Unter ausgeglichenen Ernährungsbedingungen ist die Konzentration dagegen proportional zum Körpergewicht (Considine et al. 1996). Bei Anorexia nervosa sind die Konzentrationen von Leptin sehr niedrig, nach Ernährungsrehabilitation normalisieren sich die Konzentrationen (Hebebrand et al. 1997; Eckert et al. 1998). Bei Bulimia nervosa wurden herabgesetzte Konzentrationen von Leptin sowie eine veränderte Reaktion der Leptin-Konzentration auf Fasten und Wiederernährung berichtet (Monteleone et al. 2000 a). Patientinnen mit Bulimia nervosa und niedrigem Leptin haben eine längere Erkrankungsdauer (Monteleone et al. 2002). Andererseits wurden bei normalgewichtigen Frauen mit hypothalamischer Amenorrhö niedrigere Leptin-Konzentrationen gefunden als bei gesunden Frauen mit ähnlichem Gewicht (Warren et al. 1999). Die Konzentration von Leptin ist bei Frauen mit Binge-Eating-Störung entsprechend dem erhöhten Gewicht deutlich erhöht (Monteleone et al. 2000 b).

4.2.6 Insulin-, Glucose- und Aminosäurenstoffwechsel

Insulin steigert die Glucose-, Aminosäuren- und Kaliumaufnahme in die Zelle und führt zur Speicherung von Triglyceriden und Glykogen sowie zu einer vermehrten

Glykogen-Synthese. Da die insulinabhängige Natrium-Kalium-Pumpe für etwa 50% des Grundumsatzes beim Menschen verantwortlich ist, spielen Insulinsensitivität und Insulinkonzentration eine wichtige Rolle bei der Steuerung des Grundumsatzes und der Anpassung an Mangelernährung. Eine Nulldiät führt zu einer Verschlechterung der Glucosetoleranz und Insulinsensitivität (Björkman u. Eriksson 1985). Untergewichtige Patientinnen mit Anorexia nervosa, aber auch normalgewichtige mit Bulimia nervosa zeigen eine Störung der Glucosetoleranz mit erhöhten Insulin- und Glucosekonzentrationen nach Testmahlzeiten oder oraler Glucosebelastung (Schweiger et al. 1986 b; Schweiger et al. 1987 a). Unter selbstgestalteten Ernährungsbedingungen, aber ohne Erbrechen zeigen Frauen mit Anorexia nervosa und Bulimia nervosa im Vergleich zu Kontrollen geringfügig (-6%) verminderte Glucosekonzentrationen und ausgeprägt verminderte Insulinkonzentrationen (Anorexia nervosa: -50%; Bulimia nervosa -25% [Schreiber et al. 1991]).

4.2.7 Vasopressin

Vasopressin ist ein für die Steuerung des Wasserhaushalts wichtiges Hormon und zeigt einen antidiuretischen Effekt. Experimentelle Studien deuten auf eine wichtige Rolle dieser Substanz bei Lernprozessen (Verlangsamung von Extinktionsvorgängen). Deshalb wird vermutet, dass Vasopressin bei der Entstehung von Zwangshandlungen und Zwangsgedanken eine aufrechterhaltende Bedeutung hat. Bei Patientinnen mit Anorexia nervosa können häufig erhöhte Urinmengen beobachtet werden (Polyurie). Arginin-Vasopressin reagierte bei untergewichtigen Patientinnen mit Anorexia nervosa unzureichend auf eine Kochsalzinfusion (Gold et al. 1983). Normalgewichtige Patientinnen mit Bulimia nervosa haben ebenfalls einen verminderten Anstieg von Vasopressin, der aber wie bei gesunden Frauen eine lineare Beziehung zur Kochsalzkonzentration hat (Demitrack et al. 1992). Die Veränderungen der Vasopressin-Sekretion bilden sich unter Ernährungsrehabilitation erst mit deutlicher Verzögerung zurück.

4.2.8 Noradrenalin und Adrenalin

Die Catecholamine Noradrenalin und Adrenalin sind die Überträgersubstanzen im sympathischen Teil des autonomen Nervensystems. Catecholamine sind entscheidend an der Regulation des Metabolismus beteiligt. Sie steigern den Grundumsatz und stimulieren die Bereitstellung von energiereichen Substraten. Im Gehirn spielen Catecholamine eine wesentliche Rolle in der zentralen Regulation des autonomen Nervensystems und auch in der Regulation von Stimmung und Befindlichkeit. Eine pharmakologische Störung der noradrenergen Transmission im Gehirn (z. B. durch Reserpin oder Methyldopa) ist beim Menschen mit einem hohen Risiko depressiver Syndrome assoziiert. Die Aktivität des sympathischen Nervensystems ist bei Anorexia nervosa vermindert. Klinische Indikatoren sind die verlangsamte Herzfrequenz und der erniedrigte Blutdruck sowie eine Störung der Regulation der Körpertemperatur (Wakeling u. Russell 1970; Luck u. Wakeling 1980; Mecklenburg et al. 1974). Bei Arbeitsversuchen auf dem Ergometer haben untergewichtige, anorektische Patientinnen eine verminderte maximale Herzrate, niedrigeren Blutdruck sowie einen herabgesetzten Anstieg der Noradrenalin-Konzentration (Nudel et al. 1984). Der herabgesetzte Orthostaseanstieg von Noradrenalin gehört zu den Veränderungen, die sich bei Wiederernährung nur langsam zurückbilden. Normalgewichtige Frauen mit Bulimia nervosa zeigten ebenfalls eine verminderte Orthostasereaktion von Noradrenalin (Heufelder et al. 1985). Bei normalgewichtigen Frauen mit Bulimia nervosa führten Essanfälle zu einem deutlichen Anstieg von Noradrenalin im Plasma (Kaye et al. 1990). Nach standardisierten Mahlzeiten war der Anstieg von Noradrenalin bei Patientinnen mit Bulimia nervosa und in noch höherem Ausmaß bei Patientinnen mit Anorexia nervosa abgeschwächt (Pirke et al. 1988).

4.2.9 Serotonin

Bei Patientinnen mit Anorexia nervosa wurden erniedrigte Konzentrationen von 5-Hydroxyindolessigsäure, dem Hauptmetaboliten von Serotonin, gefunden. Es fand sich kein Unterschied zwischen Patientinnen mit dem restriktiven und bulimischen Subtypus (Kaye et al. 1987 b). Bulimische Patientinnen zeigen eine gesteigerte psychologische Reaktion auf akute Tryptophan-Depletion, einem Verfahren, das zu einer kurzzeitigen Beeinträchtigung der Serotoninsynthese führt (Weltzin et al. 1995).

4.2.10 Gastrointestinaltrakt

Eine Nulldiät führt zu einer Verlangsamung der Magenentleerung (Corvilain et al. 1995). Die Magenentleerung und Magendarmpassage ist bei Patientinnen mit Anorexia nervosa und auch bei normalgewichtigen Patientinnen mit Bulimia nervosa verlangsamt (Lautenbacher et al. 1989). Die Reaktion von Cholecystokinin, einem Sättigungshormon, nach einer fetthaltigen Testmahlzeit fand sich bei Patientinnen mit restriktiver Anorexia nervosa im Referenzbereich, bei Patientinnen mit Bulimia nervosa war sie dagegen erniedrigt (Philipp et al. 1991). Bei Patientinnen mit Bulimia nervosa wurde eine Normalisierung dieser Veränderung nach erfolgreicher Therapie beschrieben (Geracioti u. Liddle 1988). Ghrelin ist ein neu identifiziertes Hormon des Gastrointestinaltraktes, das die Nahrungsaufnahme stimuliert. Bei Patientinnen mit Anorexia nervosa ist es erhöht, nach Gewichtszunahme normalisieren sich die Konzentrationen (Otto et al. 2001).

4.2.11 Energiestoffwechsel

Ein 70 kg schwerer Mensch verfügt im Mittel über folgende Reserven mobilisierbarer gespeicherter Energie: 15 kg Fett (= 141 000 kcal), 6 kg Protein (= 24 000 kcal) und 225 g Glykogen (= 900 kcal). Bei Nahrungsentzug werden zunächst innerhalb von etwa 60 Stunden (unter Ruhebedingungen) die Glykogenreserven aufgebraucht, während die Gluconeogenese einen zunehmenden Anteil der Glucoseproduktion übernimmt (Rothman et al. 1991). Nach Verbrauch der Glykogenreserven werden bei kurzfristigem völligen Nahrungsentzug und einem Verbrauch von 1800 kcal/Tag zunächst 75 g Muskeleiweiß und 160 g Fett abgebaut, um Glucose, Lactat, Ketonkörper und Fettsäuren bereitzustellen (Abb. 4.**4**). Bei Anpassung an langfristigen völligen Nahrungsentzug geht der Verbrauch dann auf ca. 1500 kcal zurück, es werden nur mehr 20 g Muskeleiweiß und 150 g Fett pro Tag abgebaut (Abb. 4.**5**). Die Proteineinsparung wird durch eine verminderte Gluconeogenese erreicht. Das Gehirn deckt seinen Energiebedarf bei kurzfristiger Nahrungskarenz weiterhin zu 100% durch Glucose, bei längerfristiger Nahrungskarenz dann bis zu 70% durch Ketonkörper wie β-Hydroxybuttersäure (Cahill 1970). Ein ursprünglich normalgewichtiger Mensch kann durch die beschriebenen Mechanismen eine völlige Nahrungskarenz über eine Zeitdauer von etwa 60–90 Tagen überleben, bevor der Verbrauch von Strukturproteinen irreversibel wird. Übergewicht und insbesondere hohe Muskelmasse kann diese Zeitspanne erheblich verlängern, Stress oder Infektionskrankheiten können sie erheblich verkürzen.

Der Grundumsatz bei untergewichtigen Frauen mit Anorexia nervosa ist gegenüber gesunden Frauen gleichen Alters und gleicher Größe um etwa 25% vermindert. Der Gesamtenergieverbrauch pro Tag kann aber aufgrund der hohen körperlichen Aktivität bei anorektischen Frauen in der Summe ähnlich dem gesunder Frauen sein (Casper et al. 1991). Patientinnen mit Anorexia nervosa benötigen etwa 8500 kcal zusätzliche Energiezufuhr zum Erhaltungsbedarf, um 1 kg

Körpergewicht zuzunehmen. Dabei haben Patientinnen mit Anorexia nervosa und bulimischer Symptomatik ein höheres prämorbides Gewicht und benötigen eine geringere Energiezufuhr, um ihr Gewicht aufrechtzuerhalten, als Patientinnen mit ausschließlich restriktivem Essverhalten. Unmittelbar nach Gewichtsnormalisierung ist der Energiebedarf deutlich höher als bei Patientinnen, bei denen die Gewichtsnormalisierung länger zurückliegt. Der Grundumsatz bei bulimischen Frauen liegt zwischen 5 und 25 % niedriger als in Vergleichsgruppen. Dies ist vermutlich kein Effekt von Essanfällen und Erbrechen, sondern durch restriktives Essverhalten hervorgerufen.

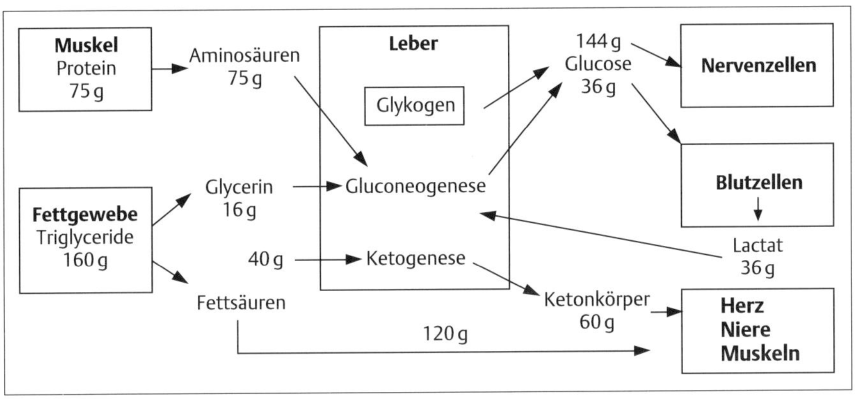

Abb. 4.**4** Energiestoffwechsel bei kurzzeitigem Fasten (24 Stunden): Verbrauch ca. 1800 kcal.

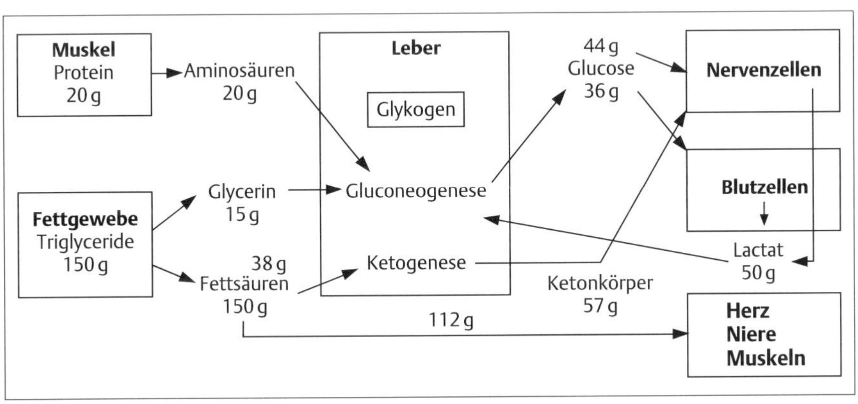

Abb. 4.**5** Energiestoffwechsel bei langfristigem Fasten (4 Wochen): Verbrauch ca. 1500 kcal/Tag.

4.2.12 Körperzusammensetzung

Die magere Körpermasse ist die wesentliche Determinante für den Grundumsatz. Die subkutanen Fettdepots stellen die wesentlichen Energiereserven des Menschen dar. Aus den viszeralen Fettdepots kann sehr rasch Energie bereitgestellt werden. Abweichungen von einer normalen Körperzusammensetzung können zu erheblichen Gesundheitsrisiken führen. Große viszerale Fettdepots begünstigen die Entwicklung von Fettstoffwechselstörungen, Insulinresistenz, polyzystischen Ovarien und Hyperandrogenismus. Die Knochendichte ist eine wesentliche Determinante für das Frakturrisiko. Mangelernährte Erwachsene in Entwicklungsländern zeigen bei leichter Mangelernährung ein Defizit an Muskelmasse und erst bei ausgeprägter Mangelernährung ein Defizit an Muskel- und Fettmasse (Barac-Nieto et al. 1978).

Patientinnen mit Anorexia nervosa haben eine leicht bis mittelgradig verminderte magere Körpermasse und eine ausgeprägt verminderte Fettmasse. Dabei ist das subkutane Depot wesentlich stärker betroffen als das viszerale Fettgewebe. Beim Vergleich einer im Mittel 60 kg schweren Gruppe gesunder Frauen und einer im Mittel 45 kg schweren Gruppe von Frauen mit Anorexia nervosa bestand die Gewichtsdifferenz zu 12 kg aus Fettmasse, zu 2 kg aus magerer Körpermasse und zu 0,6 kg aus Knochenmasse (Mazess et al. 1990). Frauen mit Anorexia nervosa zeigen eine verminderte Knochendichte, insbesondere im trabekulären Knochen des Axialskeletts.

Über die Körperzusammensetzung von Frauen mit Bulimia nervosa liegen nur wenige Informationen vor. Bezüglich der Knochendichte werden bei Frauen mit Bulimia nervosa sowohl Normalwerte wie leicht herabgesetzte Werte berichtet. Zumindest bei Adoleszenten ist niedrige Knochendichte nicht auf Patientinnen beschränkt, welche die Kriterien der Anorexia nervosa erfüllen. Bei jungen Frauen mit Essstörungen NNB und Amenorrhö ist die Knochendichte ebenfalls vermindert (Turner et al. 2001). Ein wichtiger (negativer) klinischer Prädiktor für die Knochendichte ist das im Laufe der Essstörung erreichte Minimalgewicht (Goebel et al. 1999). Gewichtszunahme führt zu einer deutlichen Zunahme der Knochendichte, aber auch Patientinnen mit einer lange zurückliegenden Erholung des Gewichts zeigen gegenüber gesunden Vergleichsgruppen erniedrigte Knochendichte (Hartman et al. 2000).

Fallbeispiel

Bagatelltrauma mit schwerwiegenden Folgen
Die 34-jährige Petra Z. ist Verwaltungsangestellte bei einem Sporthaus. Sie wird in eine Unfallklinik eingeliefert, nachdem sie beim Schifahren aufgrund von Unachtsamkeit aus dem Stand auf die Seite gestürzt war und ein heftiger Schmerz in der linken Hüfte aufgetreten war. Bei der Röntgenuntersuchung findet sich eine gestauchte Fraktur des Oberschenkelhalses, die mit einer Osteosynthese versorgt wird. Bei der weiteren Untersuchung fällt ein niedriges Gewicht mit 47 kg bei 1,68 m (BMI 16,7 kg/m^2) auf. In der Untersuchung der Knochendichte mit DEXA (Dual Energy X-Ray Absorptiometry) findet sich eine Knochendichte im rechten Femurhals von 0,75 g/cm^2. In einer psychiatrischen Untersuchung berichtet Petra erstmals über ihre seit dem 15. Lebensjahr bestehende Anorexia nervosa. Das Essverhalten war stets restriktiv. Essanfälle sind zu keinem Zeitpunkt aufgetreten. Das Gewicht schwankt zwischen 45 und 48 kg. Die Menarche war im 12. Lebensjahr aufgetreten, seit dem 15. Lebensjahr besteht eine sekundäre Amenorrhö. Es besteht ein erheblicher Bewegungsdrang. Die meisten Abende und das ganze Wochenende betreibt Petra Z. verschiedene sportliche Aktivitäten. Sie erhält regelmäßig Anerkennung für ihre Ausdauer und „Zähigkeit". Die Familie war immer wieder erstaunt, dass sie es ablehnte, eine Partnerschaft einzugehen, hielt das Essverhalten und Gewicht aber für Bestandteil ihrer „Konstitution".

Erläuterung: Manche chronifizierte Essstörung wird erst anlässlich einer Spontanfraktur oder einer schwerwiegenden Fraktur bei einem Bagatelltrauma diagnostiziert. Erschwert war die Erkennung der Essstörung bei Frau Z. dadurch, dass ihr Verhalten bei fehlenden Essanfällen und nur leichtgradigem Untergewicht leicht zu verheimlichen war. Frau Z. benötigt eine stationäre Therapie in einer spezialisierten Abteilung.

4.2.13 Kardiovaskuläres System

Typische kardiovaskuläre Veränderungen bei Anorexia nervosa und in geringerer Ausprägung bei Bulimia nervosa sind: niedriger Blutdruck, kalte und zyanotische Hände und Füße, Bradykardie. Es besteht eine verminderte Muskelmasse der linken Herzkammer sowie eine größere Häufigkeit von Mitralklappenprolaps und Perikarderguss sowie Auffälligkeiten im EKG (Cooke u. Chambers 1995). 24-Stunden-EKG-Untersuchungen bei Patientinnen mit Anorexia nervosa zeigen eine erhöhte Herzratenvariabilität, vermutlich als Ausdruck eines erhöhten Tonus des Parasympathikus (Petretta et al. 1997). Mögliche Komplikationen sind ventrikuläre Arrhythmien und plötzlicher Herztod. Diese Ereignisse sind zwar insgesamt selten, langfristig aber für etwa ein Drittel der Todesfälle bei Anorexia nervosa verantwortlich. Besondere Aufmerksamkeit ist bei sehr niedrigem Gewicht (BMI < 12) sowie bei künstlicher Ernährung erforderlich. Bei mangelernährten Personen kann die Gabe von hochkalorischen Nährlösungen, insbesondere mit hohem Glucosegehalt, zu akuter Hypophosphatämie, Herzrhythmusstörungen und deliranten Syndromen führen („Refeeding Syndrome" [Backmund u. Gerlinghoff 1986; Kohn et al. 1998]). Erbrechen, Laxanzienabusus und die hierdurch entstehende Hypokaliämie kann ebenfalls zu gravierenden kardialen und renalen Komplikationen führen.

4.2.14 Bildgebung des Gehirns

Etwa 80% aller anorektischen Patientinnen zeigen eine Erweiterung der inneren und äußeren Liquorräume, die nach Ernährungsrehabilitation zumindest teilweise reversibel ist. Etwa die Hälfte aller normalgewichtigen bulimischen Frauen zeigen ebenfalls eine Erweiterung der äußeren Liquorräume, unabhängig von einer Vorgeschichte einer Anorexia nervosa (Krieg et al. 1987). Ein Jahr nach erfolgreicher Gewichtsrehabilitation war bei adoleszenten Patientinnen das Ventrikelvolumen wieder im Bereich der Vergleichsgruppe (Golden et al. 1996). Eine andere Studie berichtet aber auch über persistierende Defizite des Gehirnvolumens bei Patientinnen mit Anorexia nervosa, die vor und nach Gewichtsnormalisierung untersucht wurden (Katzman et al. 1996).

4.2.15 Elektroenzephalographie (EEG)

Mehrere Schlaf-EEG-Untersuchungen bei Patientinnen mit Anorexia nervosa zeigen gestörte Schlafmuster mit häufigen Unterbrechungen des Schlafes und entweder vermindertem Tiefschlaf (Slow Wave Sleep) oder vermindertem REM-Schlaf (Rapid Eye Movements). Diese bei Essstörungen beobachteten EEG-Veränderungen unterscheiden sich qualitativ von den bei depressiven Erkrankungen beobachtbaren Störungen.

4.2.16 Kognitive Leistungsfähigkeit

Patientinnen mit Anorexia nervosa und Bulimia nervosa sind in der globalen klinischen Untersuchung der kognitiven Leistungen und der Intelligenz (z.B. im Hamburg-Wechsler-Intelligenztest) typischerweise im Referenzbereich (Gillberg et al. 1996). In spezifischen Konzentrations- und Aufmerksamkeitstests, die hohe Anforderungen an die psychomotorische Geschwindigkeit, visuospatiale Fähigkeiten und Gedächtnis stellen, zeigen Patientinnen mit Anorexia nervosa dagegen eine deutlich schlechtere Leistungsfähigkeit als genau auf Alter und Bildungsniveau abgestimmte Vergleichsgruppen (Kingston et al. 1996). Die Ergebnisse waren bei Patientinnen mit akuten metabolischen Zeichen von Mangelernährung schlechter, aber nicht abhängig vom Ausmaß der Erweiterung äußerer oder innerer Liquorräume (Laessle et al. 1989a; Laessle et al. 1990; Kingston et al. 1996). Nach Ernährungsrehabilitation kam es zu einer wesentlichen Verbesserung der Leistungsfähigkeit. Für eine dauerhafte Beeinträchtigung bestehen keine Anhaltspunkte. Möglicherweise ist eine Fokussierung der Aufmerksamkeit auf nahrungsbezogene Reize eine wesentliche Ursache der beschriebenen Veränderungen.

4.2.17 Hunger, Sättigung und Nahrungspräferenzen

Hungergefühle und mentale Beschäftigung mit Nahrungsmitteln sind das Korrelat einer erhöhten physiologischen und psychologischen Disposition zu essen und Energie auf Nahrungsbeschaffung zu verwenden. Hunger erhöht damit die Wahrscheinlichkeit von Nahrungsaufnahme. Angesichts der Priorität der Versorgung des Gehirns mit Glucose ist eine vorzugsweise Zufuhr von kohlenhydrathaltigen Nahrungsmitteln bei Mangelernährung sinnvoll, was eine Erklärung für die Präferenz der Geschmacksrichtung süß erklären kann. Andererseits muss sich der Organismus in der frühen Phase der Wiederernährung nach längerfristiger Mangelernährung vor einer Überladung mit Nährstoffen schützen. Dies könnte eine vorübergehende frühzeitige Sättigung und Aversion gegen Fett erklären. Unregelmäßige Energieversorgung stimuliert Vorsorgestrategien des Organismus und führt möglicherweise zu ständig erhöhtem Hunger. Experimentelle Fastenstudien bei Freiwilligen und Berichte von Kriegsgefangenen und Häftlingen weisen auf eine ausgeprägte gedankliche Beschäftigung mit Essen, Horten von Nahrungsmitteln, ungewöhnliche Geschmackspräferenzen, Essanfälle und andere Störungen der Appetitregulation, depressive Störungen, Zwanghaftigkeit, Apathie, Reizbarkeit und andere Persönlichkeitsveränderungen unter Mangelernährungsbedingungen hin. Diese Störungen sind mit Wiederernährung reversibel, können aber zunächst erhebliche Zeit über das Wiedererreichen des Ausgangsgewichts hinaus andauern (Keys et al. 1950). Intermittierendes Fasten über 4 Wochen (4 Tage 650 kcal/Tag, 3 Tage ad libitum) führte bei weitgehender Gewichtskonstanz zu einer Zunahme der Kalorienzufuhr an den Ad-libitum-Tagen von 2350 kcal auf 3300 kcal. Beschäftigung mit Essen, Angst vor Kontrollverlust und Drang, mehr zu essen, waren signifikant vermehrt (Laessle et al. 1996).

Die zentralen Mechanismen der Regulation der Energiebilanz und der Körperzusammensetzung arbeiteten bei der Mehrzahl der Menschen mit erstaunlicher Präzision. Die unter westlichen Lebensbedingungen typische Gewichtszunahme vom 25. bis 60. Lebensjahr um 10 kg entspricht einer Fehlsteuerung der Kalorienbilanz von nur 0,3 % pro Tag.

Patientinnen mit Anorexia nervosa vom restriktiven Typus oder vom bulimischen Typus geben vor und während Mahlzeiten ein signifikant geringeres Hungergefühl und höheres Völlegefühl an. Während es aber bei Vergleichspersonen eine homogene inverse Beziehung zwischen Hunger und Völlegefühl gibt, ist diese Assoziation bei Frauen mit Anorexia nervosa und Bulimia nervosa signifikant geringer. Patientinnen mit Bulimia nervosa und mit Anorexia nervosa haben eine Geschmackspräferenz für saccharosehaltige Lösungen. Untergewichtige anorektische Patientinnen geben eine Aversion gegen fetthaltige Lösungen an (Halmi 1992). Ob es sich hierbei um eine Folge von Mangelernährung handelt, oder ob eher eine lerntheoretische Erklärung zutrifft, ist noch unklar. Therapeutische Interventionen, die auf eine Aufhebung der intermittierenden Mangelernährung gerichtet sind, führen zu einer erheblichen Reduktion von Essanfällen. Es ist deshalb anzunehmen, dass restriktives Essverhalten und eingeschränkte Nahrungswahl über neurobiologische und psychologische Mechanismen die physiologischen Voraussetzungen für die Entstehung von Essanfällen schaffen (Tuschl 1990).

4.2.18 Hyperaktivität

Etwa 70 – 80 % aller Patientinnen mit Anorexia nervosa zeigen eine erhebliche Hyperaktivität. Die Koppelung von Mangelernährung und Hyperaktivität erscheint zunächst kontraproduktiv, da hierdurch der Energieverbrauch weiter erhöht wird. Hyperaktivität wird deshalb bei Patientinnen häufig als auf Gewichtsabnahme ausgerichtetes Verhalten bewertet. Eine evolutionsbiologische Betrachtung kommt jedoch zu einer anderen Schlussfolgerung. Für Menschen, die als Jäger und Sammler lebten, war es vermutlich eine wesentlich bessere Überlebensstrategie, bei Mangelernährung zu wandern, um neue Nahrungsmittelquellen zu erreichen, als durch Inaktivität Energie einzusparen. Auch viele andere Säugetiere zeigen vergleichbare Verhaltensdispositionen. Bei der Ratte entwickelt sich durch Zugang zu einem Laufrad und gleichzeitige zeitliche Begrenzung der Nahrungszufuhr auf 1 Stunde pro Tag eine ausgeprägte Hyperaktivität (Routtenberg u. Kuznesof 1967). Auch Restriktion der Nahrung auf ein nur zur Gewichtserhaltung ausreichendes Niveau hat diesen Effekt (Pirke et al. 1993). Der sich selbst verstärkende Kreislauf von Hyperaktivität und Mangelernährung ist möglicherweise auch bei vielen Patientinnen mit Anorexia nervosa ein wesentlicher psychobiologischer Mechanismus. Nahrungsrestriktion mit wechselndem Zugang zu attraktiven Nahrungsmitteln führt bei Ratten zu einem vermehrten Konsum dieser Nahrung, sobald sie verfügbar ist (Corwin 2001). Restriktion kann also auch tierexperimentell einen Zyklus von Unterernährung und Überessen induzieren.

4.2.19 Stimmung und Befinden

Depressive Stimmung bei Mangelernährung kann adaptiv sein, aber auch als unangenehme Nebenwirkung von Mangelernährung betrachtet werden. Sie bedingt eine Reduktion von angenehmen Aktivitäten und kann damit zu einer Fokussierung des Energieverbrauchs auf Aktivitäten führen, welche die Wahrscheinlichkeit erhöhen, Nahrung zu erhalten. Weiterhin begünstigt Depression die Beendigung von Verhaltensschemata, die sich als erfolglos erwiesen haben. Eine Nulldiät führt zu einer erheblichen Beeinträchtigung von Stimmung und Befindlichkeit. 1000-kcal-Diäten führen dagegen während eines Zeitraums von etwa 6 Wochen zu keiner signifikanten Zunahme der subjektiven Stressbelastung. Beeinträchtigungen der Stimmung mit geringerem Ausmaß werden aber vor allem bei kohlenhydratarmen Diäten beobachtet (Schweiger et al. 1986a). Bei intermittierender Mangelernährung waren Stimmung und Konzentrationsfähigkeit an den jeweiligen Fastentagen signifikant schlechter, die Reizbarkeit war signifikant erhöht (Laessle et al. 1996). Patientinnen mit Anorexia nervosa und Bulimia nervosa entwickeln im Laufe der Erkrankung mit einer Wahrscheinlichkeit von etwa 60% eine schwere depressive Störung, d.h. mindestens eine Episode einer Major Depression (Laessle et al. 1987a). Auch übergewichtige Frauen mit „Binge Eating Disorder“ weisen häufiger depressive Syndrome (Episoden von Major Depression oder Dysthymie) auf als übergewichtige Frauen ohne Essanfälle (Alger et al. 1995). Diäten können bei übergewichtigen Patienten zwar kurzfristig zu einer Steigerung des Wohlbefindens führen, langfristig wird aber häufig eine Zunahme depressiver Symptome beobachtet (Karlsson et al. 1994). Neurobiologische Erklärungsmodelle für den Zusammenhang zwischen Essstörung und Depression betonen Faktoren wie Serotoninmangel, Noradrenalinmangel und CRH-Überfunktion (Laessle et al. 1988 a; Laessle et al. 1988 b; Jimerson et al. 1990). Eine erfolgreiche Therapie der Essstörung führt zu einem deutlichen Rückgang der Häufigkeit depressiver Erkrankungen.

4.2.20 Geschlechtsunterschiede in der Reaktion auf Mangelernährung

Die metabolische Reaktion auf Mangelernährung ist zwischen Männern und Frauen unterschiedlich, Frauen zeigen sowohl kurzfristig (< 24 Stunden) wie langfristig (> 60 Stunden) niedrigere Blutglucosekonzentrationen und niedrigere Raten von Glucoseproduktion (Clore et al. 1989; Corssmit et al. 1994).

4.3 Psychobiologie von gezügeltem Essverhalten (Restrained Eating)

Gezügeltes Essverhalten beschreibt ein Essverhalten, das durch wiederholte Diäten, restriktive Kalorienzufuhr und Vermeidung von Fett charakterisiert ist, ohne dass es zur Entwicklung von Untergewicht kommt oder dass die typischen psychopathologischen Charakteristika von Essstörungen beobachtet werden können (Laessle et al. 1989 b). Gezügeltes Essverhalten stellt prospektiv einen Risikofaktor für die Entwicklung einer Essstörung dar (Killen et al. 1996). Frauen mit gezügeltem Essverhalten unterscheiden sich im Gewicht nicht von gleichaltrigen Frauen mit geringer ausgeprägter kognitiver Kontrolle des Essverhaltens. Es kann angenommen werden, dass in den westlichen Industrieländern etwa die Hälfte aller Frauen und 20% aller Männer gelegentlich oder regelmäßig Diäten durchführen. Gezügeltes Essverhalten bei ansonsten gesunden Frauen kann bereits zu einer Reduktion des täglichen Kalorienbedarfes um etwa 400 kcal führen (Tuschl et al. 1990). Frauen mit gezügeltem Essverhalten zeigen häufig eine Störung der Ovarialfunktion, vor allem in Form von Störungen der Progesteron-Sekretion in der Lutealphase (Schweiger et al. 1992). Gezügelte Esserinnen haben eine erniedrigte nächtliche Insulinsekretion, erniedrigte postprandiale Noradrenalin-Konzentrationen, aber einen unauffälligen Glucosetoleranztest und eine unauffällige nächtliche Cortisolsekretion (Pirke et al. 1990). Gezügelte Esserinnen, die gerade Diät halten, zeigen in Konzentrations- und Aufmerksamkeitstests im Vergleich zu

Frauen, die keine Diät halten, eine deutlich niedrigere Leistung (Green et al. 1994; Green u. Rogers 1995).

4.4 Psychobiologie von Überernährung

Die Erforschung der Psychobiologie von Überernährung steht noch in den Anfängen. Der Organismus ist durch ein akutes Überangebot an Nährstoffen deutlich weniger bedroht als durch einen Mangel an Nährstoffen. Auch ist unter einer evolutionsbiologischen Perspektive einerseits bedeutsam, dass die Menschheit in ihrer Geschichte nur selten längere Perioden von hoher Nahrungsverfügbarkeit erlebt hat. Deshalb ist es nachvollziehbar, dass Gewichtszunahme limitierende Mechanismen weniger eng angelegt sind als Mechanismen zum Schutz des Gehirns vor Glucosemangel. Andererseits bedroht Übergewicht die körperliche Mobilität, senkt unter Lebensbedingungen eines Jägers und Sammlers den Erfolg in der Nahrungssuche und erhöht das Risiko Opfer von Raubtieren und anderen Feinden zu werden. Bei ausgeprägtem Übergewicht treten die Fettzellen in eine metabolische Konkurrenz mit den Gehirnzellen, sodass hier adaptive endokrin-metabolische Maßnahmen erforderlich sind. Es ist also wahrscheinlich, dass auch in der Menschheitsgeschichte ein Selektionsdruck in Richtung auf die Entwicklung von gegensteuernden Maßnahmen bei Übergewicht bestand, der aber weniger stark war als der Selektionsdruck für das Überleben bei Mangelernährung begünstigenden Funktionen.

Es wird vermutet, dass Leptin eine koordinierende Rolle in der endokrinen und behavioralen Anpassung an Überernährung hat. Gendefekte, die Synthese oder Wirkung von Leptin blockieren, führen bei Mensch und Tier zu massiven Formen von Übergewicht. Ein wesentlicher Effekt von Leptin, nämlich eine Herabsetzung der Bewegungsbereitschaft, führt unter modernen Lebensbedingungen zu keinen Veränderungen der Kalorienzufuhr.

Überernährung führt zu gesteigerter Aktivität des sympathischen Nervensystems mit Hypertonie, Insulinresistenz, Glukosurie, Zunahme des viszeralen Fettgewebes und Hyperkortisolismus (metabolisches Syndrom). Dies führt zu einem Verlust von überschüssigen Nährstoffen über die Niere, zu einem vermehrten Verbrauch bei gleichzeitiger Begrenzung der Einlagerung von Nährstoffen im Fettgewebe. Wissenschaftliche Studien zeigen, dass bei Übergewichtigen mit eingetretener Insulinresistenz prospektiv die Gewichtszunahme erheblich herabgesetzt ist. Gleichzeitig ist das metabolische Syndrom verantwortlich für viele medizinische Komplikationen von Überernährung, wie z. B. Gefäßkrankheiten. Insulinresistenz und Glukosurie stören auch Regelkreise der Steuerung von Essverhalten. Es besteht dann kein linearer Zusammenhang mehr zwischen Nahrungszufuhr und Substratangebot im Gehirn.

Die Wechselwirkung zwischen affektiven Störungen und Gewichtsentwicklung scheint geschlechtsabhängig zu sein. Adoleszente Männer mit Depression haben ein geringes Risiko, übergewichtig zu werden, dagegen haben adoleszente Frauen ein erhöhtes Risiko (Pine et al. 1997).

5 Therapie

5.1 Untersuchungen bei Behandlungsbeginn (Assessment)

Eine umfassende mehrdimensionale Bestandsaufnahme ist die Grundlage einer vertrauensvollen therapeutischen Beziehung und einer erfolgreichen Behandlung (Tab. 5.1). Bei der Anamnese sind folgende Punkte von Bedeutung: Gewichts- und Größenentwicklung, Menarche und Zyklusregelmäßigkeit, Kalorienrestriktion und Vermeidung bestimmter Nahrungsmittel, aktuelle Nahrungszufuhr, Nahrungsmittelvorlieben, Einstellungen und kognitive Verzerrungen zu Ernährung und körperlicher Bewegung, Störung des Körperschemas, Häufigkeit, Ausmaß und Funktionalität von Essanfällen und selbstinduziertem oder spontanem Er-

Tabelle 5.**1** Psychiatrische Anamnese und Befunderhebung bei Essstörungen

Symptome der Essstörung • gedankliche Beschäftigung mit Nahrung und nahrungsbezogenen Themen • Essgewohnheiten • Kalorienrestriktion • vermiedene Nahrungsmittel • Einstellung zum eigenen Körper, angestrebtes Gewicht • Verlauf von Größe und Gewicht • Menarche und Zyklusverlauf • Häufigkeit und Ausmaß von Essanfällen • Häufigkeit von Erbrechen • Gebrauch von Laxanzien, Diuretika, Appetitzüglern, Brechmitteln, Schilddrüsenhormonen • Sport und isometrische Übungen
Erfassung der psychiatrischen Komorbidität • depressive Störungen • Angst- und Zwangsstörungen • psychotische Störungen • Substanzmissbrauch- und -Abhängigkeit • Persönlichkeitsstörungen

brechen, Gebrauch von Laxanzien, Einläufen, Diuretika, Appetitzüglern, Brechmitteln, Beruhigungsmitteln, Nikotin, Alkohol, Anabolika und illegalen Substanzen, psychologische und soziale Einschränkungen, subjektives Krankheitsmodell, Einfluss von Lernerfahrungen, übergeordneten Plänen und Regeln, kognitiven und emotionalen Schemata, interpersonellen Faktoren und Konflikten, systemischen Bedingungen auf Entstehung, Verlauf und Aufrechterhaltung (individuelle Bedingungsanalyse). In der Familienanamnese sollte besonders auf Essstörungen, andere psychische Störungen, Übergewicht, Einstellungen zu Essen, Aussehen und Sport geachtet werden. In der psychiatrischen Anamnese sind insbesondere affektive Störungen, Angststörungen, Zwangsstörungen, sexuelle Störungen, Impulshandlungen, Selbstverletzungen, Suizidalität, Substanzmissbrauch, Persönlichkeitsstörungen sowie posttraumatische Störungen von Bedeutung.

Bei der ausführlichen körperlichen Untersuchung sollte besondere Aufmerksamkeit auf Gewicht und Größe, Pubertätsentwicklung, kardiovaskuläres System, Haut und Zahnstatus gerichtet werden (Tab. 5.**2**). Initiale technische Untersuchungen sollten ein EKG, Blutbild, Natrium, Kalium, Calcium, Phosphat, Kreatinin, Amylase, Leberenzyme und einen Urinstatus umfassen. Folgende Untersuchungen können bei spezifischer Indikation erforderlich sein: CT oder MRT des Kopfes (Ausschluss Gehirntumor), Knochendichtemessung (Quantifizierung des Frakturrisikos), endokrinologische Untersuchungen wie Dexamethason-Test, LH, FSH, Östradiol, TSH, T3, T4 (Ausschluss endokrinologischer Erkrankungen), internistische Diagnostik bei Verdacht auf infektiöse oder andere zu Gewichtsverlust führende medizinische Erkrankungen (Tab. 5.**3**). Die Evaluation erfordert häufig eine enge Zusammenarbeit mehrerer Fachgebiete bzw. Berufsgruppen. Am Ende sollte ein Gesamtbehandlungsplan stehen, der die verschiedenen Störungsbereiche und die individuelle Notwendigkeit medizinischer und psychotherapeutischer Versorgung berücksichtigt. Deutschsprachige Leitlinien für die Diagnostik und Behandlung von Essstörungen wurden von der DGPPN herausgegeben (Fichter u. Schweiger 2000).

Als Bewertungsmaßstab zur Beurteilung des Körpergewichts wird der Body Mass Index (BMI) verwendet. Er errechnet sich nach der Formel BMI = Körpergewicht (kg) / Körpergröße $(m)^2$. Eine Person mit 60 kg Körpergewicht und 1,70 m Körpergröße hat einen BMI von 20,8 kg/m^2. In der Literatur finden sich detaillierte Angaben zur Verteilung des BMI in verschiedenen Referenzpopulationen und Altersgruppen, sowie zum Zusammenhang zwischen BMI und verschiedenen Gesundheitsrisiken. Für klinische Zwecke erscheint bei Erwachsenen beider Geschlechter folgende Einteilung sinnvoll:

- hochgradiges Untergewicht BMI $< 14\ kg/m^2$
- mittelgradiges Untergewicht BMI $14-16\ kg/m^2$

Tabelle 5.**2** Körperliche Untersuchung und technische Diagnostik – empfohlenes Assessment bei Behandlungsbeginn

Anthropometrie • Größe • Gewicht • Blutdruck
internistische Untersuchung • Auskultation Thorax • Palpation Abdomen • Erhebung des Gefäßstatus • Inspektion Mundhöhle, Speicheldrüsen • Inspektion Hautoberfläche
neurologische Untersuchung • höhere kortikale Funktionen (z. B. Gedächtnis, Rechnen, Praxie) • Stand und Gang • Hirnnerven • motorisches System • Feinbewegungen und Koordination • Sensibilität • Muskeleigenreflexe • Autonomes Nervensystem
Elektrokardiogramm
Labor • Blutbild • Blutkörperchensenkungsgeschwindigkeit oder C-reaktives Protein • Elektrolyte (Natrium, Kalium, Calcium, Magnesium, Phosphat) • Nierenstatus (Kreatinin) • Leberstatus (γ-GT) • Amylase • Urinstatus • TSH

- leichtgradiges Untergewicht BMI 16 – 18 kg/m²
- Normalbereich BMI 18 – 26 kg/m²
- leichtgradiges Übergewicht BMI 26 – 30 kg/m²
- mittelgradiges Übergewicht BMI 30 – 40 kg/m²
- hochgradiges Übergewicht BMI > 40 kg/m²

Tabelle 5.3 Technische Diagnostik – fakultative Untersuchungen

Computertomographie Schädel empfehlenswert bei Auffälligkeiten in der neurologischen Untersuchung zum Ausschluss einer neurologischen Erkrankung (als Untersuchungsstandard bei neurologisch unauffälligen Patientinnen nur eingeschränkt ökonomisch)
Knochendichte (Dual-Energy X-Ray Absorptiometry oder quantiatives CT) empfehlenswert zur Bestimmung des Frakturrisikos (spezifische, aus der Untersuchung ableitbare Interventionen fehlen, deshalb nur eingeschränkt ökonomisch)
Körperzusammensetzung (z. B. Bioimpedanzmessung) zur Bestimmung der mageren Körpermasse und Fettmasse (aufgrund der eingeschränkten Präzision nur bedingt zur Veränderungsmessung geeignet)
Grundumsatz zur Bestimmung des Energieverbrauchs (spezifische, aus der Untersuchung ableitbare Interventionen fehlen, deshalb nur eingeschränkt ökonomisch)
Echokardiogramm bei Auffälligkeiten in Auskultation und EKG
Sonographie Abdomen bei Auffälligkeiten im Nierenstatus, Leberstatus oder abdominellen Schmerzen
gastroenterologisches Workup (z. B. Gastroskopie) bei Anämie, blutigem Erbrechen, obstruktiven Symptomen oder chronischen Diarrhöen
endokrinologisches Workup z. B. Ausschluss von Störungen der Funktion des HPA-Systems (Addison, Cushing) (nur bei spezifischen Hinweisen aus der körperlichen Untersuchung oder aus dem Routinelabor)
gynäkologische Untersuchung bei neu aufgetretener Amenorrhö oder Dysmenorrhö
zahnärztliche Untersuchung bei Zahnschäden

Tabelle 5.**4** BMI-Grenzwerte Mädchen

Lebensjahr	8	10	12	14	16	18
90. BMI-Perzentile (größere Werte bedeuten Übergewicht)	19,2	21,0	23,0	24,6	26,0	26,0
5. BMI-Perzentile (niedrigere Werte bedeuten Untergewicht)	13,6	14,0	14,8	15,8	16,8	17,5

Für Kinder und Adoleszente ist es sinnvoll BMI-Perzentiltabellen zu verwenden, die in den meisten Lehrbüchern der Pädiatrie enthalten sind. Hilfreich ist dabei auch die Internet-Webseite www.myBMI.de, die eine Berechnung des BMI, eine Bewertung anhand von Perzentilgrenzen für Kinder und auch eine Speicherung der Daten zur Erstellung von Verlaufskurven ermöglicht. Die BMI-Grenze, ab der Untergewicht beziehungsweise Übergewicht angenommen werden muss, steigt mit dem Alter an (Tab. 5.**4**).

5.2 Erstellung eines Gesamtbehandlungsplans

5.2.1 Festlegung des Behandlungssettings

Die Betreuung und Behandlung von Essstörungen kann auf verschiedenen Ebenen erfolgen, die sich insbesondere durch Intensität und erforderlichen Aufwand unterscheiden (Tab. 5.**5**). Die Auswahl des Behandlungssettings erfolgt nach Abwägung der folgenden Kriterien:

Tabelle 5.**5** Behandlungssetting bei Essstörungen

Behandlungsebene	Behandlungsangebot	Besonderheiten
1	Informationsvermittlung durch Bücher, Zeitschriften oder Internetangebote	Sehr gute Kosten-Nutzen-Relation.
2	Beratung durch Psychologen, Ärzte, Ökotrophologen, Beratungsstellen, Selbsthilfegruppen	Zeitaufwand meist 1 – 5 Stunden.

Fortsetzung ▶

Tabelle 5.**5** (Fortsetzung)

Behandlungsebene	Behandlungsangebot	Besonderheiten
3	ambulante psychotherapeutische Behandlung durch Psychologische Psychotherapeuten, Ärzte für Psychiatrie und Psychotherapie, Ärzte für Psychotherapeutische Medizin und Allgemeinärzte mit Zusatztitel Psychotherapie	Meist 1 Behandlungsstunde pro Woche.
4	intensivierte ambulante Behandlung durch Psychologische Psychotherapeuten, Ärzte für Psychiatrie und Psychotherapie und Ärzte für Psychotherapeutische Medizin	Typisch sind 1 – 2 Gruppentherapiesitzungen pro Woche, Einzelgespräche und sozialtherapeutische Betreuung. Die Patientinnen wohnen häufig in spezialisierten Wohngemeinschaften und befinden sich teilzeitig in Ausbildung, Berufsförderungsmaßnahmen oder Arbeitsversuchen.
5	tagesklinische Behandlung in spezialisierten Einrichtungen	Ähnliches Angebot wie bei stationärer Behandlung. Keine Betreuung nachts und am Wochenende.
6	stationäre Behandlung in Spezialstationen oder Fachkliniken	Es steht ein ganztägiges Therapieangebot mit meist 2 – 3 Gruppentherapiesitzungen pro Woche, Einzeltherapie, Sozialtherapie und weitere komplementäre Therapieangeboten zur Verfügung. Multidisziplinäre Betreuung durch Ärzte, Psychologen, Sozialpädagogen, Ergotherapeuten, Sporttherapeuten und weitere Berufsgruppen. Fachärzte für Psychiatrie und Psychotherapie sowie Innere Medizin sind in Krisensituationen auch abends, nachts und am Wochenende verfügbar.
7	stationäre Behandlung auf geschlossenen Stationen oder Intensivstationen	Akutpsychiatrisches und/oder intensivmedizinisches internistisches Angebot zum Management von akuter Suizidalität und lebensgefährdenden medizinischen Komplikationen.

Medizinische Gefährdung

Im Vordergrund dabei stehen kardiale Komplikationen und bedrohliche Elektrolytstörungen. Die APA-Behandlungsleitlinie (American Psychiatric Association Work Group on Eating Disorders 2000) schlägt dabei folgende Werte als Gefahrenindikatoren vor: Bradykardie mit Herzfrequenz < 40/min, Blutdruck unter 90 zu 60 mmHg, Nüchternblutzucker < 60 mg/dl, Kalium < 3,0 mmol/l oder andere schwerwiegende Elektrolytstörungen, z. B. Hypophosphatämie, Hypothermie < 36,0 °C, Dehydratation, andere wesentliche Beeinträchtigung der Funktion der Nieren, der Leber oder des Herzens, Untergewicht < 15,0 BMI. Das Vorhandensein eines oder mehrerer dieser Gefahrenindikatoren machen in der Regel eine vollstationäre Behandlung (Ebene 6 oder 7) notwendig. Mögliche Ausnahmen bestehen bei chronisch ausgeprägt untergewichtigen Patientinnen, die an den untergewichtigen Zustand adaptiert sind, bei denen intensive stationäre Behandlungsversuche nicht zu einem Erfolg geführt haben und bei denen eine Dauerhospitalisation in der Gesamtabwägung nachteilig oder ohne wesentlichen langfristigen Vorteil wäre.

Suizidalität

Akute Suizidpläne oder fehlende Kontrolle über Suizidgedanken stellen eine Indikation für die Aufnahme in eine geschützte Station dar. Bei chronischer Suizidalität ist das Ausmaß der Kontrolle über die Suizidgedanken oder die Befähigung, einen Non-Suizid-Entschluss zu treffen, für die Entscheidung über die Behandlungsebene wichtig. Bei chronischer Suizidalität wird eine intensive Therapie (Ebene 4–6) vor einer ambulante Therapie als Einstiegsbehandlung favorisiert.

Komorbide Störungen

Jede komorbide Störung, die für sich genommen eine stationäre Behandlung begründen würde, tut dies auch im Kontext einer Essstörung. Beispiele sind schwere depressive Episoden oder Angsterkrankungen, die mit ausgeprägtem Vermeidungsverhalten einhergehen.

Veränderungsmotivation

Aus der Stärke der Veränderungsmotivation ergibt sich noch keine eindeutige Zuordnung zu einer Behandlungsebene. Die Veränderungsmotivation bei Patientinnen mit Essstörungen bedarf einer dynamischen und nicht einer dichotomen Betrachtungsweise. Motivation ist abhängig von Umgebungsfaktoren, von der therapeutischen Beziehung und vom Ausmaß von Information über die Störung und ihre Behandlungsmöglichkeiten. Niedrige Motivation begründet deshalb zunächst eine Indikation zur stationären Behandlung. Andererseits ist es nicht sinnvoll bei anhaltend niedriger Veränderungsmotivation, stationäre Maßnahmen lange auszudehnen. In diesem Falle ist es eher angezeigt, wieder zu ambulanter Behandlung zurückzukehren und nach einem Intervall erneut eine stationäre Behandlung anzustreben. Hohe Motivation stellt sowohl für die ambulante Behandlung als auch für die Behandlung in einem spezialisierten Zentrum eine günstige Voraussetzung dar.

Selbstkontrollfähigkeit

Das Fehlen oder die ungenügende Ausprägung von Selbstkontrolle ist eine wichtige Indikation für intensivierte therapeutische Maßnahmen (Ebene 4–6). Hier kann durch eine entsprechende therapeutische und kotherapeutische Unterstützung eine Mindeststruktur für erste Verhaltensveränderungen geschaffen werden.

Belastende Faktoren in der Umwelt

Ungünstige Faktoren in der Familie (z. B. Abhängigkeitserkrankung eines Familienmitglieds) oder am Arbeitsplatz (z. B. Mobbing) können den Erfolg von ambulanter Therapie verhindern. In diesem Fall ist eine stationäre Behandlung angezeigt.

Verfügbarkeit von Behandlung in der Umgebung

Ambulante Behandlung setzt die Verfügbarkeit eines mit Essstörungen erfahrenen Psychotherapeuten im Umkreis von 1 Stunde Fahrentfernung voraus.

Behandlungsgeschichte

Das Scheitern ambulanter Therapieversuche, d. h. ausbleibende Besserung wichtiger Symptome nach einem Jahr Therapie, begründet die Indikation zu einer stationären Behandlung, alternativ zu einer tagesklinischen Behandlung zur Aufnahme in eine spezialisierte Wohngemeinschaft. Bei ausgeprägtem Untergewicht oder medizinischen Komplikationen sollte die Frist noch enger gezogen werden.

Gesundheitsökonomische Überlegungen

Generell ist ein möglichst niedriger Einsatz von finanziellen Ressourcen anzustreben. Bei Patientinnen, deren Funktionsfähigkeit noch eine Berufstätigkeit oder Teilnahme an Ausbildung erlaubt, ist eine ambulante Behandlung vorzuziehen, soweit es der medizinische Zustand erlaubt. Bei Patientinnen, die aufgrund des Schweregrads ihrer Essstörung arbeitsunfähig sind, kann eine intensivierte ambulante oder stationäre Behandlung in der Gesamtbetrachtung die kostengünstigste Intervention sein.

Etablierung einer therapeutischen Beziehung und eines therapeutischen Netzwerks

Ein Arzt am Wohnort der Patientin sollte eine primäre, supportive therapeutische und koordinierende Rolle in der Behandlung übernehmen. Es ist wichtig, dass zwischen der Patientin und ihm eine stabile therapeutische Beziehung besteht. Dieser Arzt trifft zusammen mit der Patientin Entscheidungen über das jeweilige Behandlungssetting, unterstützt und koordiniert die Arbeit von weiteren Behandlern: Behandlung bei psychologischen oder ärztlichen Psychotherapeuten, Sozialtherapeuten, Wohngemeinschaften und spezialisierten Kliniken. Er soll einen kontinuierlichen Überblick über das Ausmaß der Symptome der Essstörung haben und gegebenenfalls auch Familie und Partner der Patientin beraten. Durch eine enge Kooperation zwischen Ärzten und anderen Berufsgruppen wird der allgemeinmedizinische Zustand der Patientin überwacht und die Kontinuität der psychotherapeutischen und medikamentösen Behandlung gewährleistet.

5.2.2 Therapieziele

Die Interventionen bei allen Formen von Essstörungen dienen zunächst der Ernährungsrehabilitation und der Wiederherstellung eines kalorisch adäquaten, strukturierten und ausgewogenen Essverhaltens. Hierdurch sollen die biologischen und psychologischen Konsequenzen von Mangelernährung aufgehoben werden, die das gestörte Essverhalten perpetuieren können. Weitere, mittelfristige und langfristige Behandlungsziele beziehen sich auf die mit der Essstörung verbundenen psychologischen, familiären und sozialen Probleme und Verhaltensdefizite sowie auf die psychiatrische Komorbidität, insbesondere die depressiven Erkrankungen, posttraumatischen Störungen und Persönlichkeitsstörungen.

Die Behandlung einer komplexen Erkrankung erfordert eine Hierarchisierung der Therapieziele (Tab. 5.**6**). Die Therapie sollte bei den hohen Prioritäten beginnen und dann kontinuierlich in die niedrigeren Prioritäten übergehen. Die einzelnen Stufen müssen nicht vollständig abgeschlossen sein, damit auch Therapieziele der nächsten Stufe bearbeitet werden können, jedoch ist darauf zu achten, dass in der Bearbeitung der Therapieziele der vorangehenden Stufe wesentliche Fortschritte erreicht wurden. Sollten durch die Bearbeitung einer Stufe erneut ausgeprägte Schwierigkeiten in einer früheren Stufe auftreten, sollte auf diese frühere Stufe zurückgegangen werden. Die intensive Bearbeitung von komorbiden Erkrankungen wie beispielsweise Angsterkrankungen bei Patientinnen, die noch erhebliche Schwierigkeiten in ihrem Essverhalten zeigen, ist häufig nicht angebracht. Sie würde möglicherweise ihre Essprobleme sogar verschärfen.

Tabelle 5.**6** Hierarchie der Therapieziele

1.	Abwendung von Lebensgefahr
2.	Einbindung in ein Therapieprogramm
3.	Wiederaufbau eines angemessenen Essverhaltens
4.	Identifikation und Modifikation dysfunktionaler Kognitionen im Bereich Figur, Gewicht und Ernährung
5.	Aufbau von Verhaltensfertigkeiten (Selbstmanagement, Emotionsmanagement, soziale Kompetenz)
6.	spezifische Behandlung komorbider psychischer Störungen
7.	Unterstützung beim Erreichen individueller Ziele
8.	Transfer in den Alltag – Rückfallprophylaxe

Abwendung akuter Lebensgefahr

Bei Patientinnen mit hochgradigem Untergewicht, insbesondere bei einem BMI $< 12\ kg/m^2$, bedrohlichen medizinischen Komplikationen oder akuter Suizidalität steht die Abwendung akuter Lebensgefahr an der obersten Stelle in der Hierarchie der Therapieziele. Das Ziel der Abwendung der Lebensgefahr durch angemessene Ernährung sollte primär durch psychotherapeutische und pflegerische Maßnahmen sichergestellt werden. In Abhängigkeit von den Merkmalen der Situation sind aber auch medizinische Maßnahmen (z. B. Medikamente, Infusionen, enterale und parenterale Ernährung) angezeigt. Bei vitaler Gefährdung müssen diese Maßnahmen gegebenenfalls auch ohne Zustimmung der Patientin durchgeführt werden. Ein solches Vorgehen sollte jedoch äußerst restriktiv gehandhabt werden, auf den notwendigsten Zeitraum gekürzt sein und ausschließlich mit der Zielsetzung durchgeführt werden, das Überleben der Patientin zu sichern. Künstliche Ernährung über eine Sonde als Maßnahme zur Gewichtssteigerung bei einem nicht akut lebensbedrohlichen Zustand ist nicht sinnvoll. Der Versuch einer Bearbeitung von Hintergrundproblemen ist im Zustand akuter Lebensbedrohung fehlerhaft und kann eine zusätzliche Belastung darstellen.

Einbindung in ein Therapieprogramm

Eine kontinuierliche psychotherapeutische Behandlung kann als Einzeltherapie oder als Gruppentherapie erfolgen. Die Möglichkeit des Austauschs mit anderen Frauen und Männern, die an einer Essstörung erkrankt sind, ist für die Behandlung günstig. Für die Erarbeitung eines individuellen Fallkonzepts ist die Einzeltherapie notwendig. Eine Kombination beider Behandlungsformen bietet optimale Bedingungen. Für einen guten Therapieverlauf ist die Zusammenarbeit zwischen Patientin und Therapeuten von großer Wichtigkeit. Die Therapeuten haben die Aufgabe, sich gegenüber der Patientin als vertrauenswürdig und fachlich kompetent zu etablieren. Seitens der Patientin besteht die Notwendigkeit der Krankheitseinsicht und einer ausreichenden Handlungsorientierung zur Veränderung. Patientinnen, die über Krankheitseinsicht verfügen und Veränderungen wünschen, verfügen nicht immer automatisch über ausreichende innere Überzeugung, dass Veränderungen machbar sind. An dieser Stelle der Therapie wird Informationsvermittlung seitens der Therapeuten notwendig. Das Vorbild fortgeschrittener Patientinnen kann den Eindruck von „Machbarkeit" unterstützen. Wichtig ist die Selbstverpflichtung der Patientin, innerhalb eines konkreten Therapieprogramms an eigenen Therapiezielen zu arbeiten.

Wiederaufbau eines angemessenen Essverhaltens

Der Wiederaufbau eines angemessenen Essverhaltens beinhaltet eine strukturierte, regelmäßige Ernährung in Form von 3 Hauptmahlzeiten, ausgewogene Zusammensetzung der Ernährung aus Fetten, Eiweiß und Kohlenhydraten, Abbau von Verboten, Wiederaufbau der Vielfalt von Nahrungsmitteln und Zufuhr der individuell notwendigen Kalorienmenge. Der Wiederaufbau eines angemessenen Essverhaltens hat auch bei fehlender akuter Lebensgefahr eine sehr hohe Priorität und darf nicht vorzeitig zugunsten einer Bearbeitung von Hintergrundproblemen zurückgestellt werden. Im Zustand der Mangelernährung erfolgte Lernprozesse können nur schwer auf den normalgewichtigen Zustand übertragen werden. Regelmäßige Reduktion innerer Spannung durch Essanfälle oder Erbrechen verhindert das Erlernen anderer funktionalerer Methoden von Spannungsreduktion. Die Hoffnung, durch Lösung von Hintergrundkonflikten indirekt eine Normalisierung des Essverhaltens zu erreichen, erweist sich bei vielen Patientinnen als unzutreffend. Solange also Untergewicht, Essanfälle oder Erbrechen bestehen, muss dem Essverhalten ein entsprechender Anteil der Therapiezeit zugewiesen werden.

Identifikation und Modifikation dysfunktionaler Kognitionen im Bereich Figur, Gewicht und Ernährung

Nachdem die Basis eines wiederhergestellten Essverhaltens gegeben ist, kann die Behandlung in die nächste Prioritätenstufe übergehen, die sich mit den unmittelbar aufrechterhaltenden Bedingungen des gestörten Essverhaltens befassen.

Dysfunktionale Kognitionen im Bereich Figur, Gewicht und Ernährung behindern Patientinnen in der Gewichtszunahme und in der Veränderung ihres Essverhaltens. Identifikation und Veränderung dieser Kognitionen ist unumgänglich, damit ein günstigeres Essverhalten stabil beibehalten werden kann. An dieser Stelle sollten vorrangig dysfunktionale Kognitionen aus dem Bereich des Essverhaltens behandelt werden. Bei manchen Patientinnen kommt es zu einer erheblichen Generalisierung dysfunktionaler Bewertungen auch auf andere Verhaltensbereiche. Die Bearbeitung dieser Themen gehört zur Behandlung der komorbiden Störungen.

Aufbau von allgemeinen Verhaltensfertigkeiten (Selbstmanagement)

Bei der Aufrechterhaltung von Essstörungen sind Defizite in grundlegenden Verhaltensfertigkeiten von großer Bedeutung. Charakteristisch sind Defizite in Problemlösefähigkeiten, sozialer Kompetenz und der Regulation von Emotionen und innerer Spannung. Fehlende allgemeine Verhaltensfertigkeiten sind ein unmittelbarer aufrechterhaltender Faktor von gestörtem Essverhalten. Sie behindern auch die Behandlung spezifischer komorbider Störungen und sind deshalb in der Priorität vor ihnen angeordnet.

Problemlösefähigkeiten. Fehlende Problemlösetechniken sind eine Quelle von chronischer Anspannung bei vielen Patientinnen mit Essstörungen. Die Förderung der Problemlösefähigkeit der Patientinnen erfolgt über die Vermittlung und Einübung von Problemlösestrategien. Identifikation von problematischen Situationen, Entwicklung einer Veränderungsidee als Zieldefinition, Bestimmung der Mittel, die zur Zielerreichung eingesetzt werden, das Ausprobieren verschiedener Lösungsmöglichkeiten in Verhaltensexperimenten und die Überprüfung der Wirksamkeit der gewählten Lösungsstrategie.

Soziale Fertigkeiten. Defizite in sozialen Fertigkeiten sind ein häufiger Befund bei Patientinnen mit Essstörungen und tragen wesentlich zu der Überbetonung einer idealen Figur und eines idealen Gewichts als Voraussetzung für sozialen Erfolg bei. Die Einübung der sozialen Fertigkeiten kann besonders gut als gruppentherapeutische Maßnahme durchgeführt werden. Hier besteht ausreichend Möglichkeit zum Lernen am Modell, Durchführung von Verhaltensexperimenten mit anderen Gruppenmitgliedern sowie Rückmeldung zu den Erfolgen oder Verbesserungsideen. Auch in Einzelkontakten können soziale Fertigkeiten geübt werden. In solchen Fällen bietet sich das Aufsuchen von realen Situationen an.

Fallbeispiel

Eine schüchterne Schauspielerin

Die 25-jährige Frau J. stellt sich auf Drängen ihrer Eltern wegen ihrer Essstörung in einer universitären Spezialstation vor. Sie ist die älteste von 2 Töchtern. Der Vater ist Ingenieur, die Mutter ist Vorstandssekretärin. Das Familienklima ist wohlwollend bis ängstlich-überbehütend. Die Mutter ist sehr kulturell interessiert und bedauert es ständig, dass sie keinen Beruf in diesem Bereich ergriffen hat. Frau J. absolvierte das Abitur und begann ein Studium der Theaterwissenschaften. Das Studium findet sie faszinierend. Allerdings wird sie durch ihre seit der Kindheit bestehende Schüchternheit, Gehemmtheit, Angst vor Kritik und Angst vor öffentlicher Beachtung erheblich behindert, sodass sie ständig überlegt, das Studium abzubrechen. Um ihr Selbstwertgefühl zu stabilisieren, achtet sie sehr auf ihr Äußeres, kleidet sich gut, schminkt sich perfekt und hält regelmäßig Diät. Sie ist der Überzeugung, man könne ihr „jedes Gramm ansehen". Nach dem Umzug aus dem Elternhaus in eine Wohngemeinschaft beginnen Essanfälle, die sie durch mehrstündiges Training im Fitness-Studio oder durch Erbrechen ausgleicht. Bei einem der regelmäßigen Besuche zu Hause bemerkt die Mutter einen Essanfall mit anschließendem Erbrechen, spricht sie darauf an und drängt sie zu einer Therapie.
Im psychischen Befund ist Frau J. zunächst zurückhaltend, dann freundlich kooperativ, in Stimmung und Affekt leichtgradig ängstlich, Störung der Impulskontrolle mit Essanfällen. Bei der körperlichen Untersuchung findet sich Normalgewicht mit 59 kg bei 1,69 m (BMI 20,6 kg/m^2). Es besteht eine leichte Schwellung der Ohrspeicheldrüsen und Zungengrundspeicheldrüsen. EKG und Routinelabor sind unauffällig.

Erläuterung: Die Bulimia nervosa bei Frau J. steht in enger Wechselwirkung mit ihren Defiziten im Bereich der sozialen Kompetenz. Neben der Ernährungsrehabilitation ist deshalb ein Aufbau von sozialen Fertigkeiten zentrales Therapieelement. Die Prognose ist unter diesen Umständen günstig. Die Behandlung kann ambulant erfolgen. Der Vorteil der stationären Behandlung besteht in den gruppentherapeutischen Angeboten, von denen Patientinnen mit selbstunsicheren Verhaltensweisen besonders profitieren.

Emotionsmanagement. Patientinnen mit Essstörungen leiden häufig unter unangenehmen emotionalen Spannungszuständen. Insbesondere bulimisches Essverhalten hat eine unmittelbare Rolle in der Spannungsreduktion. Das Erlernen eines adäquaten Umgangs mit Emotionen ist für Patientinnen mit Essstörungen deshalb von großer Bedeutung für die Bewältigung der Erkrankung. Emotionsmanagement beinhaltet die Identifikation von Emotionen, die Fähigkeit, sie als angemessen oder unangemessen für eine bestimmte Situation zu identifizieren, den Emotionsausdruck und auch die Kompetenz, in einigen Situationen entgegen der eigenen Emotion zu handeln, um ein bestimmtes Ziel zu erreichen. Emotionsmanagement ist auch eine wichtige Vorbereitung für die spezifische Behandlung von komorbiden Angsterkrankungen.

Stressmanagement. Gestörtes Essverhalten dient auch der kurzfristigen Bewältigung von Belastungssituationen. Da diese Funktion bei Symptomreduktion nicht mehr zur Verfügung steht, ist es für die Aufrechterhaltung des Therapieerfolgs von unmittelbarer Bedeutung, neue Stressbewältigungsfähigkeiten zur Verfügung zu haben. Stressmanagement beinhaltet das Erlernen von kurzfristigen und langfristigen Stressbewältigungsstrategien, Erhöhung von Stresstoleranz und Nutzung von sozialer Unterstützung in der Stressbewältigung.

Behandlung von komorbiden psychischen Störungen

Essstörungen gehen mit hoher Komorbidität einher. Das Bestehen einer oder mehrerer weiterer Erkrankungen verschlechtert die Behandlungsprognose der Patientinnen. Anorektisches oder bulimisches Verhalten wird häufig eingesetzt, um aversive Emotionen, die von komorbiden Störungen ausgehen, abzuschwächen. Aufgrund dieser Funktionalität verschlechtert das Fortbestehen von komorbiden Störungen die Langzeitprognose. Eine effektive Behandlung der Essstörung selbst führt zwar häufig zu einer erheblichen Reduktion der Symptombelastung, insbesondere im Bereich Depressivität. Spezifische weitere Störungen, wie agoraphobe Symptomatik, Substanzmissbrauch oder Selbstverletzungen, werden jedoch durch eine erfolgreiche Behandlung der Essstörung meist nur wenig beeinflusst. Die gesonderte Behandlung der komorbiden Erkrankungen ist deshalb erforderlich. Die größte Relevanz haben Angststörungen, Persönlichkeitsstörungen, Substanzmissbrauch, affektive Störungen und somatoforme Störungen.

Transfer in den Alltag – Unterstützung beim Erreichen individueller Ziele

Viele Patientinnen konnten aufgrund ihrer Erkrankung schulische und berufliche Ziele nicht verwirklichen. Bevor sie ihre Therapien beenden, benötigen sie die Unterstützung in der Wiederaufnahme ihrer früheren Aktivitäten. Zusätzlich ist auch sicherzustellen, dass sie die Erfolge der Therapie langfristig in ihren Alltag integriert haben.

Fortführung der schulischen oder beruflichen Ausbildung und Wiedereingliederung in den Beruf. Die Kontaktaufnahme mit der Schule oder der Arbeitsstelle sollte während der Behandlung so zeitig erfolgen, dass Patientinnen bei Bedarf die Gelegenheit wahrnehmen können, die Einrichtungen aufzusuchen, um ihre Erfahrungen in der Therapie auszuwerten. Wenn sie weitere Unterstützung benötigen, kann diese vor der Beendigung der Therapie erfolgen.

Wiedereingliederung in soziale Beziehungen. Durch die Essstörung sind bei vielen Patientinnen frühere Sozialkontakte zerbrochen, Partner- oder Familienkonflikte entstanden, angemessene Freizeitgestaltungen wurden aufgegeben. Durch die Einbeziehung von Partnern und Familienangehörigen in die Therapie können alte Konflikte ausgeräumt werden und neue Formen der Kommunikation und auf das Essverhalten bezogene Veränderungen ausgehandelt werden.

Transfer in ein anderes Therapiesetting

In einigen Gegenden Deutschlands besteht ein sehr gutes Netzwerk für die ambulante Versorgung der Patientinnen mit Essstörungen. Ärzte und psychologische Psychotherapeuten übernehmen die ambulante Nachbetreuung der Patientinnen, die aus den stationären Einrichtungen kommen. Einige Patientinnen haben vor der stationären Behandlung mit der ambulanten Therapie begonnen und gehen jetzt zur Weiterbehandlung zurück. Die gute Zusammenarbeit zwischen ambulant und stationär tätigen Ärzten und Psychologen trägt zu positiven Therapieergebnissen bei.

Kontaktaufnahme mit einer Selbsthilfegruppe. Die Teilnahme an Selbsthilfegruppen gibt den Patientinnen die Gelegenheit, sich mit anderen essgestörten Frauen und Männern auszutauschen. Auch zum Aufbau eines tragenden sozialen Unterstützungssystems kann die Mitwirkung in einer Selbsthilfegruppe nützlich sein.

Umzug in eine therapeutische Wohngemeinschaft. Patientinnen mit ungünstigen Bedingungen im sozialen Umfeld oder hohem Bedarf an Strukturierung und sozialer Unterstützung benötigen nach dem Abschluss einer stationären Therapie

Strukturierung, Schutz und intensive Begleitung in problematischen Situationen. Bewährt haben sich hier therapeutische Wohngruppen. Der Umzug in eine therapeutische Wohngemeinschaft ist hilfreich, um eine Brücke zwischen ambulanter und stationärer Betreuung zu bauen. Sie sollte frühzeitig geplant werden. Bei ausgeprägten Problemen im sozialen Umfeld sollte der Übergang direkt erfolgen.

5.3 Behandlungsmaßnahmen und Therapietechniken

5.3.1 Aufbau und Gestaltung einer günstigen therapeutischen Beziehung

Patientinnen mit Essstörungen benötigen eine therapeutische Beziehung, die von Akzeptanz, Hoffnung auf Veränderung, Wertschätzung und emotionaler Wärme getragen ist. Gleichzeitig ist kritische Wachsamkeit, langfristiges und konsequentes Planen und Handeln erforderlich. Der Umgang mit Patientinnen mit Essstörungen kann für Ärzte aufgrund von verschiedenen Faktoren außerordentlich belastend sein. Bei Patientinnen mit Anorexia nervosa ist es notwendig, sich mit drohenden Gesundheitsschädigungen oder Tod auseinanderzusetzen. Wenn zusätzlich eine Cluster-B-Persönlichkeitsstörung besteht, können emotionale Instabilität und Impulsivität die therapeutische Beziehung belasten. Bei Patientinnen mit einer Cluster-C-Persönlichkeitsstörung kann sich eine durch dependente oder selbstunsichere Verhaltensweisen bestimmte therapeutische Beziehung entwickeln. Die Beziehung ist dann atmosphärisch gut, aber nicht von einem wirklichen Arbeitsbündnis getragen. Wenn Patientinnen mit Binge-Eating-Störung bei der Gewichtskontrolle und bei angemessenem Bewegungsverhalten Misserfolge haben, wirkt das auch entmutigend auf die beteiligten Therapeuten. Eine Gefährdung der therapeutischen Beziehung bei schwierigen Patientinnen entsteht aus einem Pendeln der Behandler zwischen dichotomen Positionen. Ein typisches Beispiel aus der Behandlung einer Patientin mit Anorexia nervosa ist es, dass zunächst Versuche mit Zwangsernährung unternommen werden, nach dem Scheitern dieser Maßnahme das Thema Ernährung aber völlig vernachlässigt wird. Von Patientinnen wird ein derartiges Therapeutenverhalten als belastend und als Eingeständnis von Hilflosigkeit erlebt. Sie fühlen sich allein gelassen und hoffnungslos.

Therapeuten-Test. Patientinnen führen häufig einen „Therapeuten-Test" durch, bevor sie sich auf eine therapeutische Beziehung einlassen. Wichtig aus der Sicht der Patientinnen ist es, Ärzte und Psychotherapeuten zu haben, die nicht nur empathisch sind, sondern auch Fachwissen im Bereich der Essstörungen haben, durch die Symptomatik nicht übermäßig erschreckt werden und nicht überreagieren.

Validierung. Ein wichtiger Aspekt der Gestaltung der Therapiebeziehung ist es, Validierungsstrategien und Veränderungsstrategien ins Gleichgewicht zu bringen. Validierung heißt, das Leid der Patientinnen anzuerkennen, es insbesondere nicht als modische Torheit, schlechte Angewohnheit oder Faulheit abzutun. Validierung heißt auch, die Schwierigkeit der Veränderung des Essverhaltens und anderer Verhaltensbereiche zu kennen und anzuerkennen. Aus therapeutischer Sicht günstige Verhaltensveränderungen bei Patientinnen mit Essstörungen sind für diese häufig nicht mit unmittelbarer Verbesserung des Wohlbefindens verbunden. Gewichtszunahme bei Anorexia nervosa oder das Unterlassen von Essanfällen können aus der Sicht der Patientinnen zunächst mit einer erheblichen Zunahme von innerer Spannung und Ängsten vor Kontrollverlust erkauft sein. Dies vorauszusagen, ist für die Beziehung erheblich günstiger, als den Standpunkt einzunehmen, „essen Sie regelmäßig, dann wird alles gut".

Aktives Vorgehen. Die Anerkennung des Leidens und der Schwierigkeit der Veränderung darf nicht zu einem statischen, übervorsichtigen, schonenden Verhalten des Therapeuten führen. In der Behandlung von Essstörungen ist es Aufgabe des Therapeuten, auf die Notwendigkeit bestimmter Veränderungen aktiv hinzuweisen und auf Veränderungen hinzuwirken, auch wenn diese aus der Sicht der Patientin zunächst aversiv sind.

Verheimlichung. Unzutreffende Angaben über Essverhalten oder Verheimlichung von Symptomatik sind ein häufiges Problem bei Patientinnen mit Essstörungen. Patientinnen mit Anorexia nervosa bagatellisieren das Ausmaß ihres restriktiven Essverhaltens und ihrer körperlichen Aktivität. Gegensteuerndes Verhalten wie Erbrechen oder Abführmittelmissbrauch bei Bulimia nervosa wird schamhaft verschwiegen. Patientinnen mit Binge-Eating-Störung „vergessen" häufig, konsumierte Nahrungsmittel aufzuschreiben. Es ist wichtig, die Schwierigkeiten, sich mit diesen Themen zu offenbaren, zu validieren, gleichzeitig aber das Verheimlichen von Symptomatik als therapiebehinderndes Verhalten zu markieren. Es ist nicht sinnvoll, in Verheimlichung automatisch ein Zeichen von schlechter therapeutischer Beziehung zu sehen oder gekränkt zu reagieren. Es kann nicht die Aufgabe von Ärzten und Psychotherapeuten sein, wie Detektive nach Heimlichkeiten zu suchen. Offensichtliche Diskrepanzen in Informationen sollten aber unverzüglich angesprochen werden, beispielsweise ausbleibende Gewichtszunahme bei scheinbar ausreichender Kalorienzufuhr im Ernährungstagebuch.

5.3.2 Anleitung der Patientinnen zu Selbstmanagement

Selbstmanagement bezeichnet die Fähigkeit eines Menschen, sein eigenes Verhalten durch die Anwendung konkreter und bewusster Strategien zu steuern und zu verändern. Selbstmanagement umfasst Prozesse der Selbstregulation und Prozesse der Selbstkontrolle. Selbstregulation beinhaltet die Fähigkeit, das eigene Verhalten so zu steuern, dass es zielorientiert und wirkungsvoll wird. Das Verhalten wird damit in Richtung der persönlichen Ziele ausgerichtet. Selbstkontrolle ermöglicht, kontrollierende Verhaltensweisen einzusetzen, Handlungsimpulse auszuwählen und zu steuern. Die Befähigung zur Selbstregulation beinhaltet die Unterstützung der Patientin bei der Identifikation ihrer Ziele und die Vermittlung der notwendigen Fertigkeiten, die zur Zielerreichung erforderlich sind. Selbstregulation setzt dabei Prozesse der Selbstbeobachtung, Selbstbewertung und Selbstverstärkung voraus. Selbstkontrolle ist ein Spezialfall der Selbstregulation und kennzeichnet das Unterbrechen einer gewohnheitsmäßig ablaufenden Verhaltenskette. Selbstkontrolle bedeutet: einer Versuchung zu widerstehen und aversive Situationen, wie zum Beispiel unangenehme Spannung, aushalten zu können. Selbstregulation und Selbstkontrolle sind in der psychotherapeutischen Behandlung von Essstörungen von großer Wichtigkeit (Kanfer et al. 1996). Die Fähigkeit von Selbstmanagement bei Essstörungen wird unterstützt durch Wissensvermittlung über die Erkrankung, die Therapiemöglichkeiten und den Therapieablauf sowie durch das Training von sozialer Kompetenz und Problemlösefertigkeiten. Hilfreich ist eine therapeutische Haltung, die nachhaltige, von den Patientinnen selbst getragene, Verhaltensveränderungen betont.

5.3.3 Informationsvermittlung über den Therapieablauf

Sowohl im stationären wie im ambulanten Bereich ist es wichtig, die Patientin über die Rahmenbedingungen der Therapie zu informieren: zeitliche Abläufe und Termine, Abfolge der Behandlungsmodule, Ziele der Behandlungsmodule, Erwartungen des therapeutischen Teams an die Patientin, Möglichkeiten der Unterstützung durch das therapeutische Team, insbesondere in Krisensituationen, allgemeine Spielregeln der Station oder der ambulanten Behandlung. Abschließend überprüft der Therapeut, ob die Patientin alle Informationen verstanden hat und zur Zusammenarbeit bereit ist. Diese Phase der Informationsvermittlung ist wichtig, da sie Unsicherheiten in der Anfangsphase der Therapie reduziert, Vorstellungen oder Ängste aus anderen Behandlungen revidiert und Missverständnisse über die Zusammenarbeit oder bezüglich der allgemeingültigen Regeln vermeidet. Bereits an dieser Stelle werden untergewichtige Patientinnen auch über die notwendig werdenden Gewichtsvereinbarungen informiert. Einige Patientinnen haben große Angst vor einer Gewichtszunahme und versuchen „Sonderregelungen" auszuhandeln. In der Praxis hat es sich jedoch nicht bewährt, auf diese Wünsche allzu bereitwillig einzugehen. Es ist sinnvoll, für die Ängste der Patientinnen an dieser Stelle Verständnis zu zeigen, aber gleichzeitig auf der Einhaltung der Standards zu bestehen.

5.3.4 Expertin in eigener Sache

Ein vorrangiges Ziel des Moduls Selbstmanagement ist, Patientinnen zu Expertinnen in eigener Sache auszubilden und das vorhandene Fachwissen mit ihnen zu teilen. Mündige, ernst genommene und gleichberechtigte Patientinnen ermöglichen eine bessere und konfliktärmere therapeutische Zusammenarbeit. Wissen über die Essstörung ist eine wichtige Grundlage für Selbstregulation und Selbstkontrolle. Für Patientinnen mit einer nur leicht ausgeprägten Essstörung kann Informationsvermittlung bereits eine ausreichende Intervention darstellen. Für die Therapie der Essstörung sind folgende Themen von besonderer Wichtigkeit:

Leide ich wirklich an einer Essstörung? Ähnlich wie Experten über Diagnostik nachdenken, fragen sich auch Patientinnen: Was habe ich wirklich? Und sie stellen verschiedene Hypothesen auf und möchten zugehörige Fragen beantwortet haben.

Ist der Schweregrad überhaupt ausreichend, um von einer Erkrankung zu sprechen? Übertreibe ich oder bilde ich mir alles nur ein? Bin ich einfach nur so dünn, wie die Mode es erfordert? Wende ich einfach nur „etwas unfaire", aber letztlich harmlose Methoden an, um mich in dem Wettkampf um Schlankheit zu behaupten? Esse ich einfach zu viel? Müsste ich mich einfach mehr zurückhalten? Solche Fragen stellen sich Patientinnen selbst dann, wenn sie nach außen sichtbar schwer krank sind. An dieser Stelle ist es wichtig, mit der Patientin zu erarbeiten, welche diagnostischen Kriterien erfüllt sind und welche nicht. Das allgemeine Kriterium der psychosozialen Funktionsbeeinträchtigung durch eine Störung kann am individuellen Beispiel deutlich gemacht werden. Es ist sinnvoll, die Einschätzung des Schweregrads transparent zu machen und, wenn es sich um einen diagnostischen Grenzfall handelt, dies klar zu benennen. Eine stationäre Behandlung in einer spezialisierten Abteilung kann hier deutliche Vorteile haben. Ähnlich wie Experten, lernen auch Patientinnen durch Vergleich mit Mitpatientinnen, ihre Situation präziser einzuschätzen.

Habe ich nicht etwas anderes? Bin ich vielleicht zu dumm, um meine Lebensprobleme zu lösen? Oder zu faul oder zu verwöhnt, um mich richtig anzustrengen? Leide ich vielleicht unter einer Depression? Ist das alles eine Folge eines sexuellen Traumas? Leide ich an einer Nahrungsmittelallergie? Ist mein Übergewicht ein genetisches Schicksal? Vielleicht sind meine Hormone nicht in Ordnung? Auch hier ist es sinnvoll, genau die vorhandenen Befunde zu diskutieren und am Einzelfall die Abgrenzung zwischen krankheitsbedingter und motivationsbedingter Einschränkung der Handlungskontrolle zu erarbeiten. Die vorhandenen Befunde und die differenzialdiagnostischen Überlegungen sind genau zu erläutern. Es ist sinnvoll, gegebenenfalls Unschärfen in der Abgrenzung oder Unsicherheiten in der Zuordnung von Befunden offen zu legen.

Wie kommt es zu einer Essstörung? Die genaue Ätiologie von Essstörungen ist unbekannt. Es ist intellektuell unredlich, gegenüber Patientinnen ein solches Wissen vorzutäuschen. Plausible Modelle zu Entstehung und insbesondere Aufrechterhaltung von Essstörungen sind jedoch hilfreich für Patientinnen und Therapeuten und tragen zu einem Gefühl von Kontrolle und Erfolgserwartung wesentlich bei (Abb. 5.**1**).

Sinnvoll ist es, mit dem Teufelskreis der Aufrechterhaltung von Essstörungen zu beginnen. Das heißt, bei Anorexia nervosa und Bulimia nervosa zu erklären, wie restriktives Essverhalten zu einem Mangelernährungszustand, zu einem Gefühl von bedrohter Kontrolle über das Essverhalten, Figur und Gewicht, gegebenenfalls Essanfällen, zu kognitiver Einengung und letztlich zu vermehrten Anstrengungen, Diät zu halten, führen kann. Besonders wichtig ist es, am individuellen Fall zu erarbeiten, was dem ersten Essanfall vorausging und was die persönlichen Folgen des restriktiven Essverhaltens sind. Bei der Binge-Eating-Störung ist der Teufelskreis zwischen Gewichtszunahme, verschlechterter Sättigungswahrnehmung, verschlechtertem Selbstwertgefühl, Resignation, Bewegungsarmut und weiterer Gewichtszunahme zu erläutern.

An zweiter Stelle sollten die allgemeinen Risikofaktoren besprochen werden, und zwar intrapsychische Risikofaktoren, wie niedriges Selbstwertgefühl, geringe soziale Kompetenz oder psychiatrische Vorerkrankungen, körperliche Risikofak-

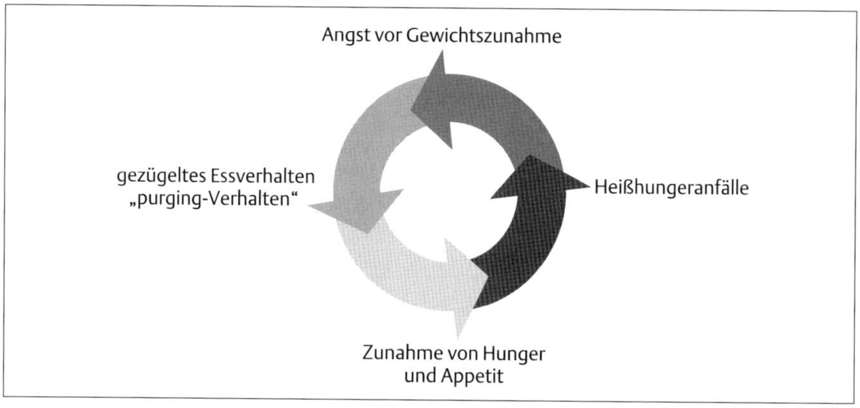

Abb. 5.**1** Aufrechterhaltende Faktoren bei Essstörungen.

toren, wie vorbestehendes Übergewicht oder Bewegungsarmut, Risikofaktoren in der familiären Umwelt wie Gewalt, Missbrauch, Vernachlässigung, Überbehütung, hohe Leistungserwartungen, schwere körperliche oder seelische Erkrankungen in der Ursprungsfamilie sowie gesellschaftliche Risikofaktoren und Risikofaktoren in der beruflichen oder sozialen Umwelt, wie Erwartungen an Figur und Gewicht. Neben der allgemeinen Darstellung sollte gemeinsam erarbeitet werden, welche Risikofaktoren bei der Patientin persönlich zutreffen.

Was ist ein gesundes Gewicht? Im Assessment wird aus Körpergröße und Gewicht der persönliche BMI errechnet und anhand der dort gegebenen Grenzwerte eingeordnet. Es ist wichtig, das Ergebnis und das angestrebte Zielgewicht mit der Patientin genau zu diskutieren. Es ist zu erläutern, dass die Referenzwerte durch Ermittlung des zugeordneten Sterblichkeits- und Krankheitsrisikos bestimmt wurden und dass Alter und sportliche Aktivität wesentliche Einflussfaktoren sind. Manche Patientinnen haben sehr rigide Vorstellungen darüber, was ein passendes Gewicht ist: Sie vertreten beispielsweise die Ansicht, dass nur ein BMI von 17 oder 18 kg/m^2 akzeptabel ist. Dagegen steht aber die große Variabilität der Konstitution bei gesunden Frauen und Männern. Während bei Patientinnen mit Anorexia nervosa das vereinbarte Gewichtsziel immer im Normalbereich liegen sollte, können übergewichtige Patientinnen bereits vom Erreichen begrenzter Gewichtsziele gesundheitlich sehr profitieren. Es ist für die Patientinnen hilfreich, die Grundzüge der Gewichtsregulation zu verstehen, um übertriebenes Kontrollverhalten zu reduzieren (Arbeitsblatt **1**).

Körperliche Folgen von Essstörungen. Die körperlichen Folgen von Mangelernährung, Erbrechen, Abführmitteln und Übergewicht sollten (beispielsweise unter Verwendung der Arbeitsblätter **2** und **3 a, b**) detailliert benannt werden. Die für die Patientin wahrscheinlichen Folgen sollten individuell erarbeitet werden. Es ist ratsam, weder zu bagatellisieren, noch zu dramatisieren, sondern Eigenverantwortung zu fördern. Der Veränderungsprozess wird eher durch eine kühle Veränderung der Kosten-Nutzen-Rechnung beeinflusst als durch die abschreckende Wirkung der Folgen.

Was ist gesunde Ernährung? Konventionelle Ernährungsberatung ist häufig defizit- und vermeidungsorientiert (z. B. Vermeidung von Cholesterin). Bei essgestörten Patienten ist es dagegen wichtig, eine positive Vision von gesunder Ernährung in den Vordergrund zu stellen (Arbeitsblatt **4**). Gesunde Ernährung kann als ausgewogen, vielfältig, kalorisch angemessen und strukturiert beschrieben werden. Ausgewogenheit bezieht sich auf das Verhältnis der Makronährstoffe, Vielfalt meint die Nutzung einer breiten Palette von Nahrungsmitteln (im Gegensatz zu einer ausgedehnten „schwarzen Liste"). Kalorische Angemessenheit bedeutet eine Ernährung, die ein Gewicht im Normalgewicht stabilisiert oder Abweichungen nach unten oder oben in einem angemessenen zeitlichen Bereich ausgleicht. Zeitliche Strukturierung bedeutet das Einhalten von 2 – 3 Hauptmahlzeiten und maximal 2 Zwischenmahlzeiten (im Gegensatz zu kontinuierlichem, unstrukturierten Essen oder Essen zu unangemessenen Zeiten, wie beispielsweise nachts).

An welchen Punkten kann die Therapie bei mir ansetzen? Die Patientinnen benötigen ein sinnvolles Modell von therapeutischen Abläufen. Die Erwartung: „Die Essstörung wird irgendwie weggehen, wenn ich lange genug geredet habe", die bei vielen Patientinnen besteht, ist nicht hilfreich. Als konkrete Ansatzpunkte können das Wiedererlernen eines angemessenen Essverhaltens, das Überprüfen von eigenen Einstellungen, Regeln und Erwartungen, das Erlernen von Problemlösefähigkeiten und der Erwerb von Fertigkeiten im Bereich Spannungsregulation und sozialer Kompetenz benannt werden. Bei der Auswahl der Ansatzpunkte ist die Hierarchie der Therapieziele zu beachten. Es ist wichtig, der Patientin zu vermitteln, dass ausreichende Fortschritte im Bereich Gewicht und Ernährung, den Erwerb von Grundkompetenzen, die Bearbeitung von Hintergrundproblemen und die Behandlung von komorbiden Störungen wesentlich aussichtsreicher werden lassen. Abhängig von der individuellen Situation und dem Stadium der Therapie, in dem sich die Patientin befindet, kann dann eine Schwerpunktsetzung erfolgen.

Arbeitsblatt **1** Wie reguliert der Körper sein Gewicht?

Der menschliche Organismus reguliert sein Gewicht im wesentlichen automatisch.

Hierzu dient ein (noch nicht völlig erforschtes) komplexes System von Signalen, das dem Gehirn Rückmeldung über die vorhandenen Energiereserven und über die aktuelle Energiezufuhr gibt. Das Gehirn integriert diese Signale und steuert sowohl den Verbrauch (Erhaltungsbedarf, Grundumsatz, Bewegung, Fortpflanzung) als auch die Zufuhr von Nährstoffen. Was und wie viel wir essen, wird nur kurzfristig von der Situation bestimmt, also beispielsweise davon, wie attraktiv uns eine bestimmte Speise erscheint. Langfristig wird die Zufuhr durch Veränderungen des Appetits meist genau auf den Bedarf angepasst.

Ein „Idealgewicht" gibt es nicht.

Vielmehr ist der Bereich, in dem das menschliche Gewicht reguliert wird und der mit optimaler Gesundheit verbunden ist, relativ breit. Ein gesundes Gewicht liegt im Alter von 20–34 Jahren zwischen einem Körpermasseindex (BMI) von 19–25 kg/m^2 und ab dem Alter von 35 Jahren zwischen 21 und 27 kg/m^2. Erst grobe Abweichungen von diesem Bereich sind mit ernsthaften Gesundheitsgefahren verbunden. Ein Rechenbeispiel: Das gesunde Gewicht einer 25-jährigen Frau mit 1,70 m liegt zwischen 55 und 72 kg.

Der Steuerungsmechanismus des Körpergewichts ist auch in Zeiten des Nahrungsmittelüberflusses erstaunlich robust.

Die große Mehrheit der Menschen kann auch unter diesen Umständen ohne Kontrollaufwand ihr Gewicht in einem gesunden Bereich halten. Diese Beobachtung wird durch das Konzept des „regulierten Gewichtes" oder des „Setpoint" beschrieben. Es gibt in Deutschland eine leichtgradige Zunahme der Häufigkeit von Übergewicht, die im Wesentlichen durch Fehlen von körperlicher Betätigung, unausgewogene Ernährung (insbesondere extrem fetthaltige oder zuckerhaltige Nahrung) und durch genetische Faktoren erklärt werden kann.

Ein gefährlicher Irrtum kann es sein, als Normalgewichtiger durch Fasten späterem Übergewicht vorbeugen zu wollen.

Ständig gesteigerte Selbstkontrolle und Einschränkung der Ernährung ist im besten Fall folgenlos. Studien zeigen, dass Menschen mit ständig gezügeltem Essverhalten durchschnittlich kein niedrigeres Gewicht erreichen, als Menschen mit spontanem Essverhalten. Im schlechtesten Fall kann Fasten, über eine Absenkung der aktiven Körpermasse und des Grundumsatzes, die Entwicklung von Übergewicht erst herbeiführen oder den Einstieg in eine gesundheitsgefährdende Essstörung bedeuten. Häufige Gewichtsschwankungen sind gesundheitlich gefährlicher als leichtgradiges Übergewicht.

Arbeitsblatt **2** Folgen von Untergewicht und gezügeltem Essverhalten

Der menschliche Körper passt sich an Hungerzeiten an, indem er „auf Sparflamme" schaltet. Durch Einschränkungen des Stoffwechsels wird der Energieverbrauch so niedrig wie möglich gehalten. Dadurch können Menschen auch längere Hungerperioden überleben. Diese Anpassungsvorgänge sind aber mit subjektiver Beeinträchtigung verbunden und können langfristig die Gesundheit und Funktionsfähigkeit der Organe ungünstig beeinflussen. Die folgenden Veränderungen können bei Anorexia nervosa und bei Bulimia nervosa auftreten:

Hormone und Stoffwechsel

- verminderte Funktion der Schilddrüse
- verminderte Funktion der Fortpflanzungsorgane mit Ausbleiben der Monatsblutung bei der Frau, Impotenz beim Mann und Unfruchtbarkeit bei beiden Geschlechtern
- verminderte Ausschüttung von Wachstumshormon mit vermindertem Längenwachstum bei Heranwachsenden
- Störung des Mineralstoffwechsels mit Mangel von Kalium oder Phosphat

betroffene Organe

- Muskelschwäche
- Herzmuskelschwäche mit Gefahr von Herzrhythmusstörungen
- Knochendichteminderung (Osteoporose)
- Nierenschäden
- Wassereinlagerung in den Beinen oder am Rücken
- Volumenminderung des Gehirns
- Zahnschäden (beeinträchtigter Aufbau)
- Verlangsamung der Darmtätigkeit

subjektive Beschwerden

- Kälteempfindlichkeit, leichtes Frieren
- Hitzeempfindlichkeit
- langsamer Puls, niedriger Blutdruck, Schwindelgefühl
- Konzentrationsmangel
- Verstopfung

Arbeitsblatt **3 a** Folgen von Erbrechen und Abführmittelmissbrauch

a Folgen von Erbrechen und Abführmittelmissbrauch
Erbrechen und Abführmittelmissbrauch führt zu Verlusten von Nährstoffen und auch zum Verlust von Flüssigkeit und Mineralstoffen. Sie greifen in den Säure-Basen-Haushalt des Organismus ein und können hierdurch zu Organschäden führen. Organschäden werden auch durch die Wirkung von Säure auf die Speiseröhre und den Mundraum ausgelöst. Folgende Wirkungen können sich zusätzlich zu den Folgen von Mangelernährung einstellen:

Betroffene Organe

- Zahnschäden (durch Säure)
- Entzündung der Ohrspeicheldrüsen und Zungenspeicheldrüsen (Hamsterbacken)
- Verätzungen und Einrisse von Speiseröhre und Magen
- Nierenschäden (hypokaliämische Nephropathie)
- Herzrhythmusstörungen (Kaliummangel)

Arbeitsblatt **3 b** Folgen von Übergewicht und Überernährung

b Folgen von Übergewicht und Überernährung
Überschüssige Energie wird vom menschlichen Organismus eingelagert. Das hat in Zeiten von jahreszeitlichem Nahrungsmangel Vorteile, kann aber langfristig den Organismus erheblich belasten. Folgende Veränderungen können auftreten:

Hormone und Stoffwechsel

- Zuckerkrankheit
- Fettstoffwechselstörung
- vermehrte Ausschüttung von Stresshormonen
- Zyklusstörungen (polyzystische Ovarien), Unfruchtbarkeit

Organsysteme

- Überlastung des Bewegungsapparats mit Schmerzen, Gelenkschäden, Bandscheibenschäden
- Bluthochdruck, Herzinsuffizienz, Herzinfarkt, Schlaganfall
- Gallensteine, Fettleber
- Störung der Atmung im Schlaf (Schlafapnoe)

Arbeitsblatt **4** Was ist ausgewogenes und vielfältiges Essverhalten?

Für unseren Körper ist es am besten, ausgewogen und vielfältig zu essen.

Das bedeutet, die natürliche Vielfalt der vorhandenen Nahrungsmittel auszukosten und bestimmte Proportionen zwischen den Nährstoffen (Kohlenhydrate, Fett, Eiweiß) und den großen Nahrungsmittelgruppen (Nährmittel, Gemüse, Obst, Milchprodukte, Fleisch, Fisch, Fette und Öle) einzuhalten. Eine gesunde Ernährung setzt sich zu etwa 50% aus Kohlenhydraten, zu etwa 35% aus Fett und zu 15% aus Eiweiß zusammen. Dieses Ziel wird dadurch erreicht, dass der größte Anteil der Nährstoffzufuhr durch Nährmittel (Brot, Nudeln, Kartoffeln, Reis) abgedeckt wird. An zweiter Stelle sollten Gemüse und Obst, an dritter Stelle Milchprodukte, Fisch und Fleisch stehen. Eine ausgewogene Mahlzeit sollte aus mindestens 3 Nahrungsmittelgruppen zusammengesetzt sein, könnte also beispielsweise aus Kartoffeln, Zucchini und Fleisch oder aus Haferflocken, Milch und einer Banane bestehen.

Diese Ausgewogenheit stellt sich bei den meisten Menschen spontan ein, wenn sie ihrem Appetit folgen.

Denn Essverhalten ist das Resultat eines Ablaufs im Gehirn, bei dem Körpersignale (Informationen über Verbrauch und Vorrat an bestimmten Nährstoffen, Geschmackseigenschaften von Nahrungsmitteln) und Lernerfahrungen mit Nahrungsmitteln (z. B. Befinden nach Verzehr) integriert werden und unseren Appetit steuern. Studien zeigen, dass Kleinkinder, denen ein vielfältiges Nahrungsangebot gemacht wird, die empfohlenen Proportionen fast exakt einhalten. Bei Menschen, die an einer Essstörung leiden, ist es allerdings erforderlich, ein ausgewogenes Essverhalten wiederzuerlernen und die natürliche Vielfalt und Lust am Essen wiederzuentdecken.

Ein Hemmnis auf dem Weg zu einer gesunden Ernährung ist die (schwarzweiße) Einteilung von Nahrungsmitteln in „gesund" und „ungesund".

Dabei wird übersehen, dass es kein prinzipiell ungesundes Nahrungsmittel gibt, allenfalls ungesunde Proportionen. Eine vermeintlich gesunde Ernährung, die über Monate hinweg beispielsweise ausschließlich aus Vollkornbrot und Magerjoghurt besteht, löst zu Recht Langeweile und Widerwillen aus. Vermeidung von vermeintlich ungesunden Nahrungsmitteln wie Schokolade oder Sahne kann dazu führen, dass wir uns in der Fantasie ausführlich mit diesen Speisen beschäftigen und zu Heißhungeranfällen neigen. Ausgewogenes und vielfältiges Essen ist ein Grundelement gesunder Lebensführung und ein wichtiger Schutz vor Essanfällen.

5.3.5 Ernährungsmanagement – Nutritional Management

Das Nutritional Management fasst alle Maßnahmen zusammen, die direkt auf die Wiederherstellung einer angemessenen Nahrungszufuhr zielen und eine Normalisierung der psychobiologischen Situation, die durch Anpassung an Mangelernährung oder an Überernährung charakterisiert ist, anstreben. Das Spektrum der Maßnahmen reicht von Ernährungsberatung bis zu stationärer Therapie mit intensivmedizinischen Maßnahmen. Eine stationäre Therapie ist meist unumgänglich, wenn der BMI 15 kg/m^2 unterschreitet (beispielsweise, wenn das Körpergewicht unterhalb von 39 kg bei 1,65 m Körpergröße liegt), und wenn eine ernsthafte komorbide Störung oder medizinische Komplikationen vorhanden sind. Sowohl ambulante wie stationäre Behandlungsprogramme erfordern Personal, das im Umgang mit essgestörten Patientinnen geschult und geübt ist, sich unterstützend und ermutigend verhält und eine vertrauensvolle therapeutische Beziehung mit den Patientinnen und ihren Angehörigen eingeht.

Essprotokolle

Das Beobachten und Protokollieren des pathologischen Essverhaltens sind Grundlagen der Behandlung und bereits die ersten Veränderungsinterventionen. Im Sinne von Selbstmanagement befinden wir uns bei Grundlagen der Selbstregulation. Die genaue Selbstbeobachtung richtet die Aufmerksamkeit der Patientin auf ihr Essverhalten und gibt objektive Informationen über dessen aktuellen Stand. Essprotokolle können eine unterschiedliche Komplexität haben. Im einfachsten Fall wird einfach das Essverhalten in einem Tagebuch protokolliert. In den meisten spezialisierten Institutionen werden allerdings aufwändigere Protokolle verwendet. Das Essprotokoll ist in 3 Blöcke eingeteilt (Arbeitsblatt **5**). Es erfasst die Uhrzeit, zu der gegessen oder getrunken wird, gibt Information über die Situation vor dem Essen (erster Block), erfasst die Art und Menge des Essens (zweiter Block) und die Situation nach dem Essen mit gegebenenfalls durchgeführten gegensteuernden Maßnahmen (dritter Block). Zu der Situation vor dem Essen gehört auch die Beurteilung des Hungergefühls und zu der Situation nach dem Essen die Beurteilung der Sättigung. Gedanken und Gefühle werden vor und nach dem Essen getrennt notiert. Dieser sehr komplexe Beobachtungsbogen gibt detaillierte Informationen, die zu verschiedenen Phasen der Therapie mit unterschiedlichen Schwerpunkten genutzt werden können. Die Bereitschaft der Patientinnen zum genauen Protokollieren des Essverhaltens ist heterogen. Während einige neugierig und interessiert sind, mehr Informationen über das eigene Essverhalten zu bekommen, haben andere große Schamgefühle und zögern, sich damit zu konfrontieren. Besonders zu Beginn der Behandlung können diese Schamgefühle als Therapieverweigerung missverstanden werden. Die Konfrontation mit dem pathologischen Essverhalten ist für viele Patientinnen eine Exposition mit aversivem Material und kann Vermeidungsverhalten auslösen. Validierung der peinlichen Gefühle der Patientinnen, ausreichende Information über die Notwendigkeit der Protokollierung und Ermutigung, das Essverhalten unverfälscht zu notieren, fördern die Mitarbeit.

Überblick über das Essverhalten. Die mit den Essprotokollen verfolgten Ziele verändern sich mit dem Fortschritt der Therapie. Zu Beginn geht es darum, sich einen Überblick über das Essverhalten zu verschaffen. Manche Patientinnen können ihr Essverhalten nur unvollständig erinnern. Sie haben in der Krankheitsphase die Selbstbeobachtung aufgegeben und sind jetzt beim Führen des Essprotokolls über das eigene Essverhalten überrascht. In späteren Phasen kann dann der Schwerpunkt auf situative Merkmale oder die Gedanken und Gefühle vor, bei und nach dem Essen wechseln. Bei fortgeschrittenen Patienten geht es dann vorwiegend um die Suche nach individuellen Faktoren, die der Stützung und Aufrechterhaltung des Veränderungsprozesses dienen.

Uhrzeit. Die Bearbeitung des Essprotokolls beginnt mit der Angabe der Uhrzeit. Die Erfassung der Uhrzeit zeigt, inwieweit eine zeitliche Struktur des Essens erhalten ist oder im Verlauf der Erkrankung aufgegeben wurde. Es sollen Haupt- und Zwischenmahlzeiten dokumentiert werden, es ist darauf zu achten, dass Getränke auch ohne Essen ebenfalls erfasst werden.

Essprotokoll: vor dem Essen

Situation. Die Beschreibung der Situation vor dem Essen soll möglichst objektiv erfolgen. Die meisten Patientinnen neigen jedoch bei der Beschreibung der Situation dazu, ungenau zu sein und diese mit nur einem Wort, wie zum Beispiel schlafen, Arbeit, einkaufen oder Gruppe, abzuhandeln. Sinnvoller ist es, die wichtigen Komponenten des Kontextes zu erfassen. Dazu gehören nahrungsbezogene Stimuli (vor dem vollen Kühlschrank, beim Bäcker in der Einkaufsschlange stehen, nach dem Einkauf im Supermarkt), alleine oder in Anwesenheit anderer Personen (am Familientisch mit den Eltern, in der Mensa mit Mitstudentinnen) und Aktivitäten, welche die Nahrungsaufnahme beeinflussen (körperliche Arbeit, sportliche Betätigung, im Bett liegen und sich ausruhen). Für die Entwicklung von Stimulus-

Arbeitsblatt **5** Essprotokoll

Essprotokoll									
	vor dem Essen				**Nahrungsmittel und Getränke**	**nach dem Essen**			
Uhrzeit	Situation	Hunger (%)	Gedanken	Gefühle	Was, wie viel, Geschwindigkeit?	Sättigung (%)	gegensteuernde Maßnahmen	Gedanken	Gefühle

kontrolle, die in der Behandlung von Binge-Eating von großer Bedeutung ist, wird die Arbeit mit der Spalte „Situation" besonders wichtig.

Hunger (%). Die Beurteilung des Hungers in Prozent bereitet den Patientinnen anfangs große Schwierigkeiten. Die Fähigkeit zur Identifikation von Körpersignalen, wie Appetit, Hunger und Sättigung, ist durch die Erkrankung zurückgegangen, und die Patientinnen haben ihr Essverhalten mehr nach optischen oder kognitiven Signalen ausgerichtet („das Essverhalten ging vom Kopf aus"). Im Rahmen eines ungestörten Essverhaltens erfolgt Nahrungsaufnahme meist zu einem Zeitpunkt, an dem ein Gefühl von Appetit wahrgenommen wird. Das würde in der Spalte „Hunger in %" einem niedrigen bis mittleren Bereich entsprechen (unter 50%). Patientinnen mit Essstörungen essen häufig erst, wenn sie unter großen Hungergefühlen leiden. Sie schätzen ihr Hungergefühl dann 100% ein, und für viele von ihnen ist Essen unter einem Hungergefühl von 100% auch nicht erlaubt.

Gedanken und Gefühle. Patientinnen können zwischen Gedanken und Gefühlen häufig nicht genau unterscheiden. Sie benutzen den Begriff „Gefühl" synonym mit Vermutung oder intuitivem Wissen. Sätze wie: „Ich habe das Gefühl, zu dick zu sein", beschreiben einen Gedanken und nicht ein Gefühl. Patientinnen neigen zu emotionaler Beweisführung: „Wenn ich mich zu dick fühle, dann bin ich es auch! Die Konsequenz ist: Ich muss mein Essverhalten einschränken." Gedanken können situationsbezogene Bewertungen sein. (Situation: Patientin sitzt am Mittagstisch vor einem Teller Spaghetti. Gedanken: „Meine Mutter hat bestimmt wieder zu viel Öl an die Nudeln getan. Sie will mich mästen, weil sie denkt, dass ich zu dünn bin.") Gedanken zeigen sich auch in Form von übergreifenden Regeln: „Ich darf nur ganz wenig essen, damit ich mein Gewicht halte", oder Überzeugungen: „Zunehmen würde bedeuten, dass ich keine Kontrolle über mich habe!". Die Spalte „Gefühle" erfasst Emotionen, wie Freude, Zuneigung, Angst, Trauer, Scham, Ärger, und psychophysiologische Aspekte von Gefühlen: schwitzen, zittern, Muskelanspannung, Atembeschwerden, erblassen. Wichtig ist, das gesamte qualitative und quantitative Spektrum von Emotionen zu berücksichtigen. Relevante Gefühle können sich auf vitale Bedürfnisse beziehen (z.B. Müdigkeit), auf das Bedürfnis nach Sicherheit, sozialer Anerkennung und Wertschätzung (Zuneigung, Angst, Scham) oder können eher kognitionsnah sein (Gefühl von Kompetenz oder Besorgnis). Beispiele für quantitative Abstufungen sind: Besorgnis, leichte Angst., Panik.

Essprotokoll: Nahrungsmittel und Getränke

In dieser Spalte sollen alle Nahrungsmittel und Getränke, die zugeführt wurden, aufgelistet werden. Die Essensmengen sollen dabei nach bestem Wissen geschätzt werden: Gramm oder Milliliter, nur wenn die Mengenangabe leicht verfügbar ist, z. B. von der Packung abgelesen werden kann. Das Essen soll nicht extra für den Zweck der Anfertigung des Essprotokolls gewogen werden. Ansonsten sollen die Angaben in haushaltsüblichen Maßen vorgenommen werden wie Stück (z. B. Brötchen oder Brotscheiben) oder Hohlmaße (z. B. ein halber Suppenteller, 2 Suppenlöffel). Bei Mahlzeiten, die in Gaststätten oder einer Mensa zugeführt wurden, sind Portionsgrößen oder Portionsanteile wichtig. Die Angabe der Nahrungsmittel und die genaue Essensmenge ist für die Patientinnen nicht leicht. Für diejenigen, die große Mengen zu essen gewöhnt sind, treten dabei häufig Schamgefühle auf. Diejenigen, die sich restriktiv ernähren, befürchten, dass der Therapeut eine Steigerung der Nahrungsmenge anregen wird, wenn sie die genauen Mengen angeben. Große und kleine Portionen können sich hinter scheinbar „normalen“ Angaben verbergen. Zum Beispiel kann eine Patientin eintragen, dass sie zum Frühstück 2 Brötchen gegessen hätte. Das klingt zunächst gut und angemessen. Wenn der Therapeut genauer nachfragt, kann sich aber folgendes Bild ergeben: Eine Patientin mit Anorexia nervosa aß 2 Brötchen, beide ausgehöhlt, den mittleren Teil liegengelassen, die dünnste Außenkruste tatsächlich gegessen. Zwei Brötchen für eine Patientin mit Bulimia nervosa kann bedeuten, dass sie tatsächlich 2 Brötchen aß und dazu 1 l Coca-Cola-light trank. Eine Patientin mit Binge-Eating-Störung kann auch 2 Brötchen gegessen haben, mit 80 g Butter, Wurst und Käse mehrschichtig belegt. Nur bei aktivem Nachfragen wird der Therapeut diese verschiedenen Varianten der scheinbaren Normalität von 2 Brötchen zum Frühstück in Erfahrung bringen. Für das Selbstmanagement der Patientinnen ist diese Präzisierung der Selbstbeobachtung als Grundlage für Veränderungsschritte von großer Hilfe, entsprechend dem Ziel des Ernährungsmanagements, ein Essverhalten aufzubauen, das der Körpergröße und dem Gewicht der Patientin tatsächlich entspricht.

Erlaubte und verbotene Nahrungsmittel. Zusätzlich dient diese Spalte der Informationsgewinnung über Vorlieben und vermiedene Nahrungsmittel. In der Regel haben Patientinnen erlaubte und verbotene Nahrungsmittel. Meist sind die hochkalorischen Nahrungsmittel auf der „schwarzen Liste“, werden aber bei Essanfällen bevorzugt konsumiert. Auch Probleme mit verschiedenen Tageszeiten und Settings der Nahrungszufuhr werden mit dem Essprotokoll herausgearbeitet. Schwierigkeiten beim Frühstück haben Patientinnen, welche diese Mahlzeit während ihrer Erkrankung ausfallen ließen, um damit das Intervall ohne Nahrungszufuhr zu verlängern. Frühstück (Breakfast = Fasten brechen) kann mit der Angst verbunden sein, einen Kontrollverlust zu erleiden und für den Rest des Tages weiter essen zu müssen. Auf das Frühstück zu verzichten, fällt vielen Patientinnen leichter als der Verzicht auf spätere Mahlzeiten. Die größten Probleme entstehen jedoch bei den warmen Mahlzeiten und damit üblicherweise bei dem Mittagessen. Von anderen gekochtes Essen ist oft in seiner Zusammensetzung unüberschaubar, die einzelnen Bestandteile können nicht erkannt werden. Es ist insbesondere oft kaum einzuschätzen, wie viel Fett beim Kochen verwendet wurde und damit kaum möglich, die genaue Kalorienzahl zu ermitteln. Eintöpfe, Suppen oder Soßen werden deshalb vermieden oder nur mit großer Überwindung gegessen. Zusätzliche Schwierigkeiten beim Mittagessen entstehen mit Vorspeisen und Nachtisch. Das Abendessen bereitet Probleme, wenn Überzeugungen, wie „nach 17.00 Uhr setzt alles Gegessene an", stark ausgeprägt sind.

Essgeschwindigkeit bei Anorexia nervosa. Wichtig ist die Geschwindigkeit mit der die Nahrung verspeist wurde. Die Essgeschwindigkeit ist je nach Störung unterschiedlich. Patientinnen mit Anorexia nervosa essen sehr langsam. Sie können ihre Mahlzeiten auf mehrere Stunden ausdehnen, wenn keine äußeren Grenzen gesetzt sind. Manche Patientinnen setzen Trinken von kalorienfreien Getränken ein, um ihre Hungergefühle zu besänftigen. Sie trinken entweder direkt vor den Mahlzeiten oder zwischen den Mahlzeiten größere Mengen. Die Füllung des Magens mit großen Mengen von Wasser wirkt sich behindernd auf das Essverhalten aus. Die Patientinnen können Mahlzeiten besser auslassen oder haben eher ein Gefühl, das sie als Sättigung interpretieren. Es ist sinnvoll zu wissen, welche Getränke von den Patientinnen bevorzugt werden. Tee, Wasser oder kalorienfreie Cola-Getränke sind besonders beliebt. Light-Produkte und Diätprodukte mit Süßstoffen oder nichtresorbierbaren Kohlenhydraten haben zusätzlich noch eine abführende Wirkung, was von den Patientinnen ebenfalls positiv erlebt wird. Eine andere Gruppe von Patientinnen geht in das andere Extrem und trinkt kaum noch. Das kommt vor allem bei Patientinnen mit restriktiver Anorexia nervosa vor. Der Flüssigkeitsmangel führt zu Appetitlosigkeit, und die Dehydratation der Schleimhäute wirkt sich insbesondere bei trockenen Nahrungsmitteln, wie Brot, Kartoffeln oder Reis, sehr behindernd auf die Nahrungszufuhr aus. Eine weitere Variante der mahlzeitbezogenen Kontrolle des Essverhaltens bei restriktiven Essstörungen ist die Induktion von Ekelvorstellungen (z. B. dass das Küchenpersonal ungewaschene Hände hatte oder in das Essen gespuckt hat oder dass Tierkot im Essen enthalten ist). Einige untergewichtige Patientinnen behindern ihre Nahrungszufuhr, indem sie die Nahrungsaufnahme mit isometrischen Übungen der Bauchmuskulatur verbinden. Der Dialog über diese Phänomene kommt häufig bei genauen Auswertungen von Ernährungstagebüchern erstmals zustande. Darauf weist z. B. die Angabe hin, bereits nach kleinen Portionen vollständig gesättigt zu sein.

Essgeschwindigkeit bei Bulimia nervosa und Binge-Eating-Störung. Patientinnen mit Bulimia nervosa oder Binge-Eating-Störung essen dagegen häufig sehr schnell. Durch das schnelle Essen nehmen sie in kurzer Zeit hohe Kalorienmengen zu sich und nehmen ein Sättigungsgefühl erst verzögert wahr. Für diese Patientinnen ist es dann sehr schwierig, genau anzugeben, was und wie viel wirklich gegessen wurde, sodass die Protokolle zunächst unpräzise sind und zu Unterschätzung neigen. Studien zeigen, dass vor allem die Portionsgrößen unterschätzt werden (Lindroos et al. 1997; Trabulsi u. Schoeller 2001). Übergewichtige Patientinnen bevorzugen häufig hochkalorische, zuckerhaltige Getränke.

Essprotokoll: nach dem Essen

Sättigung. Nach der Nahrungszufuhr soll der Sättigungsgrad in Prozent angegeben werden. Die Wahrnehmung der Sättigung in Prozent nach Beendigung der Mahlzeit kann mit ähnlichen Schwierigkeiten verbunden sein wie die Beurteilung des Hungergefühls vor der Mahlzeit. Patientinnen mit Essstörungen haben häufig im Laufe ihrer Erkrankung die Wahrnehmung der Sättigung eingebüßt. Sie haben ihr Essverhalten nach Kalorientabellen oder Mengenangaben aus Diätvorschriften oder nach Heißhungeranfällen ausgerichtet. Sättigung zu empfinden, muss wieder erlernt werden. Sie brauchen eine Anleitung in der Entwicklung der Kriterien, woran Sättigung zu erkennen ist. Bei vielen Menschen ist Sättigung ein im Bauchraum lokalisiertes Gefühl von „Befriedigung" verbunden mit einer rasch nachlassenden Attraktivität des Weiteressens. Beides sind Signale für „Jetzt habe ich genug gegessen". Die Sättigungskurve während des Essens hat normalerweise folgenden Verlauf: Etwa in der ersten Hälfte der Mahlzeit, tritt nur eine geringe Sättigung auf, dann kommt es zu einem steilen Anstieg der Sättigung. Obwohl die Sättigungskurve danach abflacht, kann noch lange weitergegessen werden, bevor ein Zustand der absoluten Übersättigung erreicht ist. Bei gesundem Essverhalten werden Mahlzeiten bei einer Sättigung von 60–85% beendet. 100% Sättigung, häufig verbunden mit Spannung oder Druck im Bauch, ist bei Gesunden ein Zeichen für Überessen. Viele Patientinnen bringen jedoch genau mit diesem Druck das Gefühl der Sättigung in Verbindung. Manche Patientinnen mit Anorexia nervosa erzeugen durch Anspannung der Bauchmuskulatur frühzeitig ein Gefühl von Sättigung. Bei Patientinnen mit Binge-Eating-Störung oder Bulimia nervosa wird die mit einem Essanfall verbundene Reduktion psychischer Spannung erst mit dem Eintreten eines ausgeprägten Völlegefühls erreicht.

Situation. Die Beschreibung der Situation nach dem Essen sollte sowohl ernährungsbezogene als auch andere Aktivitäten beinhalten. An dieser Stelle sollen gegensteuernde Maßnahmen, wie Erbrechen, Einnahme von Abführmittel oder körperliche Aktivität, protokolliert werden. Manche Patientinnen mit Essanfällen schlafen nach Essanfällen erschöpft ein, andere fühlen sich nach dem Erbrechen „gereinigt" und erleben eine Phase erhöhter sozialer oder sexueller Aktivität. Bei Patientinnen mit Essstörungen, die noch in ihren Familien leben, kann die Situation nach dem Essen durch familiäre Konflikte geprägt sein. Viele Patientinnen haben ausgeprägte Probleme mit der Wahrnehmung ihres Verdauungsprozesses. Bei restriktivem Essverhalten werden Darmgeräusche als Zeichen interpretiert, zu viel oder das Falsche gegessen zu haben. Nach Essanfällen ohne Erbrechen können qualvolle Phantasien darüber entstehen, wie sich die Nahrungsmittel aus dem Darm in neue Fettberge verwandeln. In der ersten Therapiephase muss deshalb ein besonderes Augenmerk auf diese Situation gerichtet werden, in der die Patientinnen beginnen sich wieder daran zu gewöhnen, dass sie Nahrung in sich haben.

Gedanken und Gefühle. Typische Gedanken nach dem Essen bei anorektischen Patientinnen beschäftigen sich mit der Essensmenge oder Zusammensetzung der Nahrung: „Es ist ekelhaft, wie viel ich gegessen habe", „Ich bin eine Versagerin, so viel fettes Zeug". Patientinnen mit Bulimia nervosa beschäftigen sich mit den Gedanken an gegensteuernde Maßnahmen oder mit der Angst vor einem Essanfall: „Der Druck ist nicht auszuhalten. Was ich gegessen habe, war zu viel. Ich muss es loswerden!", oder „Ich könnte jetzt weiteressen, ich habe Verlangen und Gier nach mehr!". Patientinnen mit Binge-Eating-Störung beschäftigen sich häufig damit, dass die Nahrung zu wenig war: „Ich bin noch nicht richtig satt. Wie soll ich den Rest des Tages aushalten? Ich brauche noch was." In der späteren Phase der Therapie bestehen mehr konstruktive Gedanken, die sich mit positiver Verstärkung wie Belohnung oder Stolz wegen der Überwindung einer Schwierigkeit beschäftigen. „Ich habe bei der Mahlzeit mein Ziel erreicht, das werde ich meinem Freund erzählen und mir ein Lob abholen." Die nachfolgenden Gefühle sind abhängig von den vorangegangenen Gedanken. Häufig treten zunächst Schuldgefühle auf, wenn das Essensziel nicht erreicht wurde, aber auch wenn es erreicht wurde. Die Ambivalenz bezüglich der Aufgabe des gestörten Essverhaltens wird hier deutlich. Das Essensziel nicht erreicht zu haben bedeutet, dem Wunsch, irgendwann wieder normal essen zu können, zuwider gehandelt zu haben. Das Essenziel zu erreichen, bedeutet den Regeln, die während der Erkrankung maßgeblich das Essverhalten gesteuert haben, zuwider zu handeln. Beide Verhaltensweisen werden besonders in der ersten Phase der therapeutischen Arbeit mit schlechtem Gewissen bestraft.

Verhaltensanalysen

Die Befähigung der Patientin, selbst Verhaltensanalysen durchführen zu können, ist eine weitere wichtige Komponente des Selbstmanagements und des Konzepts „Experte in eigener Sache". Ziel der Verhaltensanalysen ist die Erfassung der Abhängigkeit bestimmter Verhaltensweisen von (äußeren oder inneren) vorausgehenden Bedingungen (Auslösern, Stimuli) und deren Bearbeitung durch Selbstregulationsmechanismen. Verhaltensanalysen konzeptionalisieren Verhalten als Funktion von vorangehenden und nachfolgenden äußeren und inneren Bedingungen. Verhaltensanalysen dienen dazu, ein erweitertes Verständnis des eigenen Verhaltens zu entwickeln. Sie sind wichtige Grundlagen für plausible Modelle, die dann Veränderungsprozesse anleiten. Bei der Durchführung der Verhaltensanalysen ist es sinnvoll, das von Kanfer und Mitarbeitern (1996) vorgeschlagene Strukturierungsschema SORK zu verwenden (Arbeitsblatt **6**). „S" steht für Situation, also äußere oder innere Auslöser, „O" steht für Organismusvariablen und beinhaltet situationsübergreifende Bedingungen im Organismus, also physiologische Zustände (wie Mangelernährung oder Einflüsse von Substanzen) und übergreifende Regeln und Pläne, „R" steht für Reaktion, also das untersuchte Verhalten, „K" steht für (kurzfristige und langfristige) Konsequenzen. Jedes Verhalten lässt sich dabei auf einer kognitiven, emotionalen und physiologischen Ebene beschreiben.

SORK. Der Zusammenhang S-R, also stimulusorientiertes Verhalten, steht meist im Vordergrund der Selbstaufmerksamkeit von Patientinnen. Wenn das Verhalten Erbrechen in den Mittelpunkt einer Verhaltensanalyse gestellt wird, dann löst die Frage „Warum haben Sie sich so verhalten?", die Suche nach einem Stimulus aus. Die Aussage „Ich habe erbrochen, weil ich mich so voll gefühlt habe", stellt einen S-R-Zusammenhang zwischen einer inneren Wahrnehmung von Druck im Abdomen (S) und dem Verhalten Erbrechen (R) her. Dies ist in der Situation einer Patientin mit Bulimia nervosa plausibel, bedarf aber einer Erweiterung. Der Zusammenhang zwischen Druckgefühl im Abdomen und Erbrechen besteht nämlich nur unter bestimmten inneren Bedingungen (O), beispielsweise einer körperlichen Erkrankung (z. B. Magenulkus) oder aber im Fall der Bulimia nervosa einer übergreifenden Regel. („Was zu viel ist, muss wieder raus.") Weiterhin wiederholt sich das Verhalten Erbrechen nur dann mit größerer Häufigkeit, wenn es positiv oder negativ verstärkt wird (K). Bei Erbrechen im Rahmen einer Bulimia nervosa

Arbeitsblatt **6** Verhaltensanalyse SORK

S Situation äußere oder innere Auslöser	**O** Organismusvariablen übergreifende Regeln oder Pläne körperliche Zustände	**R** Reaktionen Verhalten	**K** Konsequenzen kurzfristige und langfristige Konsequenzen

ist eine negative Verstärkung durch Reduktion innerer Spannung und durch Reduktion von Ängsten vor Gewichtszunahme (K) charakteristisch. Die Betrachtung des eigenen Verhaltens unter dem Aspekt der daraus resultierenden Konsequenzen (R-K) ist für die meisten Patientinnen erheblich schwieriger als die Betrachtung von S-R-Zusammenhängen.

Verhaltensanalysen sind die Grundlage für eine Vielzahl von Maßnahmen in der Selbststeuerung und in therapeutischen Interventionen. Stimuluskontrolle setzt an S an, kognitive Techniken an O, Selbstbelohnung, aber auch das Setzen von aversiven Konsequenzen setzt am K an, übende Verfahren erweitern das Spektrum verfügbarer Rs.

Durchführung von Verhaltensanalysen. In der Anleitung bei der Durchführung von Verhaltensanalysen sind folgende Prinzipien wichtig:

- Wesentliches Verhalten auswählen. Das interessante Verhalten kann entweder erfolgreich oder problematisch sein. Situationen extremen Schwierigkeitsgrads eignen sich weniger für die Vermittlung des Konzepts als einfache oder mittelschwere.
- S und R auf einen spezifischen, umgrenzten Zeitabschnitt konzentrieren. Im Unterschied zur so genannten Kettenanalyse keine Verhaltenskette oder eine Vielzahl von Verhaltensweisen zusammenpacken.
- Eine Beobachterperspektive einnehmen. Möglichst verhaltensnahe Beschreibung. Vorzeitige Beurteilungen zurückstellen.
- Schriftliche Form (Arbeitsblatt **6**, Flip-Chart) ist günstiger als rein mündliche Durchführung
- Unter O die 1 – 3 wichtigsten Bewertungen, Regeln oder körperlichen Zustände auswählen. Der Therapeut unterstützt die Auswahl durch Erklärungen und Anregungen, die endgültige Auswahl und die wörtliche Formulierung übernimmt die Patientin. Der Therapeut stellt sicher, dass er jede Bewertung in ihrer Bedeutung und Beziehung zu R verstanden hat.
- Unter K die 1 – 3 wichtigsten kurzfristigen und die 1 – 3 wichtigsten langfristigen Konsequenzen auswählen. Die Konsequenzen sollten zeitlich verankert sein. Konsequenzen können emotionale oder physiologische Zustände, eigene Verhaltensweisen, Verhaltensweisen anderer Personen oder andere äußere Ereignisse sein. Konzentration auf ausschließlich emotionale Konsequenzen ist ungünstig.

Ziel der angeleiteten Durchführung von Verhaltensanalysen ist die Vermittlung einer Fertigkeit zum Selbstmanagement. „Einsicht“ wird nicht direkt angestrebt. Sie kann ein sekundäres Ergebnis von Verhaltensanalysen sein.

Ernährungsberatung, Ernährungspläne, strukturiertes Essen

Ernährungsberatung ist ein wesentliches Element, um die Patientin mit einer Essstörung zur Expertin in eigener Sache zu machen. Patientinnen mit Essstörungen haben im Gegensatz zu einem gängigen Vorurteil zwar häufig einen hohen Wissensstand über den Kaloriengehalt verschiedener Nahrungsmittel, meist aber kein überdurchschnittliches allgemeines Ernährungswissen. Der erste Schritt in der Ernährungsberatung ist die Ermittlung des täglichen Energiebedarfs. Hierzu kann die Harris-Benedict-Gleichung verwendet werden (Tab. 5.**7**).

Diese Formel kann allerdings den Energiebedarf bei Anorexia nervosa um bis zu 30% überschätzen. Stress und Aktivitätsfaktoren, mit denen das Ergebnis multipliziert wird, um den tatsächlichen Energiebedarf zu bestimmen, liegen im Bereich zwischen 1,0 und 2,0, für sitzende Tätigkeit bei gesunden Erwachsenen wird meistens 1,2 angenommen. Der mit der Harris-Benedict-Gleichung errechnete Grundumsatz einer 20-jährigen Frau mit 170 cm und 40 kg liegt bei 1259 kcal/Tag, ihr Energiebedarf bei sitzender Tätigkeit bei 1574 kcal/Tag. Der Grundumsatz eines 30-jährigen Mannes mit 190 cm und 70 kg liegt bei 1776 kcal/Tag und sein Energiebedarf bei sitzender Tätigkeit bei 2220 kcal/Tag. Eine allgemein zugängliche Berechnungsmaschine findet sich im Internet (www.users.med.cornell.edu/~spon/picu/calc/beecalc.htm).

Gewichtsrestitution. Bei der Nahrungszufuhr zur Gewichtsrestitution sollte im Bereich 20 – 40 kcal/kg pro Tag begonnen werden (= 800 – 1600 kcal/Tag). Die Kalorienzufuhr kann dann um 5 – 10 kcal/kg pro Tag gesteigert werden, bis eine ausreichende Gewichtssteigerung eintritt. Anzustreben sind ca. 100 g pro Tag beziehungsweise 700 g pro Woche. Physiologisch möglich sind bis zu 300 g Gewichtssteigerung pro Tag. Manche Patientinnen benötigen bis zu 100 kcal/kg pro Tag, um eine Gewichtssteigerung von 100 g zu erzielen. Auch die orale Wiederernährung ist mit dem Risiko eines „Refeeding-Syndroms“ verbunden, d. h. dem Risiko einer Entgleisung des Elektrolytstoffwechsels, insbesondere des Phosphatstoffwechsels. Ausgewogene, komplexe Mahlzeiten sind bei der Wiederernährung vorzu-

Tabelle 5.**7** Berechnung des Grundumsatzes mit der Harris-Benedict-Gleichung

Männer: Grundumsatz (kcal/Tag) = 66,5 + (13,75 × Gewicht in kg) + (5,003 × Größe in cm) – (6,775 × Lebensalter in Jahren)
Frauen: Grundumsatz (kcal/Tag) = 655,1 + (9,563 × Gewicht in kg) + (1,850 × Größe in cm) – (4,676 × Lebensalter in Jahren)

ziehen, da sie aufgrund ihres Mineralstoffgehalts und der verzögerten Resorption das geringste Risiko aufweisen. Ungünstig ist ausgeprägter Konsum von Süßwaren oder gezuckerten Getränken.

Strukturiertes Essen. Der nächste Beratungsschritt bezieht sich auf die Essensstruktur. Hier ist es vorteilhaft, 3 komplexe Hauptmahlzeiten möglichst mit Vorspeisen und Nachtisch anzustreben und Zwischenmahlzeiten wegzulassen. Patientinnen, die ihre Essensstruktur verloren haben, sehen sich bereits bei der Konfrontation mit 3 Mahlzeiten großen Herausforderungen gegenüber. Die Bewältigung von 1 oder 2 zusätzlichen Mahlzeiten in Form von Zwischenmahlzeiten ist eine weitere Erschwernis, die kaum Vorteile mit sich bringt. Ein weiterer Nachteil besteht darin, dass bei 5 Mahlzeiten die Entstehung von Appetit- und Hungergefühlen erschwert ist. Um einen Nährstoffbedarf zu erkennen, braucht der Körper einige Zeit ohne Nahrung. Wenn diese Zeit zu kurz ist, werden die Patientinnen ihre Körpersignale nicht bemerken und Gefühle von Appetit oder Hunger nicht identifizieren können. Manche Patientinnen neigen auch dazu, bei den Hauptmahlzeiten einzusparen, aus der Angst, dass es in kurzer Zeit wieder etwas zu Essen gibt. Sie werden Gefühle der Sättigung nicht erreichen und damit auch nicht identifizieren lernen. Eine pauschale therapeutische Empfehlung: „Versuchen Sie, nach Hunger und Sättigung zu essen", kann von den Patientinnen dahingehend missverstanden werden, dass sie nur essen sollten, wenn sie maximale Hungergefühle bemerken. Anstatt nach „Hunger und Sättigung" zu essen, ist zu Beginn der Ernährungsrehabilitation bei Anorexia nervosa ein „mechanisches Essen" von Vorteil, bei dem in einem ersten Schritt versucht wird, aufgrund von äußeren Normen einen üblichen Standard wieder zu erreichen: Das heißt, 3 Mahlzeiten zu festen Uhrzeiten zu essen, eine angemessene Menge in angemessenem Tempo zu essen, und zwar unabhängig davon, ob man hungrig ist oder nicht. Erst im zweiten Schritt findet dann eine Individualisierung der Nahrungsmenge nach Hunger und Sättigung statt. Die Normalisierung der Geschwindigkeit beim Essen ist von großer Bedeutung. Die Essenszeit sollte je nach Mahlzeit zwischen 20 – 60 Minuten betragen. Angemessene Aktivitäten nach dem Essen, wie Entspannung, spazieren gehen, sich mit jemandem unterhalten, können unterstützend sein. Ziel ist es, die gegensteuernden Maßnahmen aufzugeben und stattdessen unterstützende Verhaltensweisen nach dem Essen einzuüben. Bei der Ernährungsrehabilitation von Patientinnen mit Bulimia nervosa gelten ähnliche allgemeine Regeln. Nur ist hier keine Gewichtssteigerung erforderlich.

Bei übergewichtigen Patientinnen mit Binge-Eating-Störung ist es sinnvoll, mit einer Kalorienmenge zu beginnen, die dem Energiebedarf einer Person gleichen Alters, gleicher Größe bei einem BMI von 25 kg/m^2 entspricht. Weitere Schritte in der Ernährungsberatung beziehen sich vor allem auf Maßnahmen, die eine Ausgewogenheit der Ernährung fördern, d.h. Beratung bei der Erweiterung des Spektrums der verwendeten Nahrungsmittel. Wichtig dabei ist es, von einem positiven Modell eines kulturell angemessenen, gesunden Essverhaltens auszugehen und nicht aufgrund von eigenen Gesundheitsvorstellungen einem von Vermeidungsverhalten geprägten Essverhalten Vorschub zu leisten. Ein hilfreiches Instrument beim Abbau des Vermeidungsverhaltens ist die „Liste bevorzugter und gemiedener Nahrungsmittel" (Arbeitsblatt **7**).

Gewichtsverträge – Verhaltensverträge

Gewichtsverträge werden hauptsächlich im Bereich spezialisierter stationärer Behandlung von Essstörungen abgeschlossen, entweder mit dem Ziel der Gewichtssteigerung oder mit dem Ziel, das bestehende Gewicht zu halten.

Gewichtshalte-Vertrag. Dieser beinhaltet die Vereinbarung, dass ein bestimmtes Gewicht nicht unterschritten wird. Er enthält die vorgesehenen Maßnahmen und Konsequenzen für den Fall, dass eine Gewichtsreduktion auftritt. Die Konsequenzen sind darauf ausgerichtet, dass die unerwünschte Gewichtsreduktion gestoppt wird, z.B. durch höhere Kalorienzufuhr oder Einschränkung der Bewegung. Sinnvoll ist der Einsatz dieses Vertrags, wenn die Patientin mit einem Gewicht in die Therapie kommt, das im unteren Normalbereich liegt und eine Gewichtsreduktion während der Behandlung nicht ausgeschlossen werden kann. Eine typische Situation hierfür entsteht, wenn Patientinnen bulimisches Verhalten aufgeben möchten und dieses zunächst durch ein restriktives Essverhalten ersetzen. Ebenfalls kann diese Form der vertraglichen Vereinbarung getroffen werden, wenn eine Patientin durch Gewichtssteigerung den unteren Normbereich erreicht hat und der vorhergehende Gewichtssteigerungsvertrag abgelöst werden soll.

Gewichtsreduktion durch Bewegung. Bei übergewichtigen Patientinnen wird keine Vereinbarung über das Ausmaß der Gewichtsreduktion getroffen, sondern Verhaltensweisen vereinbart, die letztlich einer Gewichtsreduktion dienen. Der Aufbau eines Bewegungsprogramms ist bei übergewichtigen Patienten gleichermaßen notwendig wie auch schwierig. Es sollte die körperlichen Fähigkeiten der Patientin berücksichtigen, täglich durchgeführt werden und einen gestuften Schwierigkeitsgrad haben. Die Zusammenarbeit mit einem sportmedizinisch ausgerichteten Arzt ist sinnvoll. Wichtig bei der Gestaltung des Programms ist es, Beschwerden, die durch Überbelastung der Gelenke hervorgerufen werden, vor-

Arbeitsblatt **7** Liste bevorzugter und gemiedener Nahrungsmittel

Viele Patientinnen und Patienten haben eine spezielle Nahrungsauswahl.
Welche Nahrungsmittel haben Sie in den letzten 3 Monaten versucht zu vermeiden?
Welche Nahrungsmittel haben Sie bevorzugt?

bevorzugte Nahrungsmittel	**gemiedene Nahrungsmittel**

Mit welchen Nahrungsmitteln ist es zu **Essanfällen** gekommen?

zubeugen. Menschen mit Übergewicht können sich im Wasser wesentlich besser bewegen und belasten ihre Gelenke weniger. Bewährt haben sich auch Rad fahren, Walking oder Arbeit mit Kraftmaschinen in Fitness-Studios. Häufig wird die Anschaffung von angemessener Ausrüstung vernachlässigt. Wichtig sind für die Gewichtsklasse angemessene Schuhe, enganliegende Hosen, die Scheuerstellen verhindern und ein Sport-BH. Der Besuch eines Sportgeschäfts, um Sportbekleidung einzukaufen, ist für viele übergewichtige Patientinnen bereits der erste große Erfolg auf dem Weg der Gewichtsreduktion. Manchmal ist bereits hier eine therapeutische Begleitung im Sinne eines Expositionstrainings notwendig. Soziale Ängste und körperbezogene Scham sind bedeutsame Hemmnisse in der Umsetzung von Bewegungsprogrammen. Die meisten übergewichtigen Menschen haben große Schwierigkeiten, sich in Badeanzügen zu zeigen, weil sie Spott und Ablehnung antizipieren. Es ist eine Erleichterung, wenn spezielle Angebote für übergewichtige Menschen vorhanden sind.

Veränderung der Essgewohnheiten. Diese sollte darauf ausgerichtet sein, dass eine Essensstruktur wieder hergestellt und das Essen „nebenbei“ aufgegeben wird. Die Vorgehensweise entspricht dabei folgenden Prinzipien: Aufbau der Essensstruktur (3 Mahlzeiten, Verzicht auf Zwischenmahlzeiten), angemessene Kalorienzufuhr (entsprechend einer Person ähnlichen Alters, Größe und Tätigkeit, typischerweise entspricht das einer Kalorienmenge von 1600 – 2200 kcal) und angemessene Zusammensetzung der Nahrung (35% Fett, 15% Eiweiß, 50% Kohlenhydrate). Gleichzeitig empfiehlt sich der Verzicht auf Alkohol, zuckerhaltige Getränke und eine Begrenzung von Süßigkeiten und Fastfood auf weniger als 10%.

Verträge zur Gewichtssteigerung. Bei Patientinnen mit Anorexia nervosa werden Verträge zur Gewichtssteigerung eingesetzt. Patientinnen, die unter einem BMI von 17,5 liegen, sollten einen Gewichtsvertrag erhalten. Das Vorgehen ist in verschiedenen Behandlungszentren heterogen. Bei stationärer Therapie ist es aber eine Erleichterung für die therapeutische Arbeit, wenn die Verträge einheitlich gestaltet sind. Folgendes Vorgehen hat sich bewährt: Die Notwendigkeit einer Gewichtssteigerung wird mit der Patientin bereits in dem Aufnahmegespräch thematisiert. Die einheitliche Regelung beinhaltet eine Gewichtszunahme von 700 Gramm in der Woche für jede Patientin. Die Gewichtszunahme kann in den ersten 14 Tagen von der Patientin in eigener Regie durchgeführt werden. Wenn sie mit der Gewichtssteigerung erfolglos bleibt, wird ein schriftlicher Gewichtsvertrag zwischen der Patientin und dem Bezugstherapeuten niedergelegt. Hier wird die Gewichtszunahme von 700 Gramm festgehalten, bei wöchentlich mindestens einmaligem Wiegen. Es ist sinnvoll, den Gewichtsvertrag graphisch aufzuzeichnen und dabei die genauen Daten, zu denen ein bestimmtes Gewicht erreicht werden soll, zu bestimmen (Abb. 5.**2**).

Belohnung bei Gewichtszunahme. Bei erfolgreicher Gewichtszunahme kann Gelegenheit zur sportlichen Betätigung als Belohnung eingesetzt werden. Auch andere individuelle Selbstbelohnungsstrategien sind sinnvoll, wie Kinobesuch oder Kauf einer neuen CD. Bei Patientinnen mit generalisierten asketischen Einstellungen stoßen Selbstbelohnungsprogramme aber häufig auf erheblichen Widerstand und können nicht eingesetzt werden. Bei Nichteinhaltung der Gewichtszunahme erfolgen Konsequenzen, die einer Verminderung des Kalorienverbrauchs dienen, in der ersten Woche Einschränkung der Ausgangsregelung, in der zweiten Woche Aufenthalt auf dem Klinikgelände, in der dritte Woche Aufenthalt auf der Station. Es erfolgt die Teilnahme an allen therapeutischen Angeboten, mit Einschränkung der sportlichen Veranstaltungen. Das therapeutische Team unterstützt die Patientin sowohl durch Informationsvermittlung und Krisenintervention als auch durch das Erstellen eines Ernährungsplans, in dem die zur Gewichtszunahme notwendige Mengenangabe enthalten ist.

Schwierigkeiten. Therapeuten können beim Abschließen von Gewichtsverträgen verschiedene Schwierigkeiten erleben. Da dieses Vorgehen sehr direktiv ist, können Therapeuten den Eindruck gewinnen, dass die Freiräume der Patientin nicht

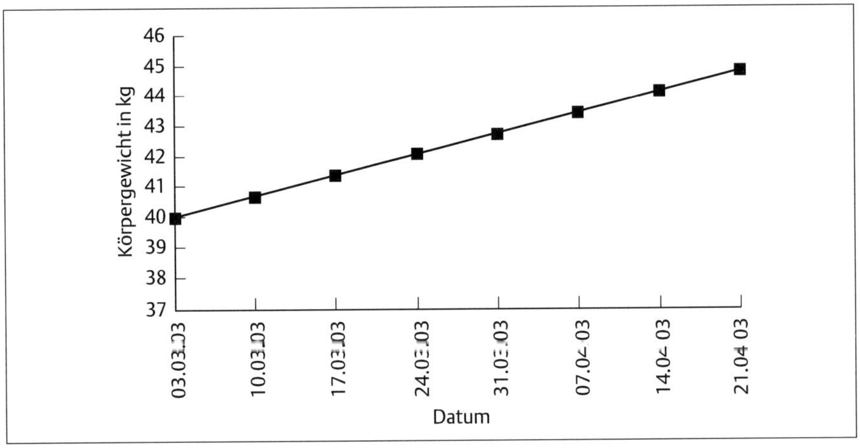

Abb. 5.**2** Gewichtsvertrag.

genügend beachtet werden. Es ist hier zu bedenken, dass die Bewältigung der Gewichtszunahme eine der schwierigsten Aufgaben für untergewichtige Patientinnen ist. Gleichzeitig ist die Überwindung einer Anorexia nervosa ohne Gewichtssteigerung nicht möglich. Der Gewichtsvertrag unterstützt im therapeutischen Bündnis die Veränderungsbereitschaft der Patientin und trägt dazu bei, dass die Schwere der Erkrankung deutlich wird. Patientinnen erleben sich vielfach gesünder als sie tatsächlich sind. Dadurch ist ihre Veränderungsbereitschaft gemindert. Therapeuten haben in diesem Fall die Aufgabe, durch konkrete Vorgaben ihre Patientinnen in der Überwindung des Untergewichts zu unterstützen.

Angst vor Gewichtszunahme. Manche Patientinnen mit Untergewicht sind aus großer Angst vor Veränderung bemüht, jegliche Gewichtszunahme zu verhindern. Manche sind sehr geschickt in der Verhandlung um jedes Gramm Gewicht. Therapeuten können sich den Patientinnen gegenüber in diesen Verhandlungen unterlegen fühlen, sich über die Patientinnen ärgern oder von den ursprünglichen Absprachen abweichen. Alle diese Reaktionen sind zwar verständlich, aber nicht professionell. Es ist hilfreich, sich stets bewusst zu sein, dass es zur Natur der Anorexia nervosa gehört, Gewichtszunahmen zu vermeiden. Therapie von Anorexia nervosa kann gelegentlich ein Verhandeln um jedes Gramm bedeuten.

Ambulante Behandlung. Auch hier sind Gewichtsverträge empfehlenswert. Die vereinbarte Gewichtszunahme kann sich im niedrigeren Bereich, z. B. bei 500 Gramm pro Woche, befinden. Wenn die Patientin trotz erheblichen Untergewichts keine Gewichtssteigerung wünscht, ist es nicht sinnvoll, eine intensive psychotherapeutische Behandlung im engeren Sinne fortzuführen. Es kann jedoch erforderlich sein, die Patientin in Form von engmaschigen, supportiven Kontakten zu betreuen. Hierbei haben sich 20-minütige Beratungskontakte bewährt. Mögliche Ziele dabei sind es, die Patientin bei Alltagsproblemen zu unterstützen und auf erneute intensivere Therapieangebote vorzubereiten. Entsprechend der Hierarchie der Therapieziele ist bei ausgeprägtem Untergewicht die Voraussetzung für die Bearbeitung anderer Problembereiche nicht gegeben.

Essen in therapeutischer Begleitung (Tischgruppe)

Die Unterstützung des Essverhaltens durch tägliche gemeinsame Mahlzeiten ist eine wichtige Intervention des Ernährungsmanagements, die bei stationärer, teilstationärer oder Behandlung in Wohngemeinschaften, aber auch bei einzeltherapeutischer Behandlung angeboten werden kann. Die Einnahme der Nahrung mit anderen Menschen ist für die meisten Patientinnen schwierig geworden. Viele haben sich der sozialen Kontrolle entzogen, indem sie in der Gemeinschaft nicht mehr gegessen haben, andere haben die ewigen Diskussionen mit den Familienangehörigen nicht mehr ausgehalten, manchmal haben auch die Angehörigen das Essverhalten der essgestörten Patientin nicht mehr ertragen und sie vom Tisch gewiesen, oder es kam zu einer Zeitverschiebung, und die Einnahme der Nahrungsmittel wurde nur noch in der Nacht durchgeführt. Wie auch immer die Entwicklung verlief, die erneute Konfrontation mit anderen Menschen an einem Esstisch wird für jede Patientin eine hohe Schwierigkeit bedeuten. Häufig werden Gedanken auftreten wie: „Die anderen werden mein Essverhalten kontrollieren wollen", „Ich werde nicht aufhören können, wenn ich anfange zu essen", „Von dem bisschen soll ich satt werden?", „Ich ertrage es nicht, wenn mich andere beim Essen sehen", „Ich werde meinem Prinzip zu fasten untreu, das kann ich nicht aushalten." Die meisten Patientinnen fühlen sich zu Beginn ihrer Therapie kaum in der Lage, über diese Gedanken zu berichten. Einige neigen stattdessen zu angespanntem oder aggressivem Verhalten, indem sie sich über das Essen beklagen oder mit Mitpatientinnen oder Therapeuten Konflikte beginnen. Es ist wichtig, diese Verhaltensweisen seitens der Therapeuten, Co-Therapeuten und Pfleger nicht falsch zu verstehen und weder überbesorgt noch abweisend zu reagieren. Patientinnen sollen an den begleiteten Esstischen eine reale Möglichkeit haben, neue Erfahrungen zu machen. Dazu ist die professionelle Reaktion des Begleitungspersonals von großer Wichtigkeit. Die Einhaltung klarer Tischregeln gibt den notwendigen Rahmen zur Verhaltensänderung und Unterstützung bei möglichen Schwierigkeiten.

In der Gruppe üben. Beim Aufbau eines neuen Essverhaltens benötigen Patientinnen Unterstützung direkt auf der Verhaltensebene. Die Einübung des neuen Essverhaltens in der Gruppe mit anderen Patientinnen bietet die günstigsten Voraussetzungen. Essen ist ein soziales Verhalten, das von vielen Patientinnen während der Erkrankung gemieden wurde und wieder erlernt werden muss. Eine günstige Dauer für die Teilnahme an dem therapeutisch begleiteten Tisch beträgt im stationären Setting etwa 4 Wochen. Im ambulanten Bereich, bei einzeltherapeutischer Behandlung sollten etwa 4 therapeutische Expositionen mit regelmäßigem Üben außerhalb der Therapiestunden eingeplant werden. Für die Übungen können Personen aus dem Umfeld der Patientin unterstützend in die Therapie einbezogen werden. In der Tischgruppe oder bei den gemeinsamen Übungen mit der ambulanten Patientin können in diesem Zeitraum ausreichend soziale Unterstützung, Modelllernen und korrektive Rückmeldungen untereinander entstehen.

Im stationären Setting nehmen alle Patientinnen, die zu einer Tischgruppe gehören, an allen 3 Mahlzeiten gemeinsam teil (Arbeitsblatt **8**). Sie beginnen und beenden das Essen zusammen und können im Anschluß an die Mahlzeiten zu gegenseitiger Unterstützung gemeinsame Aktivitäten planen. Das Mittagessen wird im Beisein eines Therapeuten eingenommen. Das gemeinsame Essen verläuft nach festen Regeln, über die alle Patientinnen informiert sind. Es gibt feste Essenszeiten und das Essen wird erst begonnen, wenn alle am Tisch anwesend sind. Das Ende der Mahlzeit erfolgt, wenn die Essenszeit (20 – 60 Minuten) abgelaufen ist. Am Anfang und am Ende der Mahlzeit findet eine Eröffnungs- bzw. Abschlussrunde statt. In der Eröffnungsrunde benennen die Patientinnen die Nahrungsmittel, die sie auf ihrem Teller haben und geben an, welches Ziel sie bei der Mahlzeit verfolgen. Sie können an dieser Stelle auch angeben, ob sie eine konkrete Unterstützung bei der Zielerreichung wünschen und wer sie am besten unterstützen könnte. In der Abschlussrunde beurteilt jede Patientin, inwieweit sie ihr Ziel erreicht hat. Während des Essens sollen folgende Vereinbarungen eingehalten werden: Alle Nahrungsmittel werden probiert, und die Patientin entscheidet anschließend, ob sie die Speisen essen möchte oder nicht. Es besteht keine Verpflichtung, etwas zu essen, was die Patientin nicht mag. Das Essen darf erst nachgewürzt werden, nachdem es probiert wurde. Das Essen soll untereinander nicht getauscht werden. Gespräche über die Speisen sollen möglichst vermieden werden. Während des Essens soll der Esstisch nicht verlassen werden. Das Trinken während des Essens ist auf 2 Gläser Wasser beschränkt. Speisen sollen nach der Beendigung der Mahlzeit nicht mitgenommen werden.

Regel zum Probieren. Alle Nahrungsmittel werden probiert und dann wird entschieden, ob man die Speise essen möchte oder nicht. Viele Patientinnen haben im Laufe ihrer Erkrankung ein selektives Essverhalten entwickelt, das nicht danach ausgerichtet ist, was sie gerne essen, sondern darauf, ob Speisen „erlaubt" sind oder nicht. Viele Patientinnen haben einzelne Speisen schon seit Jahren nicht mehr gegessen, sind aber der Überzeugung, das sie diese nicht mögen. Ziel der Essensregeln ist, Patientinnen wieder in die Situation zu bringen, Speisen oder Nahrungsmittel erneut zu kosten und neue Erfahrungen mit dem Geschmack zu machen. Erst danach können sie tatsächlich beurteilen, wie ihnen die Speise schmeckt. Nahrungsmittel, die sie dabei als nicht schmackhaft erleben, können sie wieder stehen lassen. Natürlich soll keine Patientin dazu motiviert werden, Speisen zu essen, die sie als ekelhaft oder in anderer Weise massiv unangenehm erlebt. Manche Patientinnen werden sich dazu entscheiden, einzelne Speisen nicht zu essen, weil sie noch verboten sind. Auch sie profitieren davon, eine Erfahrung mit dem Nahrungsmittel gemacht zu haben. Sie können zu einem anderen Zeitpunkt ihre Verbote in Frage stellen und sie überwinden.

Arbeitsblatt **8** Regeln für eine Tischgruppe

Essen ist ein soziales Verhalten, das viele von Ihnen während der Erkrankung gemieden haben. So wird der Aufbau eines Essverhaltens in der Gemeinschaft zu einer wichtigen Aufgabe. Dabei benötigen Sie die Unterstützung der anderen Teilnehmerinnen aus der Gruppe und die der Therapeuten.

Das gemeinsame Essen verläuft nach festen Regeln, über die wir Sie hier informieren wollen:

- Alle Patientinnen, die zu der Tischgruppe gehören, nehmen an allen 3 Mahlzeiten gemeinsam teil. Das Mittagessen wird gemeinsam mit jemandem aus dem therapeutischen Team eingenommen. Sie beginnen und beenden das Essen zusammen und können im Anschluss an die Mahlzeiten zu gegenseitiger Unterstützung gemeinsame Aktivitäten planen.
- Es gibt feste Essenszeiten, und es wird erst begonnen, wenn alle am Tisch anwesend sind. Das Ende der Mahlzeit erfolgt, wenn die Essenszeit abgelaufen ist. Frühstück und Abendessen dauern 20 – 30 Minuten, Mittagessen dauert 40 – 60 Minuten.
- Am Anfang und am Ende der Mahlzeit findet eine Eröffnungs- bzw. Abschlussrunde statt. In der Eröffnungsrunde benennen Sie die Nahrungsmittel, die Sie auf ihrem Teller haben und geben an, welches Ziel Sie bei der Mahlzeit verfolgen. (Bitte verzichten Sie auf das Mitbringen von selbst ausgewählten Speisen, um Ihre Therapieziele nicht zu gefährden.) Sie können an dieser Stelle auch angeben, ob Sie eine konkrete Unterstützung bei der Zielerreichung wünschen und wer Sie am besten unterstützen kann. In der Abschlussrunde beurteilen Sie, inwieweit Sie Ihr Ziel erreicht haben.
- Alle Nahrungsmittel werden probiert, und Sie entscheiden anschließend, ob Sie die Speise essen möchten oder nicht. Die meisten Patientinnen haben im Laufe ihrer Erkrankung ihr Essverhalten auf erlaubte oder verbotene Speisen ausgerichtet. Viele haben bestimmte Speisen schon seit Jahren nicht mehr gegessen, glauben aber, dass sie diese nicht mögen. Erst wenn Sie Nahrungsmittel erneut kosten und Erfahrungen mit dem Geschmack machen, können Sie beurteilen, ob Sie die Speise mögen. Es besteht keine Verpflichtung etwas zu essen, was Ihnen wirklich nicht schmeckt.
- Das Essen soll erst nachgewürzt werden, nachdem es probiert wurde. Speisen so stark zu würzen, dass sie nicht mehr essbar sind, kann als Vermeidungsstrategie eingesetzt werden. Häufig besteht auch durch die Erkrankung eine Veränderung in der Geschmackswahrnehmung.
- Das Essen soll untereinander nicht getauscht werden. Wenn Sie Essen tauschen, laufen Sie Gefahr, bei Ihren alten Vorlieben zu bleiben, statt eine ausgewogene Ernährung wiederherzustellen.
- Gespräche über die Speisen sollen vermieden werden. Mit Kommentaren behindern Sie möglicherweise die anderen am Tisch!
- Während des Essens soll der Esstisch nicht verlassen werden. Diese Regel dient der Verhinderung eines Erbrechens während der Mahlzeit.
- Das Trinken während des Essens ist auf 2 Gläser Wasser beschränkt. Übermäßiges Trinken während der Mahlzeit füllt den Magen und begünstigt ein anschließendes Erbrechen.
- Speisen sollen nach der Beendigung der Mahlzeit nicht mitgenommen werden. Es besteht die Gefahr von Heißhungeranfällen.

Regel zum Nachwürzen. Das Essen soll erst nachgewürzt werden, nachdem es probiert wurde. Ziel dieser Regel ist es, einen angemessenen Umgang mit Gewürzen zu fördern. Speisen so zu würzen, dass sie nicht mehr essbar sind, ist eine Verhaltensweise, die bei Patientinnen mit Essstörungen häufig vorkommt. Zusätzlich kommt es durch die Erkrankung zu Veränderungen in der Geschmackswahrnehmung. Stark gewürzte Speisen gaben den Patientinnen im Hungerzustand die notwendige Stimulation und erzeugten ein schnelleres Gefühl der Sättigung. Scharfe Gewürze, besonders Pfeffer, wirken zusätzlich abführend. Manche Patientinnen benutzen so viel Pfeffer, das es zu Beschwerden im Magen- und Darmtrakt kommt.

Regel zum Tauschen. Das Essen soll untereinander nicht getauscht werden. Wenn es sich einrichten lässt, erhalten die Patientinnen die Möglichkeit eigenständig auszuwählen, was sie essen möchten. Nachdem die Entscheidung gefallen ist, sollten sie die gewählten Speisen auch essen, ohne die Anteile, die sie nicht mögen, einzutauschen. Durch die besondere Speiseauswahl während der Erkrankungsphase haben sich Patientinnen mit einer Essstörung überwiegend darauf konzentriert, was sie essen dürfen und was nicht. Was sie sich verboten haben (da es auf der „schwarzen Liste" stand) wurde häufig mit der Aussage „das mag ich nicht", abgewiesen und vor anderen als Rechtfertigung für das Nicht-Essen gebraucht. Es geht bei der Essstörungsbehandlung um die Erweiterung der Speisevorlieben und um die Wiederherstellung eines ausgewogenen Essverhaltens. Wenn die Therapeuten auf die Wünsche der Patientinnen, Essen zu tauschen, eingehen, laufen sie Gefahr, dass Patientinnen bei ihren alten Vorlieben bleiben und eine ausgewogene Ernährung nicht wiederherstellen werden. Aus diesem Grund können Nahrungsmittel, die nicht gemocht werden, auf dem Teller liegen bleiben, Eintauschen ist jedoch nicht sinnvoll.

Regel zur Bewertung. Bewertungen von Wert und Geschmack der Speisen sollen möglichst vermieden werden. In der Regel sitzen Patientinnen mit unterschiedlichen Therapiefortschritten an einem gemeinsamen Esstisch. Einige sind so weit, dass sie sich um ein neues Essverhalten bemühen, andere dagegen sind noch am Anfang der Therapie. Eine Strategie, sich gegenseitig das Essen zu verderben, ist es, Bemerkungen zu machen wie: „Die Suppe ist fett." „Das sieht ja heute ekelhaft aus." „Der Nachtisch hat zu viel Kalorien." Patientinnen können damit den eigenen Appetit hemmen und andere am Tisch, die sich entschieden haben die Speisen zu essen, behindern. Diese Patientinnen denken dann: „Das ist wirklich zu fett und ich esse das jetzt, ich bin eine Versagerin." Um solche Situationen zu vermeiden, ist es besser, am Tisch keine Gespräche über das Essen zu führen.

Regel zum Erbrechen. Während des Essens soll der Esstisch nicht verlassen werden. Diese Regel dient der Verhinderung von Erbrechen während der Mahlzeit. Das Trinken während des Essens ist auf 2 Gläser Wasser beschränkt. Übermäßiges Trinken während der Mahlzeit erfüllt die Funktion, den Magen zu füllen und damit zu sättigen sowie die Funktion, ein anschließendes Erbrechen zu begünstigen. Beide Verhaltensweisen gehören zu dem pathologischen Essverhalten und sollten in der Therapie aufgegeben werden.

Regel zum Mitnehmen. Speisen sollen nach Beendigung der Mahlzeit nicht mitgenommen werden. Besonders Patientinnen, die unter Heißhungeranfällen leiden, befinden sich in Gefahr durch die Mahlzeit einen Essanfall auszulösen. Mitgenommene Speisen werden dann nach dem Essen unter Ausschluss der Öffentlichkeit in Form eines Essanfalls verzehrt. Auch Patientinnen mit sozialen Ängsten neigen zu dem Verhalten, die Öffentlichkeit von ihrem Essen auszuschließen und sich nach der Mahlzeit alleine satt zu essen. Patientinnen mit einer Anorexia nervosa sammeln gelegentlich Nahrungsmittel. Sie essen die mitgenommenen Speisen nicht, sondern legen in ihren Zimmern einen Vorrat an, den sie regelmäßig betrachten und kontrollieren. Manche entwickeln auch Sammelrituale oder spielen mit den Nahrungsmitteln.

Aufgabe der Therapeuten während der Essensbegleitung

Die Therapeuten nehmen gemeinsam mit den Patientinnen die Mahlzeit ein. Ihre Hauptaufgabe ist es, die Patientinnen während der Mahlzeit zu unterstützen, nicht aber eine restriktive Kontrolle auszuüben. Gerade weil die Situation für alle Patientinnen sehr schwierig ist – wodurch eine hohe Anspannung entsteht –, besteht die Aufgabe der Therapeuten darin, die Essenssituation nach Möglichkeit entspannt zu gestalten. Das erreichen sie unter anderem, indem die Regeln für die gemeinsame Mahlzeit bereits vor der Essenssituation allen Patientinnen vermittelt werden. Es ist nicht sinnvoll, die Essensregeln am Tisch zu diskutieren. Ein solches Verhalten würde die Patientinnen zu sehr an ihre familiäre Situation erinnern. In den meisten Familien mit essgestörten Familienangehörigen wurde das Essverhalten während der Mahlzeit diskutiert. Professionelles Vorgehen bedeutet, vor der Essensexposition sicherzustellen, dass die Regeln bekannt sind, damit nur in besonderen Ausnahmefällen eine Erinnerung notwendig wird.

Nur minimale, zielgerichtete Intervention. Die Mahlzeit beginnt immer mit der Eröffnungsrunde. Hier benennen die Patientinnen die Nahrungsmittel, die sie ausgewählt haben, ihre Ziele für die kommende Mahlzeit und haben die Möglichkeit, um Unterstützung zu bitten. Die Eröffnungsrunde sollte kurz gestaltet werden. Therapeuten lassen sich an dieser Stelle auf keine langwierigen Diskussionen über die Ziele der Patientinnen ein. Punkte, die zu diskutieren sind, werden unabhängig von der Essenssituation in Einzel-oder Gruppengesprächen behandelt. Während des Essens ist es angenehm, wenn entspannte Gespräche zu Stande kommen. Häufig ist die Situation jedoch durch die hohe Anforderung an die Patientinnen angespannt. Das kann auch für die Therapeuten unangenehm sein. Es ist eine Exposition mit allen dazugehörigen Schwierigkeiten. Therapeuten sollten sich nicht dazu verleiten lassen, zum Alleinunterhalter zu werden, um die Anspannung zu reduzieren oder Patientinnen zu maßregeln, die besonders große Schwierigkeiten zeigen. Die therapeutischen Interventionen werden zielorientiert und eher minimalistisch eingesetzt. Die von den Therapeuten vorgenommenen Verhaltensbeobachtungen werden in die individuelle Therapie der einzelnen Patientinnen aufgenommen, aber nicht während der Essensexposition, sondern bei dem nächsten therapeutischen Gespräch.

Selbsteinschätzung der Patientinnen. Nach der Mahlzeit erfolgt die Abschlussrunde, in der alle Patientinnen eine Selbstbeurteilung bezüglich ihrer Zielerreichung vornehmen und über die individuellen Schwierigkeiten berichten. Therapeuten greifen an dieser Stelle nur korrigierend ein, wenn die Abweichung zwischen der Selbstbeurteilung und dem objektiven Essverhalten sehr deutlich ist. Wenn das Ziel für die Mahlzeit darin bestand, von allem die Hälfte zu essen, und eine Patientin nur 3 Löffel von den Speisen zu sich nahm, wäre die Selbstbeurteilung „ich habe mein Ziel voll erreicht" nicht zutreffend. Eine Korrektur ist sinnvoll, dennoch ist es nicht ratsam, in eine Diskussion einzusteigen. Eine sachliche Rückmeldung über die Fehleinschätzung ist ausreichend. Eine Überprüfung der eigenen Beurteilung kann auch von Mitpatientinnen vorgenommen werden. Problemlösungen für individuell aufgetretene Schwierigkeiten können nur dann direkt in der Abschlussrunde bearbeitet werden, wenn es um schnell lösbare Probleme geht, andernfalls werden auch diese Situationen in den folgenden Therapiestunden bearbeitet.

Einkaufs- und Kochtraining

Die Beschäftigung mit Ernährung, Nahrungsmitteln, Kochen und Essen hat die meiste Zeit der Patientinnen während ihrer Erkrankung in Anspruch genommen. Dennoch besteht häufig nur ein Pseudowissen, das durch die für Essstörungen typische dysfunktionale Einstellungen gegenüber der eigenen Person, dem eigenen Körper und dem Gewicht geprägt ist. Die Zubereitung von Mahlzeiten zum eigenen Verzehr wurde von vielen Patientinnen über Jahre gemieden oder nie erlernt. Die Behandlung der Essstörung sollte aus diesem Grund auch ein Einkaufs- und Kochtraining sowie die Vermittlung von Wissen über ausgewogene und angemessene Ernährung beinhalten. Für viele Patientinnen war eine Diät oder die Entscheidung, sich gesund zu ernähren, der Einstieg in die Essstörung. Wenn irrtümliche Annahmen über die Ernährung ausgeräumt sind, brauchen die Patientinnen eine verhaltensnahe Anleitung zum Einkauf und zur Verarbeitung von Nahrungsmitteln. Einkaufs- und Kochtraining sind für Patientinnen mit Essstörungen mit einem hohen Schwierigkeitsgrad verbunden und haben den Charakter einer Exposition. Je nach Lebenssituation, ist es auch notwendig zu lernen, wie viel vorrätige Nahrung z. B. ein Single-Haushalt braucht, um ausreichend Vorräte zu haben, aber nicht durch einen überfüllten Kühlschrank in Bedrängnis zu kommen. Eine ausgewogene Ernährung besteht aus 15 % Eiweiß, 35 % Fett und 50 % Kohlenhydraten. Der Einkauf sollte auf diese Bedingungen ausgerichtet sein. Light-Produkte, die während der Erkrankungsphase viele Einkaufslisten prägten, sollten zukünftig gemieden werden. Viele Patientinnen werden in der Situation sein, neue Lebensmittel zu testen, um zu überprüfen, ob sie ihrem Geschmack entsprechen. Sie werden beginnen, beim Einkaufen einen neuen Blick für die Einkaufsregale zu entwickeln, indem sie auch Nahrungsmittel registrieren, die sie während ihrer Krankheit nicht gekauft haben.

Einkaufsliste und Essensplan. Das Einkaufstraining kann in der Gruppe oder mit einzelnen Patientinnen durchgeführt werden. In der ersten Zeit sollte vor dem Einkauf eine Einkaufsliste erstellt werden. Damit wird vermieden, dass die Patientinnen in den Geschäften durch impulsive Einkäufe zu viel oder ungewollte Nahrung einkaufen. Die Einkaufsliste sollte neben der Angabe der Nahrungsmittel auch eine Mengenangabe enthalten. Besonders am Anfang sollte die Einkaufsliste nicht zu lang sein. Bezüglich der Vorratshaltung hat es sich bewährt, nur für 1 – 2 Tage einzukaufen. Die Gefahr, die von einem zu vollen Kühlschrank ausgeht, ist höher zu bewerten als der tägliche Umstand des Einkaufens. Das Erstellen eines Essensplans kann in der ersten Zeit nach einer stationären Behandlung oder während der ambulanten Therapie von Vorteil sein, natürlich ist eine gewisse Flexibilität für Ausnahmen auch möglich. Der Essensplan enthält die Vorplanung der Mahlzeiten für die nächsten 6 – 7 Tage, berücksichtigt die erstrebte Ausgewogenheit der Nahrungsmittel und zeigt sich hilfreich in Situationen, wenn die Patientin nicht genau entscheiden kann, worauf sie Appetit hat. Auch für die häusliche Situation empfiehlt sich die Beibehaltung von 3 Hauptmahlzeiten. Da viele Patientinnen berufstätig sind oder sich in Ausbildung befinden und damit in ihrer zeitlichen Struktur relativ festgelegt sind, sollten die Essenszeiten in den Tagesplan als feste Termine aufgenommen werden. Wenn zu befürchten ist, dass die Patientin dennoch ihre Essenszeit vergisst, können verschiedene Möglichkeiten zur Erinnerung ausprobiert werden. Einige Patientinnen machen gute Erfahrungen damit, wenn sie sich eine Uhr zur Erinnerung einstellen.

Kochtraining. Dieses sollte unter therapeutischer Begleitung begonnen werden. In der ambulanten Therapie können Patientinnen später für sich alleine, mit Freunden oder im Rahmen von Selbsthilfegruppen üben. Auch der Besuch einer Kochgruppe in der Volkshochschule kann in Betracht gezogen werden. In stationären Einrichtungen sollten regelmäßige Kochgruppen angeboten werden. Patientinnen, die alleine leben, sollten auch die Möglichkeit erhalten, für eine Person kochen zu lernen. Lernziele beim Kochen sind basale Vorbereitungstechniken wie Waschen und Schneiden von Nahrungsmitteln, Auswahl von angemessenen Zubereitungstechniken und Garzeiten, Abmessen und ausgewogenes Zusammenstellen von Portionen, angemessenes Würzen und Herstellen einer genussvollen Essenssituation.

Parenterale oder enterale Ernährung

Ernährung über nasogastrale Sonden, perkutane enterale Gastrostomie (PEG) oder parenterale Ernährung stellt die Ultima Ratio des Ernährungsmanagements dar und sollte nur ausnahmsweise und in lebensbedrohlichen Situationen durchgeführt werden, da diese Interventionen bei essgestörten Patientinnen mit signifikanten Risiken verbunden sind. Einige ausgeprägt untergewichtige Patientinnen akzeptieren eine Ernährung über Sonde freiwillig und zunächst leichter als orale Ernährung. Vor einer Entscheidung über den Einsatz von parenteraler oder enteraler Ernährung gegen den Willen des Patienten (Zwangsernährung) sollten die klinische Dimension des Vorgehens, die Einstellung der Patientin und ihrer Familie, die ethischen Aspekte und rechtliche Vorschriften sorgfältig beachtet werden. Parenterale oder enterale Ernährung sollte nur erwogen werden bei hochgradig ausgeprägtem Untergewicht (BMI $< 12\,kg/m^2$), bei Vorliegen von akuten, vital bedrohlichen medizinischen Situationen und der gleichzeitig fehlenden Wirksamkeit von psychotherapeutischen Maßnahmen. Der Einsatz von parenteraler Ernährung zur Prophylaxe von medizinischen Komplikationen bei Anorexia nervosa ist unverhältnismäßig und meist ohne nachhaltige Wirkung. Studien, die eine Verbesserung der Prognose bei Anorexia nervosa durch enterale oder parenterale Ernährung zeigen, fehlen. Eine niederschwellige Diskussion von Zwangsmaßnahmen kann zu einer erheblichen Beeinträchtigung der therapeutischen Beziehung führen. Enterale und parenterale Ernährung werden in Deutschland in spezialisierten Einrichtungen aufgrund der hohen Wirksamkeit von psychotherapeutischen Maßnahmen nur sehr selten angewandt (unter 1 % der Behandlungsfälle von Anorexia nervosa).

Sondennahrung. Bei nasogastralen Sonden und der PEG sollte die Wiederernährung mit einer nährstoffdefinierten standardisierten Sondennahrung mit einer Energiedichte von 1 kcal/ml und einer ausgewogenen Nährstoffrelation (% kcal) von 15 % Eiweiß, 30 % Fett und 55 % Kohlenhydraten erfolgen (z. B. Nutricomp). Polysaccharide sind als Kohlenhydrate vorzuziehen. Die Kalorienmenge sollte am ersten Tag wie bei der oralen Wiederernährung zwischen 800 und 1600 kcal liegen und dann langsam um ca. 200 kcal pro Tag gesteigert werden. Die maximale auf diesem Wege empfehlenswerte Zufuhr liegt bei etwa 3000 kcal pro Tag. Die Zufuhr kann kontinuierlich über eine Pumpe oder in Portionen von 200 – 500 ml erfolgen. Es ist notwendig, vor jeder Nahrungszufuhr die intragastrale oder enterale Platzierung der Sonde durch Aspiration und pH-Messung der aspirierten Flüssigkeit sorgfältig zu überprüfen. Es gibt tragische Einzelfälle, in denen zu dissoziativen Zuständen neigende Patientinnen mit Anorexia nervosa eine intrabronchiale Platzierung der Nahrungssonde ohne wesentliche Abwehrreflexe tolerierten und infolge einer Aspirationspneumonie verstarben. Weitere Risiken sind Ulzerationen an Nase und Ösophagus. Bei der PEG ist die Gefahr von Aspiration geringer, es besteht aber das Risiko von lokalen entzündlichen Komplikationen. Das Risiko für metabolische Komplikationen wie Hypophosphatämie (Refeeding-Syndrom) ist auch bei Sondennahrung gegeben und sollte durch regelmäßige Laborkontrollen begrenzt werden. Magensonden werden von manchen Patientinnen dazu missbraucht, bereits zugeführte Nahrungsflüssigkeit heimlich wieder abzulassen.

TPE-Nährlösung. Bei der totalen parenteralen Ernährung (TPE) müssen wegen der Hypertonizität die Nährlösungen in eine größere zentrale Vene infundiert werden, die Katheterspitze sollte möglichst in der V. cava superior liegen (Zugang durch Subclavia-Katheter oder Jugularis-Katheter). Auch hier sollte die Nährstoffzufuhr etwa bei 1000 kcal beginnen. Dies erfolgt beispielsweise durch die Zufuhr mittels eines Infusomaten von 500 ml einer 10 % Aminosäurelösung und 1000 ml einer 20 % Glucoselösung jeweils über 24 Stunden verteilt. Da die tägliche parenterale Zufuhr von Glucose 6 g pro Kilogramm Körpergewicht nicht übersteigen sollte, empfiehlt es sich, die Steigerung der Kalorienzufuhr in den folgenden Tagen überwiegend durch die zusätzliche Gabe von 10% Lipidlösungen zu erzielen. Die maximale Kalorienzufuhr kann bis auf 3000 kcal pro Tag angehoben werden. Die TPE bei Anorexia nervosa hat ein besonders hohes Risiko, zu einer Hypophosphatämie zu führen. Todesfälle durch Hypophosphatämie wurden berichtet. Lokale und systemische infektiöse Komplikationen sind häufig und erfordern eine antibiotische Behandlung. Weiterhin müssen alle beim Anlegen eines zentralen Zugangs möglichen Komplikationen (z. B. Pneumothorax) in die Kosten-Nutzen-Abwägung mit einbezogen werden.

5.3.6 Prophylaxe und Behandlung medizinischer Störungen bei Essstörungen und Wiederernährung

Risikofaktoren für metabolische Störungen bei Wiederernährung sind u. a. eine lange bestehende Essstörung, ausgeprägtes Untergewicht, regelmäßiges Erbrechen oder Substanzmissbrauch (Tab. 5.**8**).

Rasche Wiederernährung mit zu großen Nahrungsmengen, großen Mengen von Monosacchariden oder unausgewogenen Aminosäurelösungen kann zu Organversagen mit Störungen der Funktion des Herzens, der Nieren und des Nervensystems führen (Refeeding-Syndrom). Eine pathophysiologische Schlüsselrolle beim Refeeding-Syndrom spielen Abweichungen der intrazellulären und extrazellulären Konzentrationen von Phosphat, Kalium und Magnesium, die im Verlauf der Mangelernährung entstanden sind. Insbesondere der Phosphatbedarf des Organismus steigt mit der Zufuhr von Kohlenhydraten an. Wichtig ist die Bestimmung dieser Elektrolyte vor Beginn der Wiederernährung. Hierbei ist zu beachten, dass Phosphat nicht Bestandteil der meisten Laborroutinen ist. Bei TPE und Sondenernährung sollten diese Elektrolyte während der Behandlung in zweitägigem Intervall bestimmt werden. Bei oraler Wiederernährung genügen längere

Tabelle 5.**8** Risikofaktoren für metabolische Störungen bei Wiederernährung

- ausgeprägtes Untergewicht (BMI $< 15\ kg/m^2$)
- lange Erkrankungsdauer (> 2 Jahre)
- regelmäßiges Erbrechen
- Laxanzienmissbrauch
- Diuretikamissbrauch
- keinerlei Energiezufuhr in den Tagen vor Beginn der Wiederernährung
- vorbestehende Elektrolytstörung

Abstände. In der regelmäßigen körperlichen Untersuchung soll auf das Auftreten von Ödemen und Tachykardie geachtet werden. Auch Hypoglykämien können während der Wiederernährung auftreten. Transient erhöhte Konzentrationen von Leberenzymen und Bilirubin haben nur geringe klinische Bedeutung. Die wichtigsten Maßnahmen zur Prophylaxe metabolischer Störungen bei Wiederernährung sind der Einstieg bei ca. 1000 kcal und eine langsame Steigerung der Kalorienzufuhr. Komplexe Mahlzeiten haben das geringste Risiko. Sorgfältiges Monitoring der Patienten erlaubt frühzeitige Erkennung und Behandlung von Problemen.

Hypophosphatämie. Bei leichtem Phosphatmangel (Konzentrationen zwischen 2,5 und 1,0 mg/dl) genügt eine orale Substitution. Diese erfolgt am besten durch Konsum phosphatreicher Nahrungsmittel (z. B. Milch, Haferflocken, Nüsse), bei Milchintoleranz kann das in 20 ml Ampullen verfügbare Natriumglycerophosphat auch getrunken werden. Bei schwerer Hypophosphatämie sollte ein Ausgleich durch eine Infusionsbehandlung erfolgen. Hierzu werden 0,25 – 0,50 mmol/kg Körpergewicht Natriumglycerophosphat als Infusionszusatz über 4 Stunden infundiert. Die weitere Therapieplanung erfordert dann engmaschige Kontrollen der Elektrolytkonzentrationen (Tab. 5.**9**), insbesondere auch der Konzentration von Calcium, das infolge dieser Behandlung absinken kann.

Tabelle 5.**9** Elektrolyte bei Essstörungen

Verhalten	Natrium	Kalium	Chlorid	Bicarbonat	pH
fasten	unverändert oder vermindert	unverändert oder vermindert	unverändert oder vermindert	vermindert	vermindert
erbrechen	unverändert, vermindert oder erhöht	herabgesetzt	vermindert	erhöht	erhöht
Laxanzien nehmen	unverändert, vermindert oder erhöht	vermindert	unverändert, vermindert oder erhöht	vermindert	vermindert
Diuretika nehmen	unverändert oder vermindert	vermindert	vermindert	erhöht	erhöht

Hypokaliämie. Die Behandlung der Hypokaliämie erfordert ein grundlegendes pathophysiologisches Verständnis der Veränderungen des Kaliumstoffwechsels bei Mangelernährung oder Erbrechen. Kalium ist ein überwiegend intrazelluläres Kation. Bei mittelgradig ausgeprägter Hypokaliämie im Serum (zwischen 2 und 3 mmol/l) fehlen erhebliche Mengen von intrazellulärem Kalium im Gesamtorganismus, nämlich 200 – 300 mmol. Bemühungen, das Kaliumdefizit zu korrigieren, sind nicht erfolgreich, wenn nicht gleichzeitig die durch Erbrechen, Diuretika oder Volumenmangel ausgelöste metabolische Alkalose korrigiert wird. Die bei Dehydratation vermehrte Aldosteronsekretion stimuliert die weitere Ausscheidung von Kalium in der Niere. Die metabolische Alkalose bei Essstörungen ist chloridresponsiv. Orale Gabe von chloridhaltigen Getränken (z. B. Fruchtsäfte) oder die Infusion von isotonischer Kochsalzlösung verbessert die Kaliumaufnahme. Die Gabe von isotonischer Kochsalzlösung muss selbstverständlich vorsichtig erfolgen und sollte 2000 ml nicht überschreiten. Bei Patientinnen mit vorbestehender Hyponatriämie besteht bei rascher Auffüllung der Natriumdefizite die Gefahr einer pontinen Myelinolyse. Die Kaliumsubstitution erfolgt am günstigsten und sichersten durch orale Gabe von Kaliumchlorid (KCl). Gelegentlich ist auch eine intravenöse Gabe von Kalium erforderlich, was mit den entsprechenden Sicherheitsmaßnahmen verbunden sein muss. Die orale Gabe von Kaliumcitrat ist bei metabolischer Alkalose weniger günstig. Bei bestehender Hypokaliämie sind regelmäßige EKG-Kontrollen sinnvoll. Häufige Befunde sind eine Abflachung der T-Welle, U-Wellen, ST-Strecken-Senkungen oder Verlängerungen der QT-Zeit. Risiken der Hypokaliämie bestehen in kardialen Komplikationen, insbesondere plötzlichem Herztod durch Rhythmusstörungen, und der Entwicklung einer hypokaliämischen Nephropathie mit Niereninsuffizienz.

Fallbeispiel

Therapieresistente Hypokaliämie

Die 23-jährige Tanja ist Studentin und eine gute Tennisspielerin. Während des sommerlichen Trainings auf ein wichtiges Turnier stellt sie sich bei ihrem Hausarzt wegen Müdigkeit, Schwächegefühl und Kopfschmerzen vor. Die Untersuchung ergibt eine Kaliumkonzentration von 3,0 mmol/l und eine Bicarbonatkonzentration von 36 mmol/l. Im EKG ist die QT-Zeit grenzwertig hoch. Ansonsten ist der körperliche Untersuchungsbefund unauffällig. Das Gewicht ist mit 65 kg bei 1,75 m (BMI 21,2 kg/m^2) im Normalbereich. Der Hausarzt verschreibt Kaliumcitrat und rät zu ausreichender Flüssigkeitszufuhr. Bei der Kontrolle nach einer Woche ist das Kalium auf 2,6 mmol/l abgesunken, Tanja wird ins Krankenhaus eingewiesen. Dort erfolgt eine Korrektur der Elektrolytstörung durch intravenöse Gaben. In einer psychiatrischen Untersuchung berichtet Tanja erstmals über ihre seit mehreren Jahren bestehende bulimische Essstörung.

Erläuterung: Die Hypokaliämie bei Bulimia nervosa steht häufig in Zusammenhang mit einer metabolischen Alkalose und einem Volumenmangel. Deshalb ist die Gabe von Kalium nur bei gleichzeitiger Gabe von Chlorid und Volumen wirksam.

Ödeme. Unmittelbar nach der Aufgabe von Erbrechen oder nach Aufgabe von Diuretika-Missbrauch und bis zu mehrere Wochen danach leiden viele Patientinnen mit Essstörungen unter Ödemen. Betroffen sind hauptsächlich die Bereiche der Knöchel und Unterschenkel, aber auch Rücken und Gesicht. Ursache hierfür ist eine anhaltende relative Überproduktion von Aldosteron, die durch Hypokaliämie, Hypovolämie und metabolische Alkalose entstanden ist (Pseudo-Bartter-Syndrom). Die Behandlung besteht im Ausgleich der Hypokaliämie und des Volumendefizits. Ausführliche Information der Patientin über die Zusammenhänge, die gutartige Prognose und geduldiges Warten auf die spontane Remission des Zustandes sind hilfreich. Gelegentlich ist die Gabe von Spironolacton (50–200 mg) über 1–2 Wochen erforderlich. Die Gabe von Schleifendiuretika prolongiert den Zustand.

Management von gastrointestinalen Störungen bei Essstörungen und Wiederernährung

Patientinnen, die in ihrer häuslichen Umgebung an einer Essstörung leiden, sind häufig sehr von Gedanken an Nahrung, Essensrituale, Erbrechen, Abführen, Beschaffung von Lebensmitteln und anderen essstörungsbezogenen Aktivitäten absorbiert. Sie zeigen in dieser Zeit wenig Achtsamkeit für ihre Körperprozesse und suchen Ärzte eher selten wegen gastrointestinaler Beschwerden auf. Verhaltensveränderungen in Richtung eines angemessenen Essverhaltens, die gerade bei stationärer Therapie sehr abrupt erfolgen können, führen bei vielen Patientinnen zu einer Aufmerksamkeitslenkung auf den gastrointestinalen Bereich und in paradoxer Weise zu einer subjektiven Zunahme von Beschwerden.

Parotisschwellung. Für die Parotisschwellung gibt es keine spezifische Therapie. Gegebenenfalls sind Kühlung und entzündungshemmende Substanzen nach fachärztlicher Konsultation hilfreich.

Gastroparese. Mangelernährung führt zu einer Verlangsamung der Magenentleerung. In den ersten Tagen der Wiederernährung kann dies zu ausgeprägtem Völlegefühl, vorzeitiger Sättigung, Übelkeit, Reflux und Erbrechen führen und zu einer erheblichen Behinderung des Therapieprozesses beitragen. Das Völlegefühl ist ausgeprägter bei sehr ballaststoffreicher Nahrung und bei Mahlzeiten, die mehr als die empfohlenen 15% Eiweiß oder 35% Fett enthalten. Langsamer Beginn der Wiederernährung, ausführliche Information der Patientin und geduldiges Warten auf den günstigen spontanen Verlauf dieser Beschwerden sind empfehlenswert. In Einzelfällen kann die Gabe von Pharmaka wie Metoclopramid, welche die Magenentleerung beschleunigen, hilfreich sein. Unterernährte Patientinnen sind möglicherweise empfindlicher für die kardialen oder neurologischen Nebenwirkungen dieser Substanzen, sodass vorsichtige Dosierung erforderlich ist. Mögliche psychologische Nebenwirkung ist eine Verstärkung von hypochondrischen Überzeugungen. („Mein Magen funktioniert nicht richtig.")

Refluxbeschwerden. Induziertes Erbrechen führt zu einer Schädigung der Schleimhaut des Ösophagus durch die im Magensaft enthaltene Salzsäure. Bei regelmäßigem Erbrechen besteht häufig eine chronische Ösophagitis mit brennenden Schmerzen. Die Entzündung klingt nach Beendigung des Erbrechens meist innerhalb von wenigen Tagen ab. Essanfälle bei allen Formen von Essstörungen sowie die beschriebene Gastroparese bei Mangelernährung können auch ohne Erbrechen zu Reflux von Mageninhalt und Magensäure in die Speiseröhre führen und Schmerzen auslösen. Diese Refluxbeschwerden bilden sich manchmal nur sehr langsam zurück und erfordern dann eine spezifische Therapie mit Antazida, H2-Antagonisten oder Protonen-Pumpen-Inhibitoren. Die Behandlung sollte etwa 2 Wochen über das Ende von Beschwerden hinaus fortgesetzt werden. Bei therapieresistenten oder nach einem ersten Behandlungsversuch wiederkehrenden Beschwerden ist eine Gastroskopie empfehlenswert, um ein Magenulkus auszuschließen. Bei Patientinnen mit Binge-Eating-Störung können auch die mit Übergewicht verbundenen anatomischen Veränderungen zu einer Aufrechterhaltung der Refluxbeschwerden führen.

Verstopfung. Viele Patientinnen klagen über zu seltene oder zu geringfügige Stuhlentleerungen und attribuieren Bauchschmerzen, Unwohlsein oder ein „Gefühl von Unreinheit" auf diesen Zustand oder haben Befürchtungen, sich durch nicht ausgeschiedene „Schlacken" zu vergiften. Ausführliche Informationsvermittlung über den sinnvollen adaptiven Wert der Verlangsamung der Darmtätigkeit bei Mangelernährung und das geringe damit verbundene Risiko steht an erster Stelle. Die Patientinnen müssen darüber aufgeklärt werden, dass der Einsatz von Laxanzien, durch die damit verbundenen Mineralstoffverluste und durch die von Laxanzien ausgelösten entzündlichen Veränderungen am Darm, den Gesundheitszustand langfristig erheblich verschlechtern kann. Der Einsatz von Ballaststoffen muss vorsichtig erfolgen. Es liegen Einzelfallberichte vor, dass Patientinnen durch exzessiven Einsatz von Weizenkleie einen Darmverschluss erlitten haben. Bei Patientinnen mit extrem seltenen Stuhlentleerungen kann der Einsatz von Sorbitol oder von (wöchentlichen) Klistieren auf Glycerinbasis ein akzeptabler Kompromiss sein.

Schmerzen im Abdomen. Schmerzen im Abdomen bei Anorexia nervosa sind üblicherweise diffus, nicht von Druckschmerz oder Abwehrspannung oder auffälligen Werten im Routinelabor begleitet. Sie lassen sich am besten im Rahmen des verlangsamten Magen-Darm-Transits und der erhöhten Selbstaufmerksamkeit verstehen. Nahrungsabhängige epigastrische Schmerzen oder Schmerzen im unteren Thoraxbereich, die nicht innerhalb von 2 Wochen auf eine Behandlung mit Antazida, H2-Antagonisten oder Protonen-Pumpen-Blockern reagieren, machen eine Gastroskopie empfehlenswert. Abdominelle Schmerzen, die mit Abwehrspannung, Diarrhö, Anämie oder Entzündungszeichen im Routinelabor verbunden sind, erfordern eine differenzierte internistische Abklärung. Gastrointestinale Blutungen oder Distension des Magens erfordern gegebenenfalls chirurgische Interventionen. Patientinnen mit Binge-Eating-Störung haben ein erhöhtes Risiko für Cholelithiasis. Patientinnen, die komorbide einen Alkoholmissbrauch betreiben, haben ein erhöhtes Risiko für Pankreatitis.

Analprolaps. Eine Atrophie der Muskulatur des Beckenbodens bei ausgeprägter Mangelernährung zusammen mit Obstipation und Laxanzienmissbrauch kann die Entstehung eines Analprolaps begünstigen. Gegebenenfalls ist eine chirurgische Intervention erforderlich.

Management von kardiovaskulären Störungen bei Essstörungen und Wiederernährung

Patientinnen mit allen Formen von Essstörung unterliegen einem erhöhten Risiko von kardiovaskulären Störungen. Das größte akute Risiko besteht bei ausgeprägt untergewichtigen Patientinnen mit Elektrolytstörungen, die durch plötzlichen Herztod gefährdet sind. Bei übergewichtigen Patientinnen mit Binge-Eating-Störung wird das Risiko erst verzögert über die Entstehung eines metabolischen Syndroms mit Hypertonus und Diabetes mellitus vermittelt. Tab. 5.**10** listet die kar-

Tabelle 5.**10** Kardiale Symptome bei Essstörungen

Symptom	klinische Zeichen	Untersuchungsbefunde
Erschöpfung	Bradykardie	kleines Herz im Röntgen-Thorax, EKG-Veränderungen, verminderte Leistung im Belastungs-EKG
Schwindel, Synkope	orthostatische Hypotension	
leichtes Frieren	bläuliche Verfärbung des Nagelbetts und anderer Hautareale an den Extremitäten (Akrozyanose)	
Herzklopfen	arrhythmischer Puls	EKG-Veränderungen: Arrhythmien, U-Wellen
Thorax-Schmerzen	mesosystolischer Klick, systolisches Strömungsgeräusch	Echokardiogramm: Mitralklappen- oder Trikuspidalklappenprolaps
Waden-krämpfe	Druckschmerz an der Wadenmuskulatur	Hypokaliämie, U-Wellen im EKG
Dyspnoe	Tachypnoe	Hinweise auf herabgesetzte Herzleistung im Echokardiogramm, Stauungszeichen im Röntgen-Thorax

dialen Symptome, die bei Essstörungen auftreten können, und Tab. 5.**11** die Risikofaktoren für kardiale Komplikationen bei Essstörungen. Zur Begrenzung des Risikos ist bei allen Patientinnen im Rahmen des initialen Assessment eine körperliche Untersuchung, eine Bestimmung von Elektrolytkonzentrationen und die Anfertigung eines EKGs erforderlich. Ausgeprägt untergewichtige Patientinnen und solche mit Auffälligkeiten in den Untersuchungsbefunden benötigen ein Monitoring mit engmaschigen Untersuchungen. Die Untersuchungsintervalle können in dieser Gruppe je nach Ausmaß der Gefährdung zwischen 24 Stunden und 4 Wochen variieren. Vorsichtsmaßnahmen können bei ausgeprägtem Untergewicht ein Verbot von Sport und thermischer Belastung (z. B. Schwimmen in kaltem Wasser) umfassen.

Tabelle 5.11 Risikofaktoren für kardiale Komplikationen bei Essstörungen

• ausgeprägtes Untergewicht oder Übergewicht • rasche Gewichtsabnahme • rasche Gewichtszunahme – parenterale Ernährung • Elektrolytstörung • Häufigkeit von Erbrechen • Einsatz von Substanzen zur Gewichtsabnahme oder Förderung des Erbrechens (z. B. Diuretika, Radix ipecacuanhae) • extreme körperliche Belastung (z. B. Leistungssport) • extreme thermische Belastung (z. B. Kältebelastung bei Wassersport) • komorbide internistische Erkrankungen (z. B. Diabetes mellitus, chronische entzündliche Erkrankungen) • vorbestehende kardiale Erkrankung • höheres Alter

Therapeutische Maßnahmen beinhalten alle Maßnahmen des Ernährungsmanagements und Maßnahmen zum Ausgleich der Elektrolytstörung. Medikamente mit dem Potenzial kardiologischer Nebenwirkungen (z.B. trizyklische Antidepressiva) dürfen nur mit Zurückhaltung eingesetzt werden. Antiarrhythmische Pharmaka, Diuretika und Digitalis können in Einzelfällen zur Behandlung von Herzrhythmusstörungen und Herzinsuffizienz indiziert sein. Bei übergewichtigen Patientinnen mit Binge-Eating-Störung, die ein metabolisches Syndrom mit Hypertonus, Diabetes und Fettstoffwechselstörung entwickeln, erfolgt die Behandlung dieser Störungen entsprechend den Leitlinien der internistischen Fachgesellschaften. Wichtigste Prophylaxemaßnahme kardiovaskulärer Komplikationen bei Binge-Eating-Störung ist regelmäßiger Sport.

Management der Überaktivität – Sporttherapie

Motorische Hyperaktivität betrifft etwa 70% der Patientinnen mit mittelgradigem bis hochgradigem Untergewicht. Vermutlich aufgrund von neurobiologischen Mechanismen verbessert Hyperaktivität bei Anorexia nervosa kurzfristig das subjektive Wohlbefinden. Hyperaktivität kann aber auch als Maßnahme zum Kalorienverbrauch gezielt eingesetzt werden. Bei einem Teil der Patientinnen geht die Hyperaktivität durch erfolgreiches Ernährungsmanagement und Gewichtszunahme zurück, ohne dass weitere Interventionen erforderlich sind. Bei anderen

Patientinnen sind Verhaltens- oder Gewichtsverträge mit einer Einschränkung der körperlichen Aktivität erforderlich, um eine positive Kalorienbilanz erreichbar zu machen. Wichtig in der Vorbereitung eines Vertrages ist eine ausführliche Verhaltensanalyse zur individuellen Funktion der Hyperaktivität. Weiterhin ist es hilfreich, die Patientin über die psychobiologischen Grundlagen der Beziehung zwischen Mangelernährung und Hyperaktivität zu informieren. Verschlechterungen des subjektiven Befindens oder zunehmende innere Anspannung, insbesondere in der ersten Phase verminderter körperlicher Aktivität, werden besser toleriert, wenn sie antizipiert wurden, alternative Möglichkeiten der Spannungsreduktion bereitstehen und ausreichende soziale Unterstützung erfolgt. Im weiteren Verlauf der Therapie soll dann die körperliche Aktivität wieder gezielt aufgebaut werden, was die Zufriedenheit mit dem Therapieverlauf verbessern kann (Thien et al. 2000). In der Behandlung der Bulimia nervosa und der Binge-Eating-Störung ist Sporttherapie eine wichtige Therapiekomponente, die Zufriedenheit mit dem eigenen Körper und die Kontrolle über das Essverhalten erheblich verbessern kann (Levine et al. 1996).

Osteoporoseprophylaxe bei Anorexia nervosa

Östrogensubstitution zur Osteoporoseprophylaxe bei Anorexia nervosa bzw. amenorrhoischen Patientinnen mit Bulimia nervosa (in Analogie zum Vorgehen in der Postmenopause) wird derzeit kontrovers diskutiert und unterschiedlich gehandhabt. Zwei kontrollierte Studien konnten keinen zusätzlichen Nutzen einer Substitution von Sexualhormonen gegenüber einer reinen Gewichtszunahme aufzeigen (Klibanski et al. 1995; Gordon et al. 2002). Der Einsatz weiterer pharmakologischer Strategien zur Osteoporoseprophylaxe ist noch nicht evaluiert. Hypokaliämie, Hypophosphatämie und andere Elektrolytstörungen sollten durch eine entsprechende Substitution ausgeglichen werden. Substitution von Calcium bei Anorexia nervosa ist nicht von nachgewiesenem Nutzen.

Therapie endokrinologischer Syndrome bei Anorexia nervosa

Bei Low-T3-Syndrom sollte keine Substitutionsbehandlung erfolgen. Es droht eine Zunahme des Verlusts von Muskelmasse und kardialer Komplikationen. Bei adoleszenten Patientinnen und Patienten, die unter einem eingeschränkten Längenwachstum leiden, ist eine Therapie mit Wachstumshormon nicht effektiv.

Nierenfunktionsstörungen

Patientinnen, bei denen durch Erbrechen oder Laxanzienabusus eine chronische Hypokaliämie besteht, sind durch die Entwicklung einer hypokaliämischen Nephropathie besonders gefährdet. Nierenfunktionsstörungen können eine Dialysebehandlung erforderlich machen.

Therapie von Infektionskrankheiten

Die Bewältigung von schweren Infektionskrankheiten ist bei Anorexia nervosa beeinträchtigt. Im Langzeitverlauf sind insbesondere Pneumonien eine wesentliche Todesursache. Ausgeprägt untergewichtige Patientinnen mit Pneumonie sollten deshalb rasch internistisch behandelt werden. Pneumonien sollten wie im Krankenhaus erworbene Infektionen therapiert werden. Vor einer antibiotischen Behandlung sollte eine Blutkultur abgenommen werden, um eine gezielte Resistenztestung durchführen zu können.

5.3.7 Psychopharmakotherapie

Zum Einsatz von Psychopharmaka bei Anorexia nervosa gibt es nur wenige Studien. Pharmakotherapie ist zum jetzigen Zeitpunkt keine Therapie erster Wahl der Anorexia nervosa, kann jedoch in Einzelfällen sinnvoll sein. Manche leichtgradig untergewichtigen Patientinnen mit bulimischer Symptomatik profitieren von der Einnahme von Serotonin-Wiederaufnahmehemmern (SSRI). Beim Einsatz antidepressiver Substanzen bei anorektischen Patientinnen mit komorbider Depression muss beachtet werden, dass trizyklische Substanzen, SSRI und MAO-Inhibitoren bei mangelernährten Patienten möglicherweise weniger wirksam sind, dass trizyklische Substanzen die Neigung anorektischer Patientinnen zu Herzrhythmusstörungen und Verstopfung verstärken können und dass eine Ernährungsrehabilitation allein in den meisten Fällen bereits zu einem Rückgang depressiver Symptome führt.

Placebokontrollierte Studien zeigen statistisch signifikante Effekte einer medikamentösen Behandlung bei Bulimia nervosa oder Binge-Eating-Störung für Imipramin, Desimipramin, Fluoxetin, Sertralin, Citalopram und Fluvoxamin. Dabei liegen nur für Fluoxetin bei Bulimia nervosa mehrere Multicenter-Studien und Daten zur Dosis-Wirkungsbeziehung vor. Vergleichsstudien pharmakologischer und psychotherapeutischer Behandlung weisen auf eine Überlegenheit des psychotherapeutischen Vorgehens hin. Weiterhin wirkt eine Pharmakotherapie nicht notwendigerweise additiv zu einem psychotherapeutischen Vorgehen (Deckeneffekt). Für die Dosierung der Medikamente gelten ähnliche Regeln wie bei affektiven Erkrankungen, nur bei SSRI sind höhere Dosen (z. B. Fluoxetin 60 – 80 mg) erforderlich. Eine Pharmakotherapie zur Rückfallprophylaxe kann in Einzelfällen sinnvoll sein. Die Rückfallquote nach Beendigung einer Pharmakotherapie ohne begleitende Psychotherapie ist höher als nach einer erfolgreichen Psychotherapie.

Zum jetzigen Zeitpunkt noch als experimentell pharmakologische Therapieformen müssen folgende Interventionen betrachtet werden:

Mehrere kleine Studien, darunter eine doppelblinde placebokontrollierte Studie, zeigen eine Reduktion von Essanfällen um etwa die Hälfte bei Patientinnen mit Bulimia nervosa, die mit Ondansetron behandelt wurden. Ondansetron (z. B. Zofran) ist ein ausschließlich peripher wirksamer selektiver 5-HT3-Rezeptor-Antagonist, der für die Prävention von Übelkeit und Erbrechen bei Chemotherapie und Operationen zugelassen ist. In den Studien wurden bis zu 6-mal 4 mg Ondansetron in Abhängigkeit vom Drang zu Erbrechen eingenommen (Fung u. Ferrill 2001; Faris et al. 2000). Der postulierte Mechanismus ist die Blockade des Völlegefühls, das über subdiaphragmatische Bahnen des N. vagus übertragen wird.

Eine weitere experimentelle Therapie ist der Einsatz von Topiramat (Appolinario et al. 2002; Schmidt do Prado-Lima u. Bacaltchuk 2002). In offenen Studien und Fallberichten bei Patientinnen mit Binge-Eating-Störung wurde unter 150 – 300 mg pro Tag ein erheblicher Rückgang der Essanfälle und eine Gewichtsabnahme beobachtet.

Zum Einsatz von Spironolacton bei Bulimia nervosa gibt es eine Reihe von Erfahrungsberichten, die im Internet einsehbar sind, sowie eine unkontrollierte Studie (Wernze 2000).

5.3.8 Kognitive Therapie

Identifikation und Bearbeitung von dysfunktionalen Kognitionen

Die kognitive Therapie bei Patientinnen mit Essstörungen beschäftigt sich mit Überzeugungen, Bewertungen, Annahmen, Regeln, Hypothesen, Vermutungen, Voraussagen, Erwartungen, Plänen und Imperativen, die eine Rolle in der Entstehung und Aufrechterhaltung von gestörtem Essverhalten haben. Von einer „dysfunktionalen Kognition“ spricht man, wenn eine Kognition in der jetzigen Situation unlogisch oder für eine Patientin langfristig nicht zielführend ist. Dies bedeutet aber nicht, dass sie „unwahr“ oder zu einem anderen Zeitpunkt oder in einer anderen Situation „dysfunktional“ ist. Häufig steht eine kurzfristige subjektive Funktionalität im Vordergrund. Manche Patientinnen sind beispielsweise der Meinung, dass Selbstbeschimpfungen eine der wenigen Möglichkeiten sind, sich selbst zu disziplinieren, und dass Sich-wohl-Fühlen und Sich-Loben einer Aufgabe der Verhaltenskontrolle gleichkäme. Dysfunktionale Kognitionen bei Patientinnen mit Essstörungen weisen große Ähnlichkeiten und Gemeinsamkeiten, aber auch erhebliche individuelle Variationen auf (Tab. 5.**12**). Dies gilt insbesondere bei Essstörungen im Kontext von Komorbidität. Es ist für Therapeuten hilfreich, sich aus der Literatur über typische Kognitionen zu informieren, aber auch sich jedes Mal neu detailliert in die Bewertungs- und Regelsysteme der einzelnen Patientin einzudenken. Eine Klassifikation dysfunktionaler Kognitionen nach den von Beck und Ellis vorgeschlagenen Kategorien ist hilfreich.

Veränderungen von Kognitionen und Emotionen sind grundsätzlich möglich durch Veränderung der Situation, Veränderungen der Bewertungen, Veränderungen des körperlichen Zustands durch Schlaf, Ernährung, körperliche Aktivität, Sexualität, Substanzeinnahme. Die kognitive Therapie setzt vor allem an der Möglichkeit der Veränderung der Bewertungen an. Sie nutzt dabei den Sachverhalt, dass Gedanken ein günstiger Ansatzpunkt für Veränderungsprozesse sind. Hierbei ist es hilfreich, das ABC-Modell zu verwenden (Arbeitsblatt **9**; (McMullin 2000). Die Patientinnen werden über den Zusammenhang zwischen Gedanken, Gefühlen und Verhalten informiert, durch Beispiele in die Benutzung des ABC-Schemas eingeführt und bei der Anwendung des ABC-Schemas auf persönliche Probleme angeleitet. Im Rahmen des Veränderungsprozesses wird zunächst die Zielsetzung C' bearbeitet. Welches Verhalten ist der gegebenen Situation in Bezug auf Effektivität, Gestaltung der Beziehung zu anderen Menschen und Selbstachtung angemessen? Wie würden Sie sich gerne fühlen? Welches Gefühl ist der Situation angemessen? Anschließend werden veränderte Bewertungen B' gesucht, die neue Verhaltensziele und emotionale Ziele unterstützen. Neue Bewertungen werden auf ihre Angemessenheit überprüft: Das bedeutet, dass die Neubewertungen sich auf Tatsachen stützen und der Realität nicht widersprechen. Sind sie auf das Erreichen von persönlichen oder übergeordneten Zielen ausgerichtet? Dabei sollten sie Umweltbedingungen und persönliche oder kulturelle Wertesysteme berücksichtigen. Sie ordnen Wahrnehmungen und Ereignisse nach ihrer Wichtigkeit. Die Anwendung kognitiver Therapie ist in der wissenschaftlichen Literatur und in Manualen ausführlich dokumentiert (Cooper u. Fairburn 2001; Fairburn u. Wilson 1999; Fairburn et al. 1999 a; Jacobi et al. 1996).

Tabelle 5.**12** Dysfunktionale Bewertungsschemata bei Menschen mit Essstörungen

selektive Abstraktion:
- „Wenn ich dünn bin, bin ich etwas Besonderes."
- „Ich kann mich einfach nicht beherrschen. Als ich gestern in einem Restaurant aß, habe ich alles gegessen, obwohl ich mir vorgenommen hatte vorsichtig zu sein. Ich bin so schwach."
- „Mein Übergewicht lässt auf Dummheit und Unfähigkeit schließen. Ich kann mich einfach nicht kontrollieren."

Übergeneralisierung:
- „Als ich noch Kohlenhydrate gegessen habe, war ich dick. Deshalb muss ich jetzt Kohlenhydrate meiden."
- „Früher hatte ich Normalgewicht und war unglücklich. Also werde ich mich auch nicht besser fühlen, wenn ich zunehme."

Katastrophisierungen:
- „Wenn ich 2 Kilo zunehmen würde, könnte ich keine Shorts mehr tragen."
- „Mein Übergewicht führt dazu, dass ich von allem ausgeschlossen bin. Niemand wird mich mögen."

Dichotomes Denken:
- „Wenn ich 1 Kilo zunehme, dann kann ich nicht aufhören und nehme 50 Kilo zu."
- „Man kann entweder dick oder dünn sein."

Selbstreferenz:
- „Wenn ich jemanden sehe, der Übergewicht hat, mache ich mir Sorgen, dass ich auch so sein werde."
- „Wenn jemand auf der Straße lacht, dann tut er das bestimmt wegen meines Aussehens."

abergläubisches Denken:
- „Wenn ich ein Eis esse, dann habe ich am nächsten Morgen bestimmt 1 Kilo mehr auf der Waage."
- „Vernünftig essen hilft bei mir nicht, es sind meine Gene."

emotionale Beweisführung:
- „Ich fühle, dass ich zu dick bin, also bin ich zu dick."

Gleichsetzung zeitlicher und ursächlicher Reihenfolge:
- „Zuerst war ich sehr isoliert. Als ich dann abgenommen habe, hatte ich plötzlich viele Freunde. Das zeigt, dass ich vorher fett und unattraktiv war."

Arbeitsblatt **9** Kognitionsveränderung

A Anlass, Situation	**B** Bewertung	**C** Konsequenz (Verhalten, Emotion)
	B' alternative Bewertung (in Situation verankert, hilfreich)	**C'** gewünschtes Verhalten gewünschte Emotion

Identifikation und Bearbeitung von Schemata

Der schematheoretische Ansatz stellt eine Variante des kognitiven Ansatzes dar. Unter einem Schema versteht man ein für eine Person typisches Cluster von automatischen Gedanken, Regeln und Plänen, zentralen Überzeugungen, Emotionen und Verhalten. Maladaptive Schemata können bei entsprechender Disposition und bei ungünstigen Entwicklungsbedingungen entstehen. Sie können verschiedene Bereiche umfassen: Zurückweisung und Diskonnektion (d. h. die Erwartung, dass eigene Bedürfnisse nach Sicherheit, Stabilität, Versorgung und Akzeptanz nicht erfüllt werden), beeinträchtigte Autonomie und Leistung (d. h. die Erwartung, nicht befähigt zu sein, selbstständig zu leben und für sich zu sorgen), beeinträchtigte Grenzen (d. h. Defizite an inneren Grenzen, fehlendes Verantwortungsgefühl und fehlende Ausrichtung auf langfristige Ziele), exzessive Ausrichtung auf die Wünsche, Gefühle und Reaktionen anderer, erhöhte Vigilanz und Inhibition mit einer exzessiven Betonung von Gefühlskontrolle und Regeleinhaltung.

Der schematheoretische Ansatz geht davon aus, dass die Schemata durch Lenkung von Wahrnehmungsprozessen (Joiner 1999), Fehlen von alternativen Handlungsstrategien und durch operante Verstärkung aus der Umwelt aufrechterhalten werden (Young 1999). Weiterhin wird postuliert, dass kompensatorische und vermeidende Strategien eingesetzt werden, um den mit dem jeweiligen Schema verbundenen aversiven Emotionen aktiv entgegenzuwirken oder sie passiv zu vermeiden. Bezüglich der Essstörungen wird angenommen, dass bei den verschiedenen Verhaltensweisen vor allem der Aspekt der Schemavermeidung im Vordergrund steht (Spranger et al. 2001). Fasten stellt durch die damit verbundene Aufmerksamkeitslenkung auf nahrungsbezogene Themen eine Strategie der Schemavermeidung dar. Der schematheoretische Ansatz hat den Vorzug, schnell zu plausiblen Modellen der Krankheitsaufrechterhaltung zu führen.

5.3.9 Training der Emotionsregulation (Dialektische Verhaltenstherapie)

Unter dem Aspekt, dass gestörtes Essverhalten, insbesondere Essanfälle, eine funktionale Rolle in der Emotionsregulation spielen, ist die Anwendung von manualisierten Formen eines Trainings der Emotionsregulation sinnvoll und erprobt (Safer et al. 2001; Wiser u. Telch 1999; Waters et al. 2001). Im Vordergrund steht dabei ein psychoedukativer Ansatz. Anhand des bereits in der kognitiven Therapie vermittelten Zusammenhangs von Gedanken, Gefühlen und Verhalten werden für ein ganzes Spektrum von Emotionen (z. B. Ärger, Angst, Scham, Freude) typische Auslöser, typische zugehörige Gedanken und zugehörige Handlungstendenzen erarbeitet. Die funktionale und evolutionäre Rolle von Emotionen für Selbstschutz und soziale Einbindung wird betont. Eine vereinfachende Bewertung von Emotionen als „gut" oder „schlecht" wird vermieden. Veränderungsmöglichkeiten durch Stimuluskontrolle, Veränderung der Bewertung sowie durch Veränderung physiologischer Voraussetzungen (z.B. Schlaf, Verzicht auf Substanzmissbrauch) werden erarbeitet. Zur Bewältigung einer Beeinträchtigung durch unangemessene Emotionen (z.B. Höhenangst, Scham in sozialen Situationen) werden die Prinzipien von Exposition und entgegengesetztem Handeln vorgestellt und praktisch eingeübt (Linehan 1993).

5.3.10 Training der sozialen Kompetenz

Training der sozialen Kompetenz ist eine wichtige Komponente der stationären Essstörungsbehandlung. Das Rational für dieses Vorgehen besteht darin, dass gute soziale Kompetenz dem Entstehen emotionaler Belastungssituationen vorbeugt und damit typische Auslöser von gestörtem Essverhalten reduziert. Aufgrund der chronischen Natur von Essstörungen kommt es häufig zu einem sekundären Verlust oder ausbleibendem Aufbau von sozialen Kompetenzen und Kontakten, was wiederum einen Chronifizierungsfaktor darstellen kann. In manualisierten Formen von sozialen Kompetenztrainings werden Standardsituationen zu sozialen Kompetenzen in Rollenspielen eingeübt, wie Nein sagen, Versuchungen zurückweisen, auf Kritik reagieren, Änderung von störendem Verhalten einfordern, Widerspruch äußern, Unterbrechungen unterbinden, sich entschuldigen, Schwächen eingestehen, unerwünschte Kontakte beenden, Komplimente machen und akzeptieren, auf Kontaktangebote reagieren, Gespräche beginnen, aufrechterhalten und beenden, erwünschte Kontakte arrangieren, um Gefallen bitten (Hinsch u. Pfingsten 1998; Ullrich u. de Muynck 1998). Weiterhin können individuelle Problemlösungen für die Patientin speziell betreffende soziale Situationen entwickelt und eingeübt werden. Dabei sind jeweils die Beachtung persönlicher Verhaltensziele und emotionaler Ziele, die Selbstachtung und die Konsequenzen des Verhaltens für soziale Beziehungen zu berücksichtigen.

Fallbeispiel

Anorexia nervosa und zwanghafte Persönlichkeitsstörung

Die 24-jährige Frau B. wird von ihrem Internisten in eine psychiatrische Klinik eingewiesen, nachdem sie ohne Erfolg wegen einer Nahrungsmittelunverträglichkeit behandelt wurde. Sie ist das erste von 2 Kindern und in einer Kleinstadt aufgewachsen. Beide Eltern sind Lehrer. Sie hat das Abitur abgeschlossen. Ihr Ökotrophologiestudium hat sie nach dem dritten Semester krankheitsbedingt unterbrochen. Sie lebt seitdem hauptsächlich wieder im Haushalt der Eltern. Frau B. berichtet über ein seit der Kindheit bestehendes hohes Bedürfnis nach Ordnung und Symmetrie. An ihrem Schreibtisch konnte sie beispielsweise nur arbeiten, wenn alle Bleistifte gespitzt waren und alle Blätter gerade ausgerichtet waren.

Gesunde Ernährung war stets ein wichtiges Thema in der Familie. Ab dem 15. Lebensjahr las Frau B. selbst regelmäßig Bücher zu diesem Thema. Obwohl es ihr schwer fiel, reduzierte sie zunächst ihren Konsum von Süßigkeiten. Ab dem 18. Lebensjahr vermied sie, mit der Absicht „in der Ernährung alles richtig zu machen", alle Produkte mit Zucker, Weißmehl und Fleisch völlig. Auch andere Nahrungsmittel wurden weggelassen, z. B. die meisten Obstsorten, da sie vermutete, sie wären mit Insektiziden behandelt. Erlaubt waren zuletzt nur noch Vollkornbrot von einem bestimmten Bäcker, Joghurt einer bestimmten Molkerei, Obst und Gemüse aus einer Gärtnerei mit biologischem Anbau. Trotz dieser Einschränkung entwickelte sie zunehmende gastrointestinale Beschwerden. Der Internist vermutete eine Gluten-Intoleranz und empfahl einen Austausch der Weizenprodukte durch Mais, sodass sie sich im letzten Jahr von Maisbrot und Vollkorn-Polenta ernährte.

Während Frau B. als Adoleszente subjektiv „pummelig" war, sie wog mit 15 Jahren 60 kg bei 1,60 m (BMI 23,4 kg/m^2), steigerte sich ihr Gewicht danach trotz Größenwachstums auf 1,72 m kaum noch. Seit dem 21. Lebensjahr hatte sie kontinuierlich auf 47 kg abgenommen (BMI 15,9 kg/m^2). Frau B. begrüßte die Gewichtsabnahme. Es sei viel besser „dünn zu sein, als ekelhaft fett". Im Haushalt der Eltern kochte Frau B. für die Familie und hielt ihr Zimmer peinlich in Ordnung. Sie las sehr viel, wobei neben Ernährungsbüchern eine intensive Beschäftigung mit der „Gerechtigkeit in der Welt" stattfand. Sie ist Mitglied in mehreren Vereinen, die beispielsweise gegen das Tragen von Pelzmänteln kämpften, beteiligte sich aber nicht aktiv. Sie ist übertrieben sparsam und gibt ungern Geld für sich selbst aus. Der Klinikaufnahme steht sie sehr ambivalent gegenüber. Sie ist einerseits der Überzeugung an einer Magen-Darm-Erkrankung zu leiden und hat große Angst von ihren üblichen

Nahrungsmitteln abgeschnitten zu sein. Andererseits kann sie das Scheitern der diätetischen Therapie nicht erklären und ist beunruhigt über ihre zunehmende Leistungsunfähigkeit und Antriebslosigkeit.
In der körperlichen Untersuchung findet sich ein mittelgradiges Untergewicht. Der Bauch ist leicht gebläht, es bestehen ausgeprägte Darmgeräusche. Sie verneint Heißhungeranfälle, Erbrechen, den Gebrauch von Abführmitteln und Substanzmissbrauch. Im psychischen Befund ist sie zurückhaltend, sich rechtfertigend, leichtgradig deprimiert. Es gibt keine Hinweise für Wahrnehmungsstörungen. Im Denken ist sie eingeengt, es bestehen eine Reihe von überwertigen Ideen, aber keine Zwangsgedanken im engeren Sinne. Die Konzentration ist herabgesetzt. Keine Störung der Impulskontrolle. Krankheitsgefühl, aber keine emotionale Krankheitseinsicht.

Erläuterung: Frau B. ist in die Anorexia nervosa über einen Versuch, sich gesund zu ernähren, hineingeraten. Da es sich um ein prinzipiell gutes und unterstützenswertes Ziel handelt, wird dieses Verhalten von den Familien und auch von Ärzten zunächst verstärkt. Durch Übertreibung entstehende Probleme, wie unzureichende Kalorienzufuhr oder zu geringes Spektrum von Nahrungsmitteln, und die hinzutretende Angst, wieder zuzunehmen, werden von den Betroffenen und ihrer Umgebung in diesem Kontext erst spät erkannt. Eine auf Vollkornprodukten und Rohkost basierende fettarme Ernährung ist in vielen Ländern Standard und nicht a priori ungesund. Sie führt zu vermehrten Darmgeräuschen und hohem Stuhlvolumen. Es müssen große Mengen gegessen werden, um bei jungen Menschen eine ausreichende Kalorienzufuhr zu erreichen. Eine Fehlinterpretation der vermehrten Darmtätigkeit als krankhaft oder peinlich führt zu einer weiteren Einschränkung der Nahrungszufuhr. Menschen mit einer zwanghaften Persönlichkeitsstörung sind für diese Verhaltensfalle besonders anfällig. Bei Frau B. kann die Diagnose der zwanghaften Persönlichkeitsstörung gestellt werden, da unflexibler Regelgebrauch auch in anderen Lebensbereichen festzustellen ist. Eine weitere zu diskutierende Diagnose ist die einer somatoformen Störung. Die Behandlungsprognose ist schwierig, da bei der Patientin erhebliche Vorbehalte gegen die Wiederaufnahme einer normalen Ernährung bestehen und zunächst zwischen Psychotherapeut und Patientin mühevoll um ein gemeinsames plausibles Modell der Störung gerungen werden muss. Eine stationäre Behandlung in einer spezialisierten Abteilung ist empfehlenswert, da insbesondere in der Zusammenarbeit mit anderen essgestörten Frauen und Männern eine bessere Krankheitseinsicht erreichbar ist.

Behandlungsverlauf: Die Behandlung von Frau B. erfolgt im stationären Setting, so ist die Teilnahme an mehreren Behandlungsmodulen möglich. Für den Genesungsprozess von Frau B. ist dieses Vorgehen sinnvoll, da ihr Essverhalten auf diese Weise aus der Heimlichkeit herausgenommen wird, gleichzeitig durch Förderung von „Expertentum in eigener Sache“ ihre Autonomie gestärkt wird. Zunächst wird mit ihr die Einnahme der Mahlzeiten an einem gemeinsamen Esstisch mit anderen Patientinnen vereinbart. Eine Möglichkeit zur Einnahme der gewohnten Nahrungsmittel besteht dabei nicht. Die Konfrontation mit bisher vermiedenen Nahrungsmitteln bereitet Frau B. große Schwierigkeiten. Ihre erste Reaktion besteht in der Reduktion der Nahrungsmenge, sie isst zunächst hauptsächlich Milchprodukte und Vollkornbrötchen, was aber bereits eine Veränderung bisher bestehender Regeln ist. Die Teilnahme an den warmen Mittagsmahlzeiten bereitet Frau B. besonders große Schwierigkeiten, da sie dabei am wenigsten erkennen kann, welche Zutaten benutzt wurden. Die ersten Einstellungsveränderungen entstehen durch die ausführliche Informationsvermittlung in der Gruppentherapie und durch die individuelle Verhaltens- und Problemanalyse in der Einzeltherapie. Obwohl Frau B. auf den ersten Blick über gute Kenntnisse bezüglich gesunder Ernährung verfügt, wird hier deutlich, dass sie entgegen ihrer bisherigen Überzeugung nur ein eingeschränktes Wissen hat. Es ist ihr nicht bekannt, in welchem Verhältnis Fette, Kohlenhydrate und Eiweiß in der Ernährung vorkommen sollten, auch fehlt es ihr an der Information, was die Auswirkungen ihrer sehr einseitigen Ernährung sind. Wie bei vielen Menschen mit Essstörungen wurde bereits die Informationssammlung durch die dysfunktionalen Schemata geleitet und nicht dem notwendigen Wissensstand angepasst. Da Frau B. tatsächlich an ihrer Gesundheit interessiert ist, kann eine angemessene Informationsvermittlung und verschiedene Gespräche über die Problematik mit Mitpatientinnen eine Veränderungsmotivation aufbauen. Die Bearbeitung der Essprotokolle zeigt, dass Frau B. beginnt ihre „schwarze Liste“ der verbotenen Nahrungsmittel abzubauen. Sie isst Reis, Nudeln und verschiedene Gemüsesorten und traut sich auch, Fette in Form von Butter zu essen. Gelegentlich sind sogar Süßigkeiten wieder erlaubt.

Um eine Gewichtssteigerung zu fördern, wurde mit der Patientin zu Beginn der Therapie ein Gewichtsvertrag vereinbart. In diesem Gewichtsvertrag wird eine wöchentliche Gewichtszunahme von mindestens 700 Gramm vorgegeben. Durch die Einschränkung der Essensmenge in den ersten 2 Therapiewochen kommt es zunächst zu einer Gewichtsreduktion und zu der damit verbunden Konsequenz der Ausgangseinschränkung. Frau B. ist unglücklich über diese Maßnahme, weil ihre Bewegungsmöglichkeit damit deutlich

eingeschränkt ist. Nach der Veränderung des Essverhaltens beginnt eine langsame Gewichtssteigerung und sie kann den Gewichtsvertrag einhalten. Durch Experimente mit bisher verbotenen Nahrungsmitteln beginnt sie neue Erfahrungen zu sammeln. Einige Nahrungsmittel stehen schon seit Jahren auf der „schwarzen Liste" und werden gemieden. Jetzt macht sie die Erfahrung, dass ihr bestimmte Schokoladensorten ganz besonders gut schmecken und selbst bei Milchprodukten zeigt es sich, dass die extrem fettarmen Produkte nicht immer den besten Geschmack haben.
In der Gruppentherapie zum Aufbau sozialer Kompetenz setzt sich Frau B. mit ihren zwischenmenschlichen Unsicherheiten auseinander. Sie übt sich in angemessenen Formen der Mitteilung ihrer Wünsche und Gefühle sowie im Einfordern ihrer persönlichen Rechte. Durch angemessene sportliche Betätigung lernt sie die Gewichtszunahme zu akzeptieren. Es bereitet ihr immer wieder Schwierigkeiten, die Gewichtssteigerung zu akzeptieren, dysfunktionale Kognitionen, dass sie „fett und faul" wird, sind regelmäßig Inhalt der Einzeltherapie. Besonders in Kontakt zu einigen Mitpatientinnen, mit denen sich Frau B. enger angefreundet hat, beginnt sie ihre eigenen Stärken besser wahrzunehmen. Die Mitpatientinnen schätzen ihre Zuverlässigkeit und Gründlichkeit. Sie nutzen häufig die therapiefreie Zeit für Einkäufe, Kaffee trinken oder Ausflüge in der Umgebung. Frau B. beginnt dabei neue Interessen zu entwickeln. Es wird deutlich, dass sie während ihrer Essstörung weitere soziale und persönliche Veränderungen durchgemacht hatte. Sie ist zum Beispiel sehr geizig geworden. In ihrer asketischen Einstellung konnte sie sich kaum noch etwas gönnen. Vergnügen und Geldausgabe waren während der Essstörung extrem zurückgegangen und konnten nur durch aktives Gegensteuern wieder erworben werden. In den 12 Wochen stationärer Therapie erreichte Frau B. einen BMI von 17,9. Ihre körperlichen Beschwerden und die angenommene Lebensmittelunverträglichkeit spielen zum Zeitpunkt der Entlassung keine wesentliche Rolle mehr. Eine Angst, irgendwann doch dick, fett und faul zu werden, ist immer noch vorhanden. Es ist sinnvoll, zur weiteren Stabilisierung eine ambulante Therapie, eine Selbsthilfegruppe oder zumindest die Kontrolle durch die Fortführung der Essprotokolle zu nutzen.

5.3.11 Stressmanagement

Beim Stressmanagement steht das Erlernen besserer Bewältigungsstrategien für belastende Situationen im Vordergrund. Das Rational für den Einsatz der Methode besteht ähnlich wie beim Training sozialer Kompetenz darin, hierdurch Auslösebedingungen für gestörtes Essverhalten abzuschwächen. Stressmanagement umfasst bereits dargestellte Komponenten von kognitiver Umstrukturierung, Emotionsmanagement und Kompetenztraining. Zusätzlich wird ein Repertoire von ungefährlichen und effektiven Methoden der Reduktion unangemessen hoher Spannung entwickelt. Hierzu gehören Selbstinstruktionstechniken, Entspannungsverfahren, wie die progressive Muskelentspannung, Übungen auf der sensorischen Ebene (z. B. Eiswürfel, Igelballmassage, Musik), Sport, Überbrückung und Ablenkung durch Freizeitaktivität und das Suchen sozialer Unterstützung (Wagner-Link 1995).

Fallbeispiel

Bulimia nervosa, Borderline-Persönlichkeitsstörung und weitere psychische Komorbidität

Die 21-jährige Frau J. wird vom betreuenden Arzt ihrer Wohngemeinschaft wegen einer Essstörung und Borderline-Persönlichkeitsstörung in eine Fachklinik eingewiesen. Sie ist als einziges Kind einer deutsch-spanischen Arbeiterfamilie teilweise bei den Großeltern in Spanien, teilweise in einer deutschen Kleinstadt aufgewachsen. Die Mutter leidet unter einer Schizophrenie. Der Vater zeigt unter Alkoholeinfluss impulsives Verhalten. Mit dem Beginn der Erkrankung der Mutter im 15. Lebensjahr der Patientin begann sie, die Verantwortung für die Familie zu übernehmen und versorgte den Haushalt. Sie schloss die Realschule ab. Eine Ausbildung konnte sie erkrankungsbedingt nicht beginnen. Seit dem 18. Lebensjahr lebt sie in einer therapeutischen Wohngemeinschaft.

Etwa ein Jahr nach der Erkrankung der Mutter begannen Verhaltensauffälligkeiten mit Aufsuchen von gefährlichen Situationen: Klettern auf Baukräne, D-Zug-Surfen, Schwimmen in Seen und Flüssen im Winter, gelegentliche Experimente mit Drogen, Selbstverbrühungen, Fasten, Heißhungeranfälle und Erbrechen. Frau J. beschreibt eine deutliche Reduktion innerer Spannung und ein besseres, tagelang anhaltendes Selbstwertgefühl nach der Bewältigung von Gefahrensituationen. Sie nimmt zeitweise auf 43 kg bei 1,60 m ab (BMI 16,8 kg/m^2). Meist liegt ihr Gewicht um 47 kg (BMI 18,4 kg/m^2). Sie wird immer wieder von der Polizei und Rettungseinheiten aufgegriffen, in psychiatri-

sche Kliniken gebracht, von dort aber meist schnell wieder entlassen. Durch Eingreifen des sozialpsychiatrischen Dienstes wird ihr eine ambulante Psychotherapie und ein Platz in einer therapeutischen Wohngemeinschaft vermittelt. Während sie ihre Angst in gefährlichen Situationen sehr gut bewältigen kann, bereiteten ihr alltägliche soziale Situationen große Schwierigkeiten. Kontakte zu Gleichaltrigen, zu Mitschülern oder Kollegen bei Arbeitsversuchen sowie Behördengänge vermeidet sie. Exazerbation der Erkrankung der Mutter waren bei Frau J. zweimal der Anlass zu schweren depressiven Episoden mit dem Gefühl völliger innerer Leere, psychomotorischer Beeinträchtigung, ausgeprägten Schlafstörungen und Suizidversuchen mit Tabletten.
Bei der körperlichen Untersuchung fand sich ein Gewicht im unteren Normalbereich. Eine große Brandwunde am linken Arm sowie mehrere ältere Brandwunden an beiden Armen und Beinen. Im psychischen Befund war sie skeptisch interessiert, sie machte selbstverachtende Äußerungen, es bestand eine erhebliche Stimmungslabilität, im Denken eingeengt, erhebliche Störung der Impulskontrolle mit Risikoverhalten, Selbstverletzungen und chronischen Suizidgedanken, Krankheitsgefühl und partielle Krankheitseinsicht.

Erläuterung: Bei dieser Patientin steht die Essstörung im Kontext multipler impulsiver Verhaltensweisen (Multi-impulsive Bulimie) und einer erheblichen Belastung mit persönlicher und familiärer psychiatrischer Komorbidität. Ausgeprägtes Schlankheitsdenken im herkömmlichen Sinne spielt nur eine beiläufige Rolle. Die Patientin benötigt wiederholte stationäre Behandlung in einer spezialisierten Einrichtung und eine fortlaufende ambulante Therapie. Die Behandlung der Essstörung und der Borderline-Persönlichkeitsstörung sollte simultan erfolgen. Die Prognose wird durch die erhebliche Komorbidität belastet. Der Therapieerfolg hängt kritisch davon ab, ob es der Patientin gelingt, Selbstwertgefühl und Spannungsreduktion durch andere Strategien zu erhalten.

Behandlungsverlauf: Bei der Aufnahme erfüllt die Patientin die Kriterien einer Bulimia nervosa und die einer Borderline-Persönlichkeitsstörung. Anorexia nervosa und Major Depression bestehen als Lebenszeit-Diagnosen. Die Behandlung findet stationär in einer Fachklinik mit einem speziellen Konzept für die Behandlung von Essstörungen statt. Die Therapie erfolgt in Gruppen und als Einzelbehandlung. Da bei Frau J. kein lebensbedrohlicher Zustand vorliegt, wird mit ihr als erstes Behandlungsziel die Wiederherstellung eines angemessenen Essverhaltens vereinbart. Von Anfang an nimmt Frau J. an der

Tischgruppe teil und sie führt täglich Essprotokolle. Schwierigkeiten bereitet ihr der Verzicht auf das Erbrechen nach den Mahlzeiten. Die Verhaltensanalyse ergibt, dass Frau J. das Erbrechen zur Spannungsreduktion benutzt, die Funktion der Gewichtsreduktion ist es, ihr Gefühl von Selbstkontrolle zu erhöhen. Auf das Erbrechen zu verzichten, bedeutet eine ausgeprägte Spannungssteigerung, da ihre Ängste vor einer Gewichtszunahme mit dem Gedanken verbunden sind, „irgendwann einmal doch noch als übergewichtige Tonne zu enden und dann als unkontrolliert zu gelten". Durch die Einführung der regelmäßigen Essensstruktur mit 3 ausgewogenen Mahlzeiten und ausreichenden Kalorien am Tag, reduzieren sich ihre Essanfälle deutlich.
Bereits nach der zweiten Behandlungswoche bestehen keine Essanfälle mehr. Ihre Ängste vor einer Gewichtssteigerung bleiben noch erhalten, bewahrheiten sich jedoch nicht. Durch den Wegfall der Essanfälle wird auch die unkontrollierte Zufuhr von Kalorien eingestellt und das Gewicht der Patientin kann sich mit geringfügigen Schwankungen im Normbereich stabilisieren. Das Erbrechen zur Spannungsreduktion verringert sich auf einmal in der Woche, es treten jedoch vermehrt andere Verhaltensauffälligkeiten auf, die ebenfalls die Funktion der Spannungsreduktion haben. Auslösenden Situationen sind Besuche bei den Eltern, Ärger mit dem Vater, Kontakte zur Wohngemeinschaft und Auseinandersetzungen mit Mitpatientinnen auf der Station. Frau J. benutzt in solchen Situationen gerne die Strategie, ihre Umgebung zu erschrecken. Eines Abends setzt sie sich in das offene Fenster des höchsten Stockwerkes mit aus dem Fenster hängenden Beinen und erweckt den Eindruck, dass sie runterspringen könnte. Dieses Verhalten ist nicht mit Suizidgedanken verbunden, aber sie bringt sich in Gefahr. Das Aufsuchen von gefährlichen Situationen ist für sie mit erheblicher Spannungsreduktion verbunden. Dass die Mitarbeiter der Klinik und die Mitpatientinnen große Ängste um sie ausstehen, trägt ebenfalls zur Steigerung ihres Selbstwertgefühls bei.
Neben der Normalisierung des Essverhaltens der Patientin steht die Borderline-Persönlichkeitsstörung im Mittelpunkt der Therapie. Dabei liegen die Behandlungsschwerpunkte bei der Erweiterung der interpersonellen Kompetenzen, Emotionsmanagement und Erhöhung der Stresstoleranz. Die Erweiterung der interpersonellen Kompetenzen erfolgte als gruppentherapeutische Behandlung. Hier erhält die Patientin Möglichkeiten, anhand von Verhaltensexperimenten ein neues und angemessenes soziales Verhalten zu erlernen. Besonders schwer fällt es ihr, jemanden um Hilfe zu bitten. Sie befürchte stets, zu schwach oder unselbständig zu erscheinen. In der Vergangenheit verhielt sie sich in Sozialkontakten auffällig, wenn sie Hilfe benötigte. Häufig lief sie weg

und suchte gefährliche Situationen auf. Sie kletterte zum Beispiel auf einen Baukran, um sich zu zeigen, dass sie stark ist und ihre Probleme auch allein bewältigen kann. Oder sie flüchtete, ohne sich bei jemandem abzumelden, per Autostopp zu ihrer Großmutter nach Spanien, an den einzigen „sicheren Ort“, den sie kannte. Auf dem Weg dahin brachte sie sich in gefährliche Situationen, da sie mit jedem, der sie mitnehmen wollte, auch mitfuhr. Sie hatte nur den Gedanken: „Ich muss so schnell wie möglich hier weg! Ich muss sofort zu meiner Großmutter!“.

Dieses Verhalten trug nicht immer dazu bei, dass sie auch die notwendige Unterstützung erhielt. Andere Wege waren ihr jedoch nicht möglich, da sie den Verlust ihrer Selbstachtung fürchtete, wenn sie jemanden um Hilfe bitten würde. Die Verhaltensexperimente sind aus diesem Grund so aufgebaut, dass Frau J. bei der Bitte um Unterstützung darauf achtet, dass ihr Selbstwertgefühl erhalten bleibt. Der Umgang mit den eigenen Gefühlen zeichnet sich dadurch aus, dass Frau J. hauptsächlich Gefühle im hohen Intensitätsbereich erlebte. Über lange Zeit kann sie in einer Situation verweilen, ohne sich unwohl zu fühlen, dann merkt sie – meistens ganz plötzlich –, dass ein hoher innerer „Druck“ ihr ein starkes, kaum auszuhaltendes Gefühl signalisiert. Sie muss zur Gegenregulation greifen, und die Mittel dazu bestehen in selbstgefährdenden Handlungsweisen oder in Selbstverletzungen. In der Therapie lernt sie, unterschiedliche Gefühle zu identifizieren. Damit wird ihre Gefühlswahrnehmung erweitert auch in Richtung angenehmer Gefühle. Anschließend lernt sie die Wahrnehmung der einzelnen Gefühle in ihrer unterschiedlichen Intensität kennen. Sie lernt durch die Erweiterung der Stresstoleranz, frühzeitig regulierende Maßnahmen bei unangenehmen Gefühlen einzusetzen oder diese besser auszuhalten. Nach 12 Wochen stationärer Therapie wird Frau J. in eine therapeutische Wohngemeinschaft mit weiterer, intensiver ambulanter Betreuung entlassen.

Wichtig für eine erfolgreiche Behandlung ist zunächst der Aufbau einer tragenden Therapiebeziehung. Frau J. ist zu Beginn ihrer Behandlung sehr skeptisch ihrer Therapeutin gegenüber. Sie hat bereits viele Therapieversuche hinter sich und hat immer wieder die Erfahrung gemacht, dass sie aus disziplinarischen Gründen oder wegen mangelnder Therapiefortschritte entlassen wurde. Sie hat einen ambulanten Betreuer, zu dem sie viel Vertrauen hat, aber er war aus ihrer Sicht ganz besonders und von daher für andere Therapeuten kein Maßstab. Durch die Schilderung ihrer Selbstverletzungen oder selbstschädigenden Aktionen versucht sie zunächst, die Therapeutin zu erschrecken. In der Vergangenheit hatte das häufig problematische Konsequenzen, das behandelnde Team ergriff besondere Vorsichtsmaßnahmen zum Schutz der Patientin und machte mit ihr verschiedene schriftliche Verträge, die von der Patientin nicht eingehalten werden konnten. Zum Beispiel war die Patientin am Anfang ihrer Behandlung nicht in der Lage, auf gelegentliche Selbstverletzungen zu verzichten. Der Beginn früherer Therapie mit einem Nicht-Selbstverletzungsvertrag hatte ihr diese Therapien von Anfang an unmöglich gemacht. Auch die Therapeuten haben sich selbst in eine schwierige Situation gebracht, denn sie waren in Gefahr, ihre Glaubwürdigkeit zu verlieren, wenn sie bei einer Selbstverletzung nicht vertragsgemäß handeln. Wenn sie aber den Vertrag einhielten, waren sie oft in der Situation, die Patientin zu verlieren, denn früher oder später war das Nicht-Einhalten des Vertrages mit Entlassung verbunden. In der jetzigen Therapie wird deshalb zunächst das Aufbauen von Alternativverhalten zu selbstschädigendem Verhalten zum Schwerpunkt der Behandlung gemacht. Selbstverletzungen werden medizinisch versorgt und als Konsequenz ein 24-stündiges Time-out gesetzt. Mit dem Aufbau des Essverhaltens und der Entwicklung von alternativen Maßnahmen zur Spannungsreduktion, gelingt es der Patientin, in ihrer Therapie deutliche Veränderungen ihres Verhaltens vorzunehmen.

5.4 Problemsituationen in der Therapie

5.4.1 Lebensbedrohliches Untergewicht

Die Arbeit mit anorektischen Patientinnen, die sich im Bereich lebensbedrohlichen Untergewichts (z. B. BMI 10 kg/m^2) befinden, stellt eine besondere Herausforderung für Ärzte dar. Therapeutische Misserfolge und schlimmstenfalls der Tod von Patientinnen sind in diesem Bereich auch bei gewissenhaftem und kunstgerechten Vorgehen nicht mit Sicherheit zu vermeiden. Die Behandlung sollte nach Möglichkeit in einem spezialisierten Zentrum stattfinden, das über Ärzte und Psychotherapeuten sowie Pflegepersonal verfügt, das im Umgang mit anorektischen Patientinnen Erfahrung hat. Wichtig ist eine sorgfältige Einhaltung von Standards technischer Untersuchungen, um vitale Gefährdungssituationen frühzeitig erkennen zu können. Entscheidend ist es häufig, durch intensive Zuwendung die Kooperationsbereitschaft der Patientin bei der Wiederernährung zu erreichen. Besonnenheit und Beharrlichkeit ist wirksamer als Aktionismus, der die Patientin einem Wechselbad von Umworbensein und Drohungen aussetzt. In dem Bereich lebensbedrohlichen Untergewichts stellt sich immer wieder auch die Frage einer Behandlung gegen den Willen der Patientin. Hier stellen sich ethische Fragen zur Fähigkeit zur freien Willensbildung, die nur auf individueller Basis entschieden werden können. Zur Wirksamkeit von Behandlung auf der Basis von Unterbringungsgesetzen liegt eine Studie aus England vor. Diese zeigt bei 81 Patientinnen, die zumindest initial auf Grund eines Gerichtsbeschlusses gegen ihren Willen behandelt wurden, zunächst einen ähnlich befriedigenden Therapieerfolg wie bei auf freiwilliger Grundlage behandelten Patientinnen. Der Langzeitverlauf war in der nicht freiwillig behandelten Gruppe mit einer erhöhten Rate von Todesfällen belastet (Ramsay et al. 1999).

Fallbeispiel

Viele Extreme

Die 31-jährige Frau G. wird von ihrem Facharzt für Psychiatrie und Psychotherapie zur sechsten stationären Behandlung wegen einer seit dem 16. Lebensjahr bestehenden Anorexia nervosa in eine psychiatrische Klinik eingewiesen. Frau G. wuchs als Einzelkind in kleinstädtischer Umgebung auf. Der Vater ist Bauhandwerker, die Mutter Verkäuferin. Die Atmosphäre in der Familie war durch die Alkoholabhängigkeit des Vaters und häusliche Gewalt geprägt. Die Mutter verhielt sich dependent, litt an einer rezidivierenden Depression, war ihrer Tochter gegenüber unterstützend, konnte sie aber vor den Schlägen des Vaters nicht wirklich beschützen. Eine erste freundschaftliche Beziehung im 15. Lebensjahr der Patientin zu einem Schulkameraden führte zu heftigen, auch gewalttätigen Auseinandersetzungen mit beiden Eltern.

Frau G. fühlte sich verzweifelt, konnte nicht mehr essen und unternahm einen Suizidversuch mit Tabletten. Sie wurde deshalb kurzfristig im Allgemeinkrankenhaus behandelt. Die Eltern reagierten besorgt auf den Suizidversuch. Der Vater unterzog sich einer Entzugsbehandlung. Gewalteskalationen kamen nicht mehr vor, das Familienklima bleibt aber ängstlich angespannt, konfliktbeladene Themen können nicht angesprochen werden. Das restriktive Essverhalten von Frau G. hält an. Sie beschreibt, dass sie sich ausgeglichener und selbstsicher fühlt, wenn sie fastet. Sie nahm kontinuierlich ab und wog nach Abschluss der Realschule im 18. Lebensjahr nur mehr 35 kg bei 1,70 m (BMI 12,1 kg/m^2). Im Verlauf einer stationären Behandlung, bei der sie durch Magensonde zwangsernährt wurde, nahm sie auf 49 kg zu (BMI 17,0 kg/m^2). In der Folgezeit schwankt das Gewicht zwischen 32 und 50 kg. Es gibt gelegentliche Heißhungeranfälle. Frau G. beginnt regelmäßig Erbrechen und Abführmittel einzusetzen, insbesondere wenn sie in der Familie zu Nahrungszufuhr gedrängt wird.

In den Intervallen zwischen den stationären Aufenthalten absolviert Frau G. eine Lehre im Metallwarenhandel, sie wird am Arbeitsplatz aufgrund ihrer

Sorgfalt sehr geschätzt und behält ihren Arbeitsplatz trotz häufiger Ausfälle und stationärer Behandlungen. Sie heiratet einen Kollegen und baut mit ihm ein Haus. Kompliziert wird die Essstörung durch rezidivierende depressive Episoden mit ausgeprägten Schlafstörungen und psychomotorischer Beeinträchtigung, Zwangsgedanken und Zwangshandlungen (Zählen, Kontrollieren, Waschen), Selbstverletzungen (Schneiden), gelegentliche Alkoholexzesse und auch außerhalb der Depression bestehende Todeswünsche und Suizidgedanken. Es bestehen ausgeprägte Tagträume, in denen die Todessehnsüchte mit der Hoffnung auf Wiedergeburt in einer besseren Situation verbunden werden. Im Vorfeld der aktuellen Aufnahme kommt es erneut zu einem Gewichtsverlust auf 32 kg (BMI 11,1 kg/m^2).
Bei der körperlichen Untersuchung findet sich eine vorgealtert wirkende Frau mit hochgradig ausgeprägtem Untergewicht, im EKG bestehen eine Bradykardie mit einer Herzfrequenz von 42 pro Minute und eine Verlängerung der QT-Zeit, im Urin Ketonkörper, im Blutbild eine hypochrome Anämie, in der Serumchemie eine auf 2,7 mmol/l erniedrigte Kaliumkonzentration und eine auf 1,8 mg/dl erniedrigte Phosphatkonzentration. Im psychischen Befund ist die Patientin zurückhaltend, in der Stimmung ängstlich und unsicher, im Denken überwertige Ideen, Krankheitsgefühl, partielle Krankheitseinsicht.

Erläuterung: Charakteristisch für das Krankheitsbild bei Frau G. ist die hohe familiäre Belastung mit psychischen Erkrankungen und die ausgeprägte Komorbidität der Anorexia nervosa mit einer rezidivierenden schweren depressiven Erkrankung, einer Zwangsstörung, einem Substanzmissbrauch und einer subklinischen Borderline-Störung. Die enge familiäre und partnerschaftliche Einbindung ist einerseits unterstützend, hat aber durch die andauernde Konfrontation mit erheblicher Psychopathologie auch belastende Aspekte, die Verhaltensveränderungen verhindern. Frau G. ist körperlich durch das Untergewicht und seine medizinischen Komplikationen akut gefährdet und benötigt immer wieder stationäre Behandlung in einem spezialisierten Behandlungszentrum. Die Schwere der Erkrankung und die ungünstige Prognose ergibt sich aus dem hochgradigen Untergewicht, der Komorbidität, der langen Erkrankungsdauer und der hohen Zahl von Rezidiven. Erforderlich sind neben der Ernährungsrehabilitation eine fortlaufende psychotherapeutische und medikamentöse Behandlung der komorbiden Störungen.

5.4.2 Fehlende Motivation

Therapien bei Patientinnen mit Essstörungen sind mit einer erheblichen Rate an Misserfolgen belastet. Eine häufige Erklärung für dieses Phänomen ist fehlende Motivation. Hier lohnt sich eine differenzierte Betrachtung. Möglichkeiten sind Differenzen über Ziele und in der Bewertung von Risiken zwischen Therapeut und Patientin. Eine junge Frau kann ihr leichtgradiges Untergewicht oder ihr gelegentliches Erbrechen, ähnlich wie Rauchen oder eine gefährliche Sportart, als akzeptables Risiko einstufen und sich dafür entscheiden es beizubehalten. Gleichzeitig kann sie erhebliche soziale Anerkennung aus ihrem Zustand beziehen. In dieser Situation kann kurzfristig kein Konsensus über die Notwendigkeit, das Essverhalten zu verändern, hergestellt werden und es ist sinnvoll, sich zunächst auf Informationsvermittlung zu beschränken. Weitere Situationen, die den Anschein einer fehlenden Motivation darstellen, sind Therapieverläufe, in denen Patientinnen aufgrund von therapeutisch induzierten Veränderungen des Essverhaltens, kurzfristige Verschlechterungen ihrer Spannungsregulation, ihrer Stimmung oder ihres Selbstwertgefühls erleben und in der Folge zu gestörtem Essverhalten zurückkehren. Hier liegt typischerweise keine mangelnde Motivation vor. Die Kompetenz, Spannungen und Schwierigkeiten auf dem Weg zum normalen Essverhalten zu überwinden, ist aber noch unzureichend entwickelt. Es ist dann nicht sinnvoll, die therapeutischen Anstrengungen zu reduzieren, vielmehr sollten Hilfestellungen angeboten werden, um die vorhandenen Hürden zu überwinden. Eine Prophylaxe besteht darin, Patientinnen zu Beginn der Therapie ausführlich über zu erwartende Schwierigkeiten aufzuklären und keine falschen Versprechungen abzugeben.

Eine dritte Möglichkeit, die sich als fehlende Motivation darstellen kann, ist eine extreme Lageorientierung und fehlende Handlungsorientierung der Patientin. Diese Patientinnen haben aufgrund von Beobachtungen oder Erfahrungen die Einstellung gebildet, dass eigene Anstrengungen, eine Veränderung zu erzielen, regelmäßig erfolglos bleiben und Versuche von Verhaltensveränderungen nur zu Energieverlust, Enttäuschung und einer Verschlechterung ihres Befindens führen. Diese Patientinnen hoffen in passiver Weise auf Heilung. Auch hier besteht grundsätzlich eine Motivation, gesund zu werden, deshalb sind therapeutische Angebote hilfreich. Der Schwerpunkt sollte dabei allerdings nicht auf der Vermittlung der Wünschbarkeit einer Veränderung liegen, sondern auf der Vermittlung der Machbarkeit der Veränderung. Eine vierte Konstellation, die sich als mangelnde Motivation präsentieren kann, entsteht, wenn Dritte, meistens die Eltern, mehr auf Therapie drängen als die Betroffene selbst. Möglicherweise wünscht diese Patientin tatsächlich keine Therapie. Jedenfalls ist sie in Gefahr, eine Bedrohung ihrer

Autonomie gegen ein psychiatrisches und psychotherapeutisches Hilfsangebot abwägen zu müssen. Auch hier sind geduldige Informationsvermittlung und therapeutische Angebote hilfreich. Dabei ist es wichtig, die Adoleszente oder junge Erwachsene stets als den eigentlichen Auftraggeber der therapeutischen Leistungen zu betrachten.

5.4.3 Wiederholtes Scheitern von Therapien

Viele Patientinnen erleben eine Verbesserung ihrer Symptomatik erst nach mehreren Therapieversuchen. Häufig ist erst der Erwerb bestimmter kritischer Informationen oder Erfahrungen erforderlich, bevor die Schwelle zu einer tatsächlichen Verhaltensveränderung überschritten werden kann. Die Zahl erfolgloser Vorbehandlungen ist kein wesentlicher negativer Prädiktor von Therapieerfolg. Resignation ist auch nach einem langen und ungünstigen Krankheitsverlauf nicht angezeigt. Notwendig ist in diesen Situationen allerdings eine regelmäßige kritische Überprüfung des Therapiekonzepts. Stimmt die Diagnose? Wurde die Komorbidität ausreichend erfasst und in der Therapie berücksichtigt? Ist das individuelle Störungsmodell zutreffend und ausreichend komplex? Gab es ausreichend edukative Angebote? Da therapeutische Fortschritte auch kritisch von einer guten therapeutischen Beziehung abhängen, kann gemeinsam mit der Patientin auch ein Therapeutenwechsel oder der Wechsel der behandelnden Institution diskutiert werden.

5.4.4 Störung der Informationsweitergabe im Behandlungsnetzwerk

Die Kommunikation im Behandlungsnetzwerk kann durch folgende Faktoren erschwert werden: Zwischen den verschiedenen Personen, Berufsgruppen und Institutionen (Pflegepersonal, psychologische Psychotherapeuten, Allgemeinärzte, Fachärzte, allgemeine Krankenhäuser, Fachkliniken, Universitätskliniken, Wohngruppen, Schulen, Arbeitgeber, Ergotherapeuten, Ernährungsberater), die an der Behandlung einer Patientin beteiligt sind, können heterogene Bewertungen des Zustandes der Patientin und der erforderlichen Therapieschritte auftreten. Dies beruht auf unterschiedlichen Erklärungsmodellen der Störung, der Kommunikationsbereitschaft und auch der Qualität der therapeutischen Beziehung. Gestörte Abläufe an den Schnittstellen zwischen den Mitgliedern des Netzwerks, wie zu spät kommende Entlassungsberichte oder schlechte telefonische Erreichbarkeit, erschweren die Kommunikation. Patientinnen, die ein ausgeprägtes Vermeidungsverhalten zeigen, wählen aus dem Behandlungsteam häufig das Mitglied als Ansprechpartner aus, das eine gewährende Haltung einnimmt. Gleichzeitig meiden sie den Kontakt zu den Teammitgliedern, welche die Notwendigkeit von Verhaltensänderungen betonen. Das zielführendste Gegenmittel ist regelmäßiger Informationsaustausch und Ausrichtung an gemeinsamen Leitlinien.

5.5 Stand der Therapieforschung

Behandlung der Anorexia nervosa. Hier liegen keine ausreichend großen, randomisierten und kontrollierten Studien vor, sodass die globale Wirksamkeit der gegenwärtig verfügbaren Behandlungsverfahren nur eingeschränkt abgeschätzt werden kann und die Unterscheidung der Therapieergebnisse vom Spontanverlauf der Erkrankung unbefriedigend bleiben muss. Die Untersuchung des Outcome stationärer Therapien mit einem komplexen verhaltenstherapeutischen Angebot lassen auf eine befriedigende Effektivität dieser Therapieformen rückschließen (Strober et al. 1997; Fichter u. Quadflieg 1999). Andere (ebenfalls nicht randomisierte) Verlaufsstudien ziehen die Effektivität der vorhandenen Interventionen eher in Zweifel (Ben-Tovim et al. 2001). Offene Studien haben keine ausreichenden Hinweise auf eine Wirksamkeit von Psychopharmaka (Antidepressiva, Neuroleptika, Benzodiazepine, Appetitstimulanzien) in der Akutphase der Anorexia nervosa erbracht (Fichter 1993; Jacobi et al. 1997). Eine placebokontrollierte Studie an 35 Patientinnen mit Anorexia nervosa ergab allerdings Hinweise auf eine Verminderung der Rückfallgefahr bei Behandlung mit Fluoxetin über ein Jahr nach Wiederherstellung eines angemessenen Gewichts (Kaye et al. 2001).

Therapie der Bulimia nervosa und der Binge-Eating-Störung. Hier liegen mehrere kontrollierte randomisierte Studien vor. Dabei wurde sowohl der Effekt von Psychotherapie, der Kombination von Psychotherapie und von Pharmakotherapie und von Pharmakotherapie allein untersucht. Es liegen Reviews der Cochrane Collaboration zu diesen 3 Bereichen vor (Bacaltchuk et al. 2002; Hay u. Bacaltchuk 2002; Bacaltchuk u. Hay 2002).

Zur Psychopharmakotherapie wurde der Effekt von trizyklischen Antidepressiva (Imipramin, Desipramin und Amitriptylin) und von Serotonin-Wiederaufnahmehemmern (Fluoxetin) untersucht. Insgesamt kann die Anwendung dieser Substanzen im Vergleich zu Placebo als wirksam bewertet werden, Unterschiede in Wirksamkeit und Verträglichkeit zwischen den verschiedenen Klassen von Substanzen konnten dabei nicht nachgewiesen werden (Bacaltchuk u. Hay 2002). Eine der wichtigsten Studien zur Pharmakotherapie von Bulimia nervosa ist die von Goldstein (Goldstein et al. 1995; Goldstein et al. 1999). Dabei wurden 398 Patientinnen in einer Multicenterstudie randomisiert. In der mit 60 mg Fluoxetin behandelten Gruppe kam es über 16 Wochen zu einer Reduktion der Häufigkeit von Erbrechen und Essanfällen um 50%, in der placebobehandelten Vergleichsgruppe ging Erbrechen um 21% und Essanfälle um 18% zurück. 20 mg Fluoxetin war nicht signifikant wirksam. Das Behandlungsergebnis war unabhängig vom Ausmaß von Depressivität zu Beginn der Behandlung. Reine psychopharmakologische Behandlung ist mit einer hohen Rückfallrate während der Aufrechterhaltungstherapie und nach Beendigung der Therapie belastet (Walsh et al. 1991; Romano et al. 2002).

Psychotherapie allein. Die meisten kontrollierten und randomisierten Studien zur psychotherapeutischen Behandlung von Bulimia nervosa und Binge-Eating-Störung sowohl im Einzel- wie im Gruppensetting liegen für die kognitive Verhaltenstherapie vor (Freeman et al. 1985; Ordman u. Kirschenbaum 1985; Laessle et al. 1987 b; Bossert et al. 1989; Fairburn et al. 1986). Am intensivsten wurde dabei die von Fairburn manualisierte Form einer 19-stündigen, ambulanten kognitiven Verhaltenstherapie untersucht (Fairburn et al. 1991). Es wurde aber auch Exposition mit Reaktionsverhinderung (Cooper u. Steere 1995), interpersonelle Psychotherapie, imaginative Verfahren (Esplen et al. 1998) und tiefenpsychologisch orientierte fokale Psychotherapie (Fairburn et al. 1986) evaluiert. Psychotherapie zeigt mittlere bis hohe Effektstärken in Bezug auf das Therapieziel Abstinenz von Essanfällen (Hay u. Bacaltchuk 2002). Kognitive Verhaltenstherapie war anderen Therapieformen tendenziell überlegen. Insbesondere zeigte sich in einer Multicenterstudie eine deutliche Überlegenheit der kognitiven Verhaltenstherapie gegenüber der Interpersonellen Psychotherapie (Agras et al. 2000). Im Langzeitverlauf näherten sich die Ergebnisse der Therapien allerdings an. Zusammenfassende Auswertungen zeigen, dass sich unter kognitiver Verhaltenstherapie die Häufigkeit von Essanfällen und gegensteuernden Maßnahmen um etwa 70–80% vermindert. Mit einer Remission der Erkrankung ist bei etwa 40–60% der Patientinnen zu rechnen (Ricca et al. 2000). Bezüglich der Gestaltung der kognitiven Verhaltenstherapie ist die Kombination von kognitiver Verhaltenstherapie mit Exposition und Reaktionsverhinderung der ausschließlichen Anwendung von kognitiver Verhaltenstherapie nicht sicher überlegen (Bulik et al. 1998; Agras et al. 1989).

In der Behandlung von übergewichtigen Patientinnen bewährt sich ein Ansatz, der Einstellungsveränderung, angemessenes Essverhalten und Bewegung betont (Non-Dieting-Treatment), besser als ein Ansatz, der vermehrte Kontrolle des Essverhaltens (Diät) betont (Tanco et al. 1998). Bei übergewichtigen Patientinnen mit

Binge-Eating-Störung ist das Hinzufügen einer regelmäßigen sportlichen Aktivität zu einem kognitiv-verhaltenstherapeutischen Therapieprogramm von erheblichem zusätzlichen günstigen Effekt auf die Anzahl der Patientinnen, die ohne Essanfälle blieben, auf die Gewichtsentwicklung und den Rückgang der Depressivität (Pendleton et al. 2002). In der Behandlung von Patientinnen mit Bulimia nervosa war der Therapieverlauf bei Verwendung von Self-Monitoring mithilfe eines Ernährungsprotokolls als einziger Maßnahme signifikant besser als bei einer reinen Wartelisten-Kontrollgruppe (Agras et al. 1989). Auch die Verwendung von kognitiv orientierten Selbsthilfemanualen ist bei Bulimia nervosa und Binge-Eating-Störung wirksam, wenngleich deutlich weniger als kognitive Therapie (Treasure et al. 1996; Loeb et al. 2000; Carter u. Fairburn 1998).

Dies weist darauf hin, dass die typischerweise beforschte 19-stündige Therapie für einzelne Patientinnen bereits eine zu intensive Intervention darstellt. Angesichts der Rate von etwa 50% nach Therapie weiterhin mit Essanfällen und Erbrechen symptomatischen Patientinnen, besteht aber auch eine große Gruppe, die mit der 19-stündigen Therapie nicht ausreichend behandelt ist. Welche Anschlussinterventionen sinnvoll sind, ist zur Zeit Gegenstand der Forschung. Dabei erweist sich für Patientinnen, die mit kognitiver Verhaltenstherapie erfolglos behandelt wurden, das Hinzufügen von Interpersoneller Psychotherapie als nur eingeschränkt sinnvoll (Agras et al. 1995). Dagegen ist eine Therapie mit Fluoxetin bei Psychotherapie-Non-Respondern uneingeschränkt wirksam (Walsh et al. 2000). Mediatoren des Therapieerfolgs mit kognitiver Verhaltenstherapie sind Verminderung des gezügelten Essverhaltens und Zunahme von Selbstmanagement-Fähigkeiten (Wilson et al. 2002). Die Ergebnisse der Therapiestudien scheinen aus dem wissenschaftlichen Setting gut in ein Versorgungssetting übertragbar zu sein (Tuschen-Caffier et al. 2001).

Wirksamkeitsvergleich. Vergleichsstudien von Psychotherapie, Psychopharmakotherapie und Studien über die Kombination beider Therapien bei Bulimia nervosa (Fichter et al. 1991; Agras et al. 1992; Leitenberg et al. 1994; Walsh et al. 1997; Goldbloom et al. 1997) zeigen deutlich höhere Raten von Remission der Erkrankung nach Psychotherapie (36%) im Vergleich zu Pharmakotherapie (20%), durch Kombination der beiden Therapiestrategien werden die Remissionsraten weiter gesteigert (49%) (Bacaltchuk et al. 2002). Pharmakotherapie ist von einer deutlich höheren Rate von Therapieabbrüchen begleitet. Psychotherapie hat die höhere Patientenzufriedenheit.

6 Management von Komorbidität mit weiteren psychischen Störungen

Studien in der Allgemeinbevölkerung zeigen eine große Häufigkeit von unkomplizierten Essstörungen. Patientinnen mit Anorexia nervosa, Bulimia nervosa und Binge-Eating-Störung, die Universitäts- oder Fachkliniken zugewiesen werden, zeigen eine hohe Komorbidität. In diesen Patientengruppen leiden etwa 60% an einer Major Depression oder Dysthymie. Zwangsstörungen können bei bis zu 10% der Patientinnen gefunden werden. Insbesondere bei Bulimia nervosa finden sich erhöhte Raten für Angststörungen (bis zu 40%), Substanzmissbrauch (bis zu 40%), bipolare Störungen (bis zu 10%) und Persönlichkeitsstörungen (bis zu 60%) (Braun et al. 1994). Die Rate der Komorbidität mit Persönlichkeitsstörungen beträgt bis zu 60%. Davon sind eine knappe Mehrheit Cluster-C-Persönlichkeitsstörungen und etwa 20% Borderline-Persönlichkeitsstörungen. Viele Patientinnen mit Anorexia nervosa vom bulimischen Typus, Bulimia nervosa oder Binge-Eating-Störung haben dissoziative Symptome, sexuelle Konflikte und vielfältige impulsive Verhaltensweisen wie vermehrte Geldausgaben, Ladendiebstähle, Promiskuität und Selbstverletzungen.

Das gleichzeitige Auftreten von Essstörungen und weiteren psychischen Erkrankungen sollte nicht als rein additives Phänomen verstanden werden. Viele Aspekte der heterogenen individuellen klinischen Präsentation von Patientinnen mit Essstörung lassen sich vielmehr als Wechselwirkung zwischen einer Essstörung und einer komorbiden Störung konzeptionalisieren (Westen u. Harnden-Fischer 2001).

6.0.1 Depressive Störungen

Besonders häufig leiden Patientinnen mit einer Essstörung unter Depressionen. Durch die Behandlung der Essstörung kommt es in der Regel auch zu einer Verminderung der depressiven Symptomatik. Gelegentlich ist dennoch eine zusätzliche medikamentöse oder psychotherapeutische Behandlung der Depression erforderlich. Bei der psychopharmakologischen Behandlung werden meist Serotonin-Wiederaufnahmehemmer eingesetzt. Diese Entscheidung stützt sich auf den durch kontrollierte Studien erwiesenen antibulimischen Effekt, der bei Bulimia nervosa und Binge-Eating-Störung günstig ist. Bei der psychopharmakologischen

Behandlung von untergewichtigen Patientinnen ist die in diesem Kontext eingeschränkte Wirksamkeit von antidepressiven Substanzen und ihre potenziellen kardiotoxischen Nebenwirkungen zu beachten. Die spezielle psychotherapeutische Behandlung von Depressionen folgt den für diese Indikation evaluierten Konzepten (Beck 2001; Hautzinger 1997; McCullough 2000).

Fallbeispiel

Traurige Einengung

Die 28-jährige Frau C. ist Kind türkischer Eltern, die 1965 nach Deutschland gekommen sind. Sie stellt sich beim Psychiater und Psychotherapeuten wegen depressiver Symptome vor und berichtet über eine seit 6 Monaten bestehende, durchgehende schwere Verstimmung und Interesselosigkeit. Sie schläft erst gegen Mitternacht ein und liegt ab 3 Uhr wach im Bett, ist den ganzen Tag müde, kann sich nicht mehr konzentrieren und bewältigt ihre Arbeit als Lehrerin nicht mehr. Sie grübelt über ihr Versagen und „wäre am liebsten tot". Frau C. berichtet über ein seit dem 20. Lebensjahr bestehendes Untergewicht. Die Gewichtsreduktion begann, nachdem sie am Studienort keine sozialen Kontakte gefunden hatte. Sie nahm von 58 kg bei 1,70 m (BMI 20,0 kg/m^2) auf 46 kg (BMI 15,9 kg/m^2) ab. Seitdem schwankt das Gewicht zwischen 46 kg und 51 kg. Fast kontinuierlich besteht eine Amenorrhö. Frau C. ist trotz des Untergewichts beruflich gut leistungsfähig. Während sie in der Schulzeit viele Bekannte hatte, ist jetzt ihr Bedürfnis nach sozialen Kontakten gering. Sie verbringt die Abende mit Essensritualen und Lesen. Die Familie ist stolz auf den beruflichen Erfolg der Tochter, aber unglücklich über ihre Weigerung zu heiraten. Den Wunsch ihrer Eltern, sich in Behandlung zu begeben, weist sie mit Hinweis auf ihre Leistungsfähigkeit stets zurück.

Bei der körperlichen Untersuchung findet sich eine deutlich krank und älter wirkende Frau mit mittelgradigem Untergewicht. Das EKG zeigt eine Bradykardie. Im Urin finden sich Ketonkörper. Im Blutbild besteht eine leichtgradige mikrozytäre Anämie mit einem Hb von 8,7 g/dl und einem MCV von 75 fl und im Serum eine leichtgradige Hypokaliämie sowie eine erniedrigte Konzentration von Trijodothyronin. Im psychischen Befund ist Frau C. zurückhaltend, depressiv, eingeschränkt schwingungsfähig, im Denken auf nahrungsbezogene Gedanken und Versagensgedanken eingeengt, deutlich konzentrationsgemindert, es bestehen passive Todeswünsche, ein deutliches Krankheitsgefühl, aber nur beschränkte Krankheitseinsicht bezüglich der Anorexia nervosa. Sie verneint Heißhungeranfälle und Erbrechen, benutzt allerdings regelmäßig Abführmittel. Im Vordergrund der Essstörung steht ein gezügeltes Essverhalten.

Erläuterung: Frau C. stellt sich wegen ihrer depressiven Symptomatik vor. Ihre langjährige Anorexia nervosa erlebt sie subjektiv nicht als behindernd. In den langen Jahren ihrer Erkrankung hat sie ihr Leben auf die Essstörung eingerichtet. Ihr ritualisiertes Essverhalten wird dadurch negativ verstärkt, dass sie Alleinsein besser ertragen kann. Weiterhin vermeidet sie eine Auseinandersetzung mit den unterschiedlichen Vorstellungen ihrer Herkunftsfamilie und ihrer gegenwärtigen Umgebung. Frau C. hat mit ausschließlich ambulanter Therapie zum jetzigen Zeitpunkt keine gute Behandlungsprognose. Ihre Essstörung in Kombination mit den langen Jahren der Erkrankung, sozialen Defiziten und der zusätzlichen depressiven Symptomatik macht zunächst eine intensivierte stationäre Behandlung und anschließend eine ambulante Nachbetreuung notwendig. Bei der internistischen Abklärung der mikrozytären Anämie wurde wegen der Herkunft der Patientin auch eine Hämoglobinelektrophorese durchgeführt. Dabei fand sich eine auf 2% erhöhte Fraktion von HbF, die aber im Verlauf nicht bestätigt werden konnte. Die initial erhöhte Konzentration von fetalem Hämoglobin ist mit Wahrscheinlichkeit eine Folge der chronischen Ketose (Peters et al. 1998).

6.0.2 Angststörungen

Soziale Phobie, Panikstörung mit Agoraphobie, generalisierte Angststörung, Zwangsstörung und posttraumatische Belastungsstörung treten sehr häufig in Kombination mit Essstörungen auf. Die Angsterkrankungen können die Therapieerfolge bei der Behandlung der Essstörung behindern, da die Patientinnen nicht in der Lage sind, Übungen außerhalb ihrer Wohnungen durchzuführen. Einkaufen, Essen gehen oder die Teilnahme an sozialen Veranstaltungen wird ohne die zusätzliche Behandlung der Angsterkrankungen unmöglich. Negative Interaktionen können sich dadurch ergeben, dass Essstörungen durch die damit verbundene Aufmerksamkeitslenkung auf nahrungsbezogene Inhalte zu einer Milderung der Symptomatik von Angststörungen führen kann. Eine Besserung der Essstörung führt unter diesen Umständen zu einer Verschlechterung der Angststörung. In diesem Falle ist es sinnvoll, unmittelbar nach einer erfolgreichen Essstörungsbehandlung eine spezifische Behandlung der Angststörung anzuschließen. Die Behandlung der Angststörung folgt dabei den etablierten störungsspezifischen Konzepten (Schmidt-Traub 2000; Schneider u. Margraf 1998).

6.0.3 Substanzmissbrauch

Bis zu 80% aller Patientinnen mit Essstörungen sind nikotinabhängig. Nikotin dämpft den Appetit und wird als Appetitzügler missbraucht. Die komorbide Nikotinabhängigkeit ist eine wichtige Komponente in der gesundheitsschädigenden Wirkung, die von Essstörungen ausgehen. Nikotinabhängigkeit ist auch ein Faktor, der körperliche Inaktivität begünstigt (Kimm et al. 2002). Zur Behandlung der Nikotinabhängigkeit sind Informationsvermittlung, Selbsthilfemanuale, psychoedukative Gruppen zur Rauchentwöhnung und auch die perkutane Substitution von Nikotin (Nikotinpflaster) hilfreich. Kliniken für Psychiatrie und Psychotherapie sollten das Rauchen durch entsprechende Stationsregeln einschränken. Alkohol-, Cannabis-, Amphetamin- und Benzodiazepin-Missbrauch oder -Abhängigkeit treten bei bis zu 30% aller essgestörten Patientinnen als komorbide Erkrankung auf. Besonders bei Patientinnen mit bulimischer Symptomatik können diese Substanzen alternativ zur Spannungsreduktion eingesetzt werden und erfüllen damit wichtige Funktionen. Insbesondere Cannabis und Alkohol führen zur Appetitsteigerung und begünstigen gleichzeitig einen Kontrollverlust über das Essverhalten. Die Behandlung der Essstörung sollte zumindest eine Tertiärprävention der Abhängigkeitsproblematik beinhalten, bei Substanzabhängigkeit ist das vollständige Durchlaufen eines einschlägigen Therapieprogramms angezeigt (Lindenmeyer 2002).

Fallbeispiel

Hanf, Pizza und Selbstverletzungen

Die 19-jährige Natascha lebt in einer Einrichtung der Jugendhilfe und wird zur Behandlung einer Borderline-Persönlichkeitsstörung von ihrer Hausärztin in eine universitäre Spezialeinrichtung überwiesen. Sie war im 15. Lebensjahr in die Einrichtung aufgenommen worden, nachdem sie sich wegen sexuellen Missbrauchs durch einen Angehörigen an das Jugendamt gewandt hatte. Sie hat die Realschule abgeschlossen und arbeitet jetzt in einem Berufsfindungsprogramm. Natascha leidet unter ausgeprägten Stimmungsschwankungen, verbrennt sich regelmäßig die Arme mit Zigaretten und hat schon mehrere Suizidversuche mit freiverkäuflichen Schlafmitteln unternommen. Besonders störend für das Zusammenleben in der Wohngemeinschaft sind ihre Wutausbrüche, bei denen sie regelmäßig ihr Zimmer und die Kücheneinrichtung erheblich beschädigt. Im 17. Lebensjahr hat Natascha begonnen regelmäßig Cannabis zu rauchen. Sie konsumiert seitdem regelmäßig etwa 5 g pro Woche. Sie berichtet: „Fast jeder in der Wohngemeinschaft tut das, au-

ßerdem ist es ungefährlich, angenehm und schützt mich vor Wutausbrüchen." Alkohol benutzt sie nur etwa einmal pro Monat, dann aber trinkt sie große Mengen (z.B. 1/2 Flasche Wodka gemischt mit Coca-Cola). Seit Beginn des Cannabisgebrauchs isst sie vermehrt Süßigkeiten. Insbesondere am Wochenende gibt es zusammen mit Mitbewohnerinnen abendliche Essanfälle mit Konsum von Pizza oder Spaghetti. Erbrechen und Sport setzte sie nur gelegentlich als gegensteuernde Maßnahme ein. Sie hat 20 kg zugenommen und wiegt jetzt 75 kg bei 1,65 m (BMI 27,6 kg/m^2).
Bei der körperlichen Untersuchung findet sich ein leichtgradiges Übergewicht. Der Blutdruck liegt bei 120/80 mmHg, EKG und Routinelabor sind unauffällig, im Drogenscreening THC positiv. Im psychischen Befund ist Natascha freundlich, im Affekt labil mit kurzzeitiger erheblicher Depressivität, im Denken leichtgradige Tangentialität und Umständlichkeit, Störung der Impulskontrolle mit Substanzmissbrauch, Selbstverletzungen, Essanfällen und chronischen Suizidgedanken.

Erläuterung: Ein wichtiges Element der Erkrankung Nataschas ist die Wechselwirkung zwischen emotionaler Instabilität bei Borderline-Persönlichkeitsstörung, appetitsteigernden und die Handlungskontrolle herabsetzenden Effekte von Cannabis und einer bulimischen Symptomatik. Abstinenz von Cannabis ist eine wichtige Voraussetzung für den Therapieerfolg bezüglich der bulimischen Symptomatik. Bei der Behandlung empfiehlt sich ein stationärer Aufenthalt in einer spezialisierten Abteilung.

6.0.4 Sexualstörungen

Patientinnen mit einer Anorexia nervosa vermeiden sexuelle Aktivitäten und romantische Beziehungen. Sie haben häufig nur geringes Wissen über Sexualität (Beumont et al. 1981). Es lassen sich Störungen der sexuellen Appetenz und Störungen der sexuellen Erregung diagnostizieren. Die sexuelle Beeinträchtigung wird von vielen Patientinnen nicht wahrgenommen und besteht auch nach erfolgreicher Behandlung der Essstörung noch fort. Der Aufbau von Partnerschaften wird dadurch behindert. Bulimische Patientinnen haben ein geringeres Ausmaß von sexuellen Beeinträchtigungen (Abraham 1998; Abraham et al. 1985; Abraham 1998). Das Erbrechen und Abführen kann körperbezogene Schamgefühle vermindern und damit eine Funktion in der subjektiven Bewältigung von sexuellen Hemmungen übernehmen. Diese Patientinnen gehen nach Erbrechen und Abführmittelkonsum leichter sexuelle Kontakte ein. Impulsives sexuelles Verhalten kann sich mit Essanfällen und Erbrechen abwechseln. Körperbezogene Schamgefühle sind aber auch bei Patientinnen mit Bulimia nervosa und Binge-Eating-Störung Faktoren, die zu Vermeidung von Sexualität führen. Spezielle Probleme in Partnerschaften können sich durch sexuelle Überforderungen ergeben. Es bestehen aber auch Partnerschaften, in denen die sexuellen Ängste der Patientinnen zur Stabilisierung der Beziehungen beitragen. Sexuell zurückhaltende Patientinnen geben ihren Partnern weniger Anlass zu Gefühlen der Eifersucht und des Verlassenwerdens. Die Behandlung von Sexualstörungen erfolgt entsprechend den vorhandenen Therapiemanualen (Kaplan 2000).

6.0.5 Borderline-Persönlichkeitsstörung und andere Cluster-B-Persönlichkeitsstörungen

Borderline-Persönlichkeitsstörungen, histrionische Persönlichkeitsstörungen und narzisstische Persönlichkeitsstörungen haben eine hohe Komorbidität mit Essstörungen. Patientinnen mit einer Borderline-Persönlichkeitsstörung erfüllen in etwa 25% die Lebenszeitdiagnose einer Anorexia nervosa, in etwa 27% die einer Bulimia nervosa und in etwa 33% die einer Binge-Eating-Störung (Marino u. Zanarini 2001). Umgekehrt erfüllen etwa 20% aller Patientinnen mit einer Essstörung auch die Kriterien einer Cluster-B-Persönlichkeitsstörung (Braun et al. 1994). Insbesondere die mit dieser Erkrankungsgruppe verbundene emotionale Instabilität kann sich ungünstig auf den Krankheitsverlauf auswirken. Umgekehrt ist intermittierende Mangelernährung ein physiologischer Faktor, der emotionale Instabilität begünstigt. Für die Behandlung von Patientinnen mit Essstörungen und Borderline-Persönlichkeitsstörung sind spezielle klinische Konzepte in Entwicklung, die ein spezielles Fertigkeitentraining zur Reduktion innerer Spannung, Emotionsmanagement und Training sozialer Kompetenz beinhalten. Diese Konzepte stellen Synthesen klassischer Essstörungsbehandlung und der dialektischen Verhaltenstherapie da.

Fallbeispiel

Morbide Schönheit

Die 23-jährige Frau E. wird von einem Allgemeinarzt in eine psychosomatische Fachklinik eingewiesen. Beweggrund für die Überweisung ist neben der Anorexia nervosa die kritische soziale Situation mit Arbeits- und Wohnungslosigkeit. Sie hat 2 jüngere Halbgeschwister väterlicherseits. Der Vater ist Pilot. Die Patientin war der Liebling des Vaters und wurde bereits als Kind wie

eine erwachsene Frau behandelt und überallhin mitgenommen. Im 10. Lebensjahr der Patientin verließ der Vater die Familie abrupt und brach den Kontakt ab. Frau E. lebte anschließend bei der Mutter. Ab dem 13. Lebensjahr gab es zunehmende Verhaltensprobleme und erste sexuelle Beziehungen. Frau E. riß von zu Hause aus und lebte mit einer türkischen Jugend-Gang in einer Großstadt auf der Straße. Sie experimentiert mit verschiedenen Drogen und Prostitution. Zeitweise kann sie sich aufgrund ihrer finanziellen Situation keine Nahrung kaufen. In guten Zeiten wird sie von reichen Männern ausgehalten. Sie zeigt dann ein extrem restriktives Essverhalten, im Wechsel mit Heißhungeranfällen und Erbrechen, um ihre schlanke, kindliche Erscheinung zu behalten. Sie hat Piercings an der Zunge, den Brustwarzen und Schamlippen. Der davon ausgehende Schmerz wird zur Spannungsreduktion eingesetzt.
Bei der körperlichen Untersuchung besteht ein leichtgradiges Untergewicht (47 kg bei 1,68 m, BMI 16,8 kg/m^2). Mehrere der Piercings sind entzündet. Der Blutdruck ist bei 100/60 mmHg. Das EKG ist unauffällig. Im Urin finden sich Ketonkörper, im Blutbild eine leichtgradige Leukozytose und eine hypochrome Anämie. Die Konzentration von C-reaktivem Protein ist 24 mg/l. Im psychischen Befund ist die Patientin um einen guten Eindruck bemüht, in Stimmung und Affekt wechselt sie zwischen Zuständen, in denen sie charmant und lustig erscheint und Zuständen, in denen sie depressiv und verzweifelt ist. Im Denken ist sie eingeengt, leichtgradige Konzentrationsstörung. Störung der Impulskontrolle mit Essanfällen, Wutausbrüchen, Drogenkonsum und Diebstählen geringwertiger Gegenstände. Krankheitsgefühl und partielle Krankheitseinsicht.

Erläuterung: Die Anorexia nervosa bei Frau E. steht im Zusammenhang mit einer katastrophalen Lebenssituation. Impulsive Verhaltensweisen sind in diesem Kontext kurzfristig adaptiv und werden von der Umgebung verstärkt. Fasten kann bei einer Borderline-Persönlichkeitsstörung einen emotional beruhigenden Effekt haben. Frau E. erhielt für ihren körperlichen Zustand, dem einer morbiden Schönheit mit „Heroin-chic", auch erhebliche Anerkennung und Bewunderung durch Männer. Die Behandlungsprognose hängt neben der Ernährungsrehabilitation langfristig davon ab, ob es Frau E. gelingt sich aus ihrem Lebensmilieu zu lösen und neue Fertigkeiten zur Spannungsregulation und Impulskontrolle aufzubauen.

6.0.6 Selbstunsichere Persönlichkeitsstörung und andere Cluster-C-Persönlichkeitsstörungen

Etwa 30% aller Frauen mit einer Essstörung haben eine Komorbidität mit einer Cluster-C-Persönlichkeitsstörung, also mit einer selbstunsicheren, dependenten oder zwanghaften Persönlichkeitsstörung (Braun et al. 1994). Sensitivität gegenüber der Beachtung durch andere, Abhängigkeit vom Werturteil anderer Menschen und perfektionistische Einhaltung von tatsächlichen und vermeintlichen Regeln erschweren bei dieser Gruppe von Patientinnen einen angemessenen Umgang mit dem eigenen Körper oder dessen Unvollkommenheit. Die Essstörung führt zu einem weiteren Verlust an sozialer Kompetenz und mündet so in einen Circulus vitiosus. Das krankheitsbedingte Vermeiden von Konflikten in Ausbildung, Familie und Partnerschaft hat für selbstunsichere Patientinnen besonders belohnenden Charakter. Mangelernährung begünstigt zwanghaftes Verhalten. In Kombination mit der zwanghaften Persönlichkeitsstörung wird rigides Essverhalten weiter verstärkt. Die Behandlung der selbstunsicheren, dependenten und zwanghaften Persönlichkeitsstörung besteht in der kognitiven Verhaltenstherapie und insbesondere in der Anwendung von sozialem Kompetenztraining (Ullrich u. de Muynck 1998; Hinsch u. Pfingsten 1998).

7 Zusammenarbeit mit anderen Fachgebieten

7.0.1 Essstörungen und Diabetologie

Zwischen der Binge-Eating-Störung und Diabetes mellitus Typ 2 besteht eine überzufällige Assoziation (Crow et al. 2001). Etwa ein Drittel aller jungen Patientinnen mit Diabetes mellitus Typ 1 berichtet über erhebliche Probleme mit ihrem Essverhalten. Die bei Diabetes gestörte Insulinsekretion oder Insulinsensitivität beeinträchtigen neuroendokrine Mechanismen von Hunger und Sättigung und erschweren so das Wiedererlernen eines normalen Essverhaltens. Insbesondere eine konventionelle Insulintherapie oder spezielle Diäten erfordern ein sehr kontrolliertes Essverhalten und begünstigen damit bei entsprechend disponierten Patientinnen das Entstehen von Essanfällen. Bekanntlich haben Patientinnen mit Diabetes mellitus Typ 1 und 2 ein erhebliches Risiko depressiver Störungen (Kovacs et al. 1997; Lustman et al. 1992). Insgesamt besteht also bei der Kombination von Essstörung und Diabetes mellitus ein hohes Risiko für weitere medizinische und psychiatrische Erkrankungen (Herpertz 1995).

Fallbeispiel

Erfolglose Diabetesbehandlung

Die 18-jährige Melanie ist wegen eines Typ-1-Diabetes in regelmäßiger internistischer Behandlung. Der Diabetes ist im 12. Lebensjahr aufgetreten. Sie hat schon viele Diabetes-Spezialambulanzen besucht und war mehrfach in diabetologischen Fachkliniken. Trotz intensiver Schulung ist die Diabetes-Einstellung seit 2 Jahren unbefriedigend. Das HbA1c liegt bei 10,2%. Es kam mehrfach zu schweren Hypoglykämien. Meist liegen die Blutglucosewerte zwischen 250 und 350 mg/ml, obwohl Melanie 70 Einheiten Insulin (davon 70% retardierte Insuline) pro Tag verwendet. Das Körpergewicht ist 69,2 kg, was bei 1,68 m einem BMI von 24,5 kg/m^2 entspricht. Im 15. Lebensjahr lag der BMI noch bei 17,0. Melanie ist unzufrieden mit ihrem körperlichen Zustand, schimpft auf ihre Erkrankung und ihre behandelnden Ärzte. Veränderungen des Insulin-Schemas, Ratschläge zu Diäten und körperlicher Aktivität lehnt sie ab. Sie hat „alles schon probiert, nichts funktioniert." Zunächst war die Einstellung des Diabetes bei Melanie unauffällig, sie hielt sich außerordentlich diszipliniert an die vorgegebene Diät. Dann kam es immer wieder zum Konsum größerer Mengen von Süßigkeiten. Die Anstiege der Blutglucose wurden mit zusätzlichen Insulingaben behandelt, was zu einer erheblichen Gewichtssteigerung führte. Melanie begann daraufhin zu erbrechen und zeitweise Insulindosen wegzulassen, um Kalorien durch den Urin zu verlieren und den Gewichtsanstieg abzubremsen. Melanie verheimlichte zunächst ihre Essstörung, im letzten Jahr suchte sie mehrfach Psychiater und Psychotherapeuten auf. Sie konnte sich bisher aber nicht zu einer Therapie entschließen. Im Untersuchungsbefund ist Melanie zurückhaltend, deutliche Stimmungsschwankungen mit Überwiegen von dysphorischen Zuständen, im Denken eingeengt. Sie verneint den Gebrauch von Laxanzien, Appetitzüglern und anderen Substanzen.

Erläuterung: Die Kombination von Diabetes mellitus und einer bulimischen Essstörung erschwert die Behandlung beider Erkrankungen erheblich. Melanie glaubt nur die Wahl zwischen einer angemessenen Diabetes-Therapie und stetiger Gewichtszunahme auf der einen Seite und der Essstörung und einem Gewicht im normalen Bereich auf der anderen Seite zu haben. Sie verheimlicht deshalb ihre Störung und zeigt nur geringe Therapiebereitschaft. Zunächst ist Informationsvermittlung und Entwicklung eines plausiblen Störungsmodells erforderlich. Stationäre Behandlung kann eine Durchbrechung des Circulus vitiosus zwischen Essanfällen und Insulintherapie ermöglichen.

7.0.2 Essstörungen und Zahnheilkunde

Bei etwa 20% der Patientinnen mit Anorexia nervosa vom restriktiven Typus finden sich Zahnerosionen. Bei Patientinnen mit Anorexia nervosa vom bulimischen Typus und Patientinnen mit Bulimia nervosa sind sogar es bis zu 90%. Die Erosionen liegen meistens an den gaumenseitigen Zahnoberflächen (Milosevic 1999). Bei Bulimia nervosa findet sich zudem eine erhöhte Rate von Karies und Parodontose. Bei der Auslösung von Erbrechen kann es auch zu Verletzungen der Mundschleimhaut kommen. Erbrechen kann zu Schwellungen der Speicheldrüsen führen. Der unstimulierte Speichelfluss kann in der Folge herabgesetzt sein (Studen-Pavlovich u. Elliot 2001). Die Zahnerosionen sind hauptsächlich auf den Kontakt der Zähne mit Magensäure zurückzuführen. Aber auch ein vermehrter Konsum von säurehaltigen Getränken (z.B. Cola-light-Getränke) spielt eine Rolle. Möglicherweise führt rasches Zähneputzen nach dem Erbrechen zu einer zusätzlichen Schädigung der Zähne. Empfehlenswert ist es, nach dem Erbrechen den Mund zunächst mit Wasser, einer Natriumkarbonatlösung (Backpulver), Antacida oder Milch auszuspülen und die Zähne erst mit Verzögerung von etwa 10 Minuten zu putzen. Ein mechanischer Schutz kann durch eine Oberflächenversiegelung der Zähne erreicht werden. Zahnärzte können eine wesentliche Rolle in der Früherkennung von Essstörungen spielen, wenn sie bei jungen Frauen und Männern mit Zahnschäden systematisch nach dem Vorliegen von Essstörungen fragen. Wiederherstellungsmaßnahmen von geschädigten Gebissen sind häufig eine wesentliche Maßnahme in der Rehabilitation von Patientinnen mit Essstörung. Auf die Notwendigkeit von Zahnarztbesuchen sollte regelmäßig hingewiesen werden.

Fallbeispiel

Angst vor dem Zahnarzt

Jana S. ist 21 Jahre alt und arbeitet als Floristin in einer Gärtnerei. Sie sucht den ärztlichen Notdienst wegen akuter Zahnschmerzen auf. Eine Verweisung auf den zahnärztlichen Notdienst lehnt sie ab: „Ich habe zu viel Angst und war schon seit Jahren nicht mehr dort." Bei der Untersuchung finden sich eine normalgewichtige Frau (58 kg bei 1,69 m, BMI 20,3 kg/m^2) und beidseits geschwollene Zungengrund- und Ohrspeicheldrüsen. Die meisten Zähne sind kariös verändert. Es besteht ein Abszess im Bereich des Unterkiefers. Zahnschmerzen waren immer wieder aufgetreten und ausschließlich mit frei verkäuflichen Schmerzmitteln behandelt worden. Direkt nach einer Essstörung befragt räumt sie ein, seit vielen Jahren täglich Essanfälle zu haben und zu erbrechen. In der Laboruntersuchung findet sich eine mittelgradig erhöhte CRP, erhöhte Amylase, eine mit 2,8 mmol/l deutlich erniedrigte Kaliumkonzentration und eine Verlängerung der QT-Strecke.

Erläuterung: Bei Frau S. besteht eine problematische Wechselwirkung zwischen einer Bulimia nervosa und einer spezifischen Phobie vor Zahnbehandlung. Dies hat zu einer chronischen Entzündung im Dentalbereich und zu einer ausgeprägten Hypokaliämie geführt. Frau S. sollte zunächst akut in einem Krankenhaus der höchsten Versorgungsstufe versorgt werden, bis die metabolische Störung und der Abszess ausreichend behandelt sind, dann sollte die Behandlung in einer auf Essstörungen spezialisierten Abteilung weitergeführt werden.

7.0.3 Essstörungen und Dermatologie

Trockene Haut, Dermographismus, Lanugobehaarung am Körperstamm, Haarausfall am Kopf, brüchige Haare und Fingernägel sind sehr häufige dermatologische Phänomene bei Patientinnen mit Anorexia nervosa und bei Bulimia nervosa. Alle diese Hauterscheinungen werden mit intermittierender oder kontinuierlicher Mangelernährung in Verbindung gebracht (Schulze et al. 1999; Glorio et al. 2000). Häufig ist auch atopische Dermatitis. Besonders bei Anorexia nervosa ist eine Gelbfärbung der Haut bei Hypercarotenämie häufig, die durch erhöhten Konsum von Vitamin-A-haltigem Gemüse entstehen kann.

7.0.4 Essstörungen und Reproduktionsmedizin

Konsekutive Studien in gynäkologischen Ambulanzen lassen vermuten, dass Störungen des Essverhaltens eine häufige Ursache von Amenorrhö und Fertilitätsstörungen darstellen. Etwa 20% der Frauen in dieser Gruppe leiden unter einer klinischen Essstörung (Stewart et al. 1990). Repräsentative Daten zu subklinischen Essstörungen oder gezügeltem Essverhalten bei klinischen Stichproben liegen aber leider nicht vor. Eine repräsentative epidemiologische Studie an 5600 amerikanischen Studentinnen ergab, dass Gewichtsschwankungen, Essanfälle, Erbrechen, Laxanzienabusus und Rauchen die wesentlichen Risikofaktoren für Amenorrhö in dieser Population sind, nicht aber der BMI (Johnson u. Whitaker 1992). Ein ähnliches Ergebnis erbrachte eine Studie an mehr als 886 australischen Jugendlichen. Es fand sich keine Assoziation zwischen BMI und Amenorrhö, aber 40% der 35 adoleszenten Frauen mit Amenorrhö berichteten über deutlich gestörtes Essverhalten (Selzer et al. 1996). Gestörtes Essverhalten ist also einer der wesentlichen Risikofaktoren für Zyklusstörungen. Subklinische Auffälligkeiten des Essverhaltens erklären aber möglicherweise größere Anteile der Varianz als die klassischen Krankheitsbilder Anorexia nervosa, Bulimia nervosa oder auch Binge-Eating-Störung. Gewicht spielt eine deutlich geringere Rolle als noch vor kurzer Zeit angenommen. Das HPG-System kann seine Funktion nach Ernährungsrehabilitation wieder völlig normalisieren. Auch die im untergewichtigen Zustand regelhaft gestörten sexuellen Funktionen zeigen bei Gewichtsnormalisierung eine Tendenz zur Normalisierung (Morgan et al. 1999). Es gibt keine Anhaltspunkte für eine dauerhaft eingeschränkte Fertilität. Jedoch geht aus Langzeitstudien hervor, dass die Kinderzahl in Gruppen früherer anorektischer Patientinnen im Vergleich zu Referenzpopulationen niedrig bleibt.

Fallbeispiel

Unerfüllter Kinderwunsch

Gabi P. ist 31 Jahre alt und Vorstandssekretärin bei einem Großunternehmen. Sie ist seit 4 Jahren mit einem Ingenieur verheiratet. Obwohl sie vor 3 Jahren aufgehört hat orale Antikonzeptiva zu nehmen, ist sie bisher nicht schwanger geworden. Routineuntersuchungen bei ihrem Gynäkologen hatten zu keinem Zeitpunkt wesentliche Auffälligkeiten ergeben. Spezielle Untersuchungen waren aber auf Wunsch der Patientin unterblieben, da sie „erst mal noch abwarten wollte". Frau P. war im 16. Lebensjahr an einer Anorexia nervosa erkrankt. Das Minimalgewicht lag bei 38 kg bei einer Größe von 1,65 m (BMI 14,0). Im Laufe einer Behandlung im 18. Lebensjahr hatte sie auf 49 kg (BMI 18,0) zugenommen. An diesem Gewicht knapp unter 50 kg hielt sie eisern fest. Bei Überschreitungen von wenigen hundert Gramm legt sie sofort einen Fastentag ein. Ihre berufliche Leistungsfähigkeit war sehr gut, ihre Ehe ist stabil. Sie hat regelmäßig Geschlechtsverkehr, berichtet aber nur über geringe eigene sexuelle Bedürfnisse. Der menstruelle Zyklus ist mit einer Dauer von 24 Tagen im unteren Normalbereich.
Die gynäkologische Untersuchung ist erneut unauffällig. Bei einer endokrinologischen Untersuchung am 21. Zyklustag finden sich grenzwertig niedrige Konzentrationen von LH und Östradiol, die Konzentration von Progesteron ist niedrig und nicht im Referenzbereich für die Lutealphase. In der psychiatrischen Untersuchung ist die Patientin leichtgradig traurig verstimmt, ihr Denken ist eingeengt auf die Schwierigkeit, schwanger zu werden, sie berichtet über ausgeprägte Ängste, dick zu werden und ihre körperliche Attraktivität zu verlieren, einen möglichen Zusammenhang zwischen ihren Essgewohnheiten und der Kinderlosigkeit kann sie zunächst nicht herstellen.

Erläuterung: Bei Frau P. handelt es sich um einen diagnostischen Grenzfall. Das Gewicht wird mit hohem Kontrollaufwand bei einem BMI von 18 im unteren Normalbereich gehalten. Es besteht ein Lutealphasendefekt, der wahrscheinlich als Anpassung an die restriktive Ernährung zu deuten ist, aber noch keine Amenorrhö. Ähnlich wie bei einer Anorexia nervosa ist die Angst vor Gewichtszunahme ausgeprägt. Es empfiehlt sich eine psychotherapeutische Behandlung, die ähnliche Elemente wie bei einer voll ausgeprägten Anorexia nervosa enthalten sollte. Für die Normalisierung der endokrinen Situation ist es vermutlich erforderlich, dass Frau P. einen Gewichtsanstieg in den mittleren Normalbereich zulässt und keine Fastentage mehr einlegt.

8 Fehlermöglichkeiten in der Behandlung von Essstörungen

8.0.1 Nichterkennen von Essstörungen

Anorexia nervosa mit mittelgradigem bis hochgradigem Untergewicht ist eine Blickdiagnose und wird nur selten übersehen. Erheblich größere diagnostische Schwierigkeiten entstehen bei nur leichtgradigem Untergewicht. Hier besteht die Schwierigkeit der Abgrenzung zu konstitutionellem Untergewicht, und es ist eine ausführliche Befunderhebung erforderlich. Bulimia nervosa und Binge-Eating-Störung werden noch in erheblichem Maße unterdiagnostiziert. Da die mit diesen Störungen verbundene Symptomatik häufig nicht spontan vorgebracht wird, ist es wichtig, auch bei indirekten Zeichen aktiv eine Essstörung auszuschließen bzw. zu bestätigen. Eine gute Vorbeugung für das Nichterkennen von Essstörungen im psychiatrischen Bereich ist die Verwendung von standardisierten oder halbstandardisierten Diagnoseverfahren. Bei Diagnosestellung in einem ausschließlich offen geführten klinischen Interview besteht eine erhöhte Gefahr, dass komorbide Erkrankungen nicht erkannt werden, wenn die Patientin eine andere schwerwiegende Erkrankung zuerst vorbringt.

8.0.2 Vernachlässigung von Komplikationen

Die Betreuung von Patientinnen mit Essstörungen erfordert die Zusammenarbeit von mehreren Berufsgruppen und die Zusammenführung von Wissen, das sich vom psychotherapeutischen, psychopharmakologischen bis hin zum allgemeinmedizinischen Bereich erstreckt. Sinnvoll ist es, in einem Gesamtbehandlungsplan die Verantwortlichkeiten genau festzulegen. Weiterhin ist es sinnvoll individuell festzulegen, in welchen Intervallen bestimmte medizinische Kontrollen vorgenommen werden. Medizinische Komplikationen dürfen nicht vernachlässigt werden, weil der Hauptbehandler einen psychotherapeutischen Arbeitsschwerpunkt hat.

8.0.3 Vernachlässigung des Ernährungsmanagements

Nichtbeachtung der Hierarchie der Therapieziele ist vermutlich das häufigste praktische Problem in der Behandlung von Essstörungen. Sie entsteht aus dem Bestreben, eine möglichst an der „Ursache" orientierte Behandlung anzubieten. In diesem Zusammenhang werden dann Risikofaktoren, wie Familienkonflikte, Traumatisierungen oder komorbide Zustände wie Depressivität, zu den „eigentlichen Problemen" erklärt, in den Fokus der Behandlung gestellt und das Ernährungsmanagement vernachlässigt. Manchmal entsteht dieses Vorgehen auch durch den expliziten Wunsch der Patientin. Abweichungen von der in den Empfehlungen der Fachgesellschaften vorgegebenen Hierarchie der Therapieziele sind in begründeten Situationen sicherlich vertretbar. In jedem Fall sollte die Patientin über mögliche Probleme und Risiken eines solchen Vorgehens informiert werden.

8.0.4 Vernachlässigung der psychiatrischen Komorbidität

Insbesondere bei Patientinnen mit multiplen psychischen Störungen besteht die Gefahr einer unzureichenden Komplexität der Behandlung. Wenn eine Essstörung im Vordergrund der klinischen Präsentation steht, dann ist es zwar zunächst wahrscheinlich, dass andere Störungsbereiche (z. B. Depression, Angst) von einer Essstörungsbehandlung ebenfalls günstig beeinflusst werden. Es ist aber in jedem Fall angezeigt, am Ende der Behandlung zu evaluieren, ob alle relevanten Störungsbereiche ausreichend gebessert wurden.

8.0.5 Überaktive oder überprotektive Behandlung

Überbehandlung kann bei Essstörungen ebenso zum Problem werden wie Unterbehandlung. Es ist bei allen Behandlungsmaßnahmen zu bedenken, dass Essstörungen meist chronische Erkrankungen sind, dass langfristige Therapieerfolge nicht ohne aktive Mitwirkung der Patientin erzielbar sind und dass Therapie nach Möglichkeit nicht zu einer Beeinträchtigung der sozialen Integration führen soll. Diese Überlegungen haben an folgenden Stellen praktische Bedeutung: Zwangsbehandlung (z. B. Zwangsernährung oder geschlossene Unterbringung) ohne tatsächliche akute Gefährdung kann von Patientinnen als traumatisierend erlebt werden. Mögliche ungünstige Folgen sind ausgeprägtes Misstrauen gegenüber Behandlern und Vermeidung von Kontakten mit dem Gesundheitssystem. Niederschwellige oder zeitlich zu sehr ausgedehnte stationäre Behandlung kann soziale Integration, Arbeitsplatz oder Schulerfolg der Patientinnen erheblich gefährden. Es ist deshalb vor und während stationärer Behandlungen zu überprüfen, ob nicht auch eine ambulante Maßnahme ausreichend ist.

9 Prävention von Essstörungen und Übergewicht

Die Prävention von Essstörungen und Übergewicht kann bezüglich der primären Prävention zusammen betrachtet werden (Irving u. Neumark-Sztainer 2002). Geeignete Maßnahmen sind Schulung des Ernährungswissens und die Vermittlung von praktischen Fertigkeiten in Einkauf, Zubereitung und Portionierung von Mahlzeiten an Kinder und Jugendliche, Förderung von angemessenen Einstellungen zu Figur und Gewicht, regelmäßige Sport- und Bewegungsangebote in Kindergarten, Schule, Freizeit und Familie. Maßnahmen, die Defizite in sozialer Kompetenz, Kommunikation und Stressbewältigung ausgleichen, beeinflussen wesentliche Risikofaktoren für Essstörungen und Übergewicht und sind eher der sekundären Prävention zuzuordnen. Maßnahmen, die ausschließlich vor den Gefahren von Anorexia nervosa oder Bulimia nervosa warnen, sind vermutlich unwirksam. Ebenso dürfte von Maßnahmen, die auf von bestimmten Lebensmitteln oder Nahrungsbestandteilen ausgehenden Gefahren hinweisen (z. B. vor Fetten oder Cholesterin warnen), nur geringer Erfolg ausgehen. In der tertiären Prävention (Rückfallprophylaxe) gehen die Strategien bei Essstörungen (Anorexia nervosa, Bulimia nervosa und Binge-Eating-Störung) und Übergewicht auseinander. Während bei den Essstörungen die Reduktion der kognitiven Kontrolle des Essverhaltens betont wird, ist bei Übergewicht (bei Abwesenheit einer Essstörung und innerhalb bestimmter Grenzen) eine Intensivierung der kognitiven Kontrolle hilfreich. Bei Übergewicht, Binge-Eating-Störung und manchen Patienten mit Bulimia nervosa ist eine erhebliche Steigerung der körperlichen Aktivität erforderlich. Bei Patientinnen mit Anorexia nervosa und einigen Patientinnen mit Bulimia nervosa ist dagegen eher eine Limitierung der körperlichen Aktivität in der Rückfallprophylaxe hilfreich. Rechtzeitige und suffiziente Behandlung von komorbiden psychischen und körperlichen Störungen ist eine wesentliche gemeinsame Strategie in der tertiären Prophylaxe bei allen Essstörungen und Übergewicht.

Die wissenschaftliche Evaluation der Prävention von Essstörungen und Übergewicht befindet sich noch in den Anfängen (Pratt u. Woolfenden 2002). Eine Intervention mit 6 zweistündigen Sitzungen wurde bei 111 Pfadfinderinnen im Alter von etwa 11 Jahren mit dem Ziel der Förderung von Akzeptanz des eigenen Körpers und einer kritischen Betrachtung des von den Medien vermittelten Schlankheitsideals durchgeführt (Neumark-Sztainer et al. 2000). Bei der Follow-up-Untersuchung nach 3 Monaten fand sich zwar ein verbessertes Wissen über den Einfluss von Medien und ein geringerer Konsum von Modezeitschriften. Die Häufigkeit von Diätverhalten, ungesunden Methoden der Gewichtsbeeinflussung und von Essanfällen war aber ähnlich wie in der Vergleichsgruppe ohne Intervention. Eine Studie mit 5 Schulen und 314 Schülerinnen und Schülern im Alter von etwa 8 Jahren untersuchte den Einfluss einer Intervention, die über ein Schuljahr dauerte, auf Essverhalten und körperliche Aktivität gerichtet war und Trainingsprogramme für Lehrer und Schüler beinhaltete. Auch der Speiseplan des in der Schule angebotenen Mittagessens wurde überarbeitet (Sahota et al. 2001). Der einzige nach einem Jahr signifikante Unterschied im Vergleich zu Schulen ohne Intervention war eine Zunahme des Konsums von Gemüse. Übergewichtige Schüler zeigten unverändert eine hohe Zufuhr von zuckerhaltigen Nahrungsmitteln und Getränken und waren wenig körperlich aktiv. Eine Studie an 95 Schülern im Alter von etwa 9 Jahren richtete die Intervention auf die Reduktion der vor dem Fernseher oder mit Videospielen verbrachten Zeit aus (Robinson 1999). Es gelang diese Zeit von im Mittel 23 auf 14 Stunden pro Woche zu reduzieren. In der Interventionsgruppe kam es im Beobachtungszeitraum von einem Schuljahr zu einem deutlich geringeren Anstieg des BMI. Die Ergebnisse dieser Studien illustrieren die Schwierigkeiten von präventiven Interventionen, sollten aber nicht entmutigen, in diesem Bereich weiterhin aktiv zu sein. Möglicherweise sind präventive Interventionen nur bei Gruppen mit niedrigem Risiko effektiv (Santonastaso et al. 1999).

Literaturverzeichnis

Abraham S. (1998). Sexuality and reproduction in bulimia nervosa patients over 10 years. J Psychosom Res, 44, 491 – 502.

Abraham S F, Bendit N, Mason C, Mitchell H, O'Connor N, Ward J, Young S, Llewellyn-Jones D. (1985). The psychosexual histories of young women with bulimia. Aus NZ J Psychiatry, 19, 72 – 76.

Ackard D M, Neumark-Sztainer D. (2002). Date violence and date rape amongst adolescents: associations with disordered eating behaviors and psychological health. Child Abuse Negl, 26, 455 – 473.

Agras W S, Rossiter E M, Arnow B, Schneider J A, Telch C F, Raeburn S D, Bruce B, Perl M, Koran L M. (1992). Pharmacologic and cognitive-behavioral treatment for bulimia nervosa: a controlled comparison. Am J Psychiatry, 149, 82 – 87.

Agras W S, Schneider J A, Arnow B, Raeburn S D, Telch C F. (1989). Cognitive-behavioral and response-prevention treatments for bulimia nervosa. J Consult Clin Psychology, 57, 215 – 221.

Agras W S, Telch C F, Arnow B, Eldredge K L, Detzer M J, Henderson J, Marnell M. (1995). Does interpersonal therapy help patients with binge eating disorder who fail to respond to cognitive-behavioral therapy? J Consult Clin Psychology, 63, 356 – 360.

Agras W S, Walsh B T, Fairburn C G, Wilson G T, Kraemer H C. (2000). A multicenter comparison of cognitive-behavioral therapy and interpersonal psychotherapy for bulimia nervosa. Arch Gen Psychiatry, 57, 459 – 466.

Alger S, Seagle H, Ravussin E. (1995). Food intake and energy expenditure in obese female bingers and non-bingers. Int J Obes, 19, 11 – 16.

Altemus M, Hetherington M, Kennedy B, Licinio J, Gold P W. (1996). Thyroid function in bulimia nervosa. Psychoneuroendocrinology, 21, 249 – 261.

American Psychiatric Association Work Group on Eating Disorders. (2000). Practice guideline for the treatment of patients with eating disorders (revision). Am J Psychiatry, 157 (Suppl 1), 1 – 39.

Andolf E, Theander S, Aspenberg P. (1997). Changes in ultrasound appearance of the internal female genital organs during treatment for eating disorders. European Journal of Obstetrics & Gynecology and Reproductive Biology, 73, 49 – 53.

Appolinario J C, Fontenelle L F, Papelbaum M, Bueno J R, Coutinho W. (2002). Topiramate use in obese patients with binge eating disorder: an open study. Can J Psychiatry, 47, 271 – 273.

Bacaltchuk, J. und Hay, F. (2002). Antidepressants versus placebo for people with bulimia nervosa (Cochrane Review). Cochrane Library.

Bacaltchuk J, Hay P, Trefiglio R. (2002). Antidepressants versus psychological treatments and their combination for bulimia nervosa (Cochrane review). Cochrane Library, Issue 1.

Backmund H, Gerlinghoff M. (1986). Anorexia nervosa. Bedrohliche neurologische Komplikationen durch Hypophosphatämie. Nervenarzt, 57, 542 – 544.
Barac-Nieto M, Spurr G B, Lotero H, Maksud M G. (1978). Body composition in chronic undernutrition. Am J Clin Nutr, 31, 23 – 40.
Basdevant A, Pouillon M, Lahlou N, Le Barzic M, Brillant M, Guy-Grand B. (1995). Prevalence of binge eating disorder in different populations of french women. Int J Eat Disord, 18, 309 – 315.
Beck J S (2001). Cognitive therapy. Basics and beyond. New York: Guilford.
Ben-Tovim D I, Walker K, Gilchrist P, Freeman R, Kalucy R, Esterman A. (2001). Outcome in patients with eating disorders: a 5-year study. Lancet, 357, 1254 – 1257.
Bergendahl M, Aloi J A, Iranmesh A, Mulligan T M, Veldhuis J D. (1998). Fasting suppresses pulsatile luteinizing hormone (LH) secretion and enhances orderliness of LH release in young but not older men. J Clin Endocrinol Metab, 83, 1967 – 1975.
Beumont P J V, Abraham S F, Simson K G. (1981). The psychosexual histories of adolescent girls and young women with anorexia nervosa. Psychol Med, 11, 131 – 140.
Björkman O, Eriksson L S. (1985). Influence of a 60-hour fast on insulin-mediated splanchnic and peripheral glucose metabolism in humans. J Clin Invest, 76, 87 – 92.
Bossert S, Schnabel E, Krieg J C. (1989). Effects and limitations of cognitive behavior therapy in bulimia inpatients. Psychother Psychosom, 51, 77 – 82.
Bouchard C, Tremblay A, Després J P, Nadeau A, Lupien P J, Moorjani S, Thériault G, Kim S Y. (1996). Overfeeding in identical twins: 5-year postoverfeeding results. Metabolism, 45, 1042 – 1050.
Braun D L, Sunday S R, Halmi K A. (1994). Psychiatric comorbidity in patients with eating disorders. Psychol Med, 24, 859 – 867.
Brewerton T D. (2002). Bulimia in children and adolescents. Child Adolesc Psychiatric Clin N Am, 11, 237 – 256.
Brown A S, Susser E S, Lin S P, Neugebauer R, Gorman J M. (1995). Increased risk of affective disorder in males after second trimester prenatal exposure to the Dutch hunger winter of 1944 – 45. Br J Psychiatry, 166, 601 – 606.
Bruch H. (1962). Perceptual and conceptual disturbances in anorexia nervosa. Psychosom Med, 24, 187 – 194.
Bruch H (1973). Obesity, anorexia nervosa and the person within. New York: Basic Books.
Brumberg J J (2000). Fasting Girls: The History of Anorexia Nervosa. Vintage Books.
Bulik C M, Sullivan P F, Carter F A, McIntosh V V, Joyce P R. (1998). The role of exposure with response prevention in the cognitive-behavioural therapy for bulimia nervosa. Psychol Med, 28, 611 – 623.
Cahill G F. (1970). Starvation in man. N Engl J Med, 282, 668 – 675.
Carlat D J, Camargo C A, Herzog D B. (1997). Eating disorders in males: a report on 135 patients. Am J Psychiatry, 154, 1127 – 1132.
Carter J C, Fairburn C G. (1998). Cognitive-behavioral self-help for binge eating disorder: a controlled effectiveness study. J Consult Clin Psychology, 66, 616 – 623.
Casper R C, Schoeller D A, Kushner R, Hnilicka J, Gold S T. (1991). Total energy expenditure and activity level in anorexia nervosa. Am J Clin Nutr, 53, 1143 – 1150.
Clore J N, Glickman P S, Helm S T, Nestler J E, Blackard W G. (1989). Accelerated decline in hepatic glucose production during fasting in normal women compared with men. Metabolism, 38, 1103 – 1107.

Considine R V, Sinha M K, Heiman M L, Kriauciunas A, Stephens T W, Nyce M, Ohannesian J P, Marco C C, McKee L J, Bauer T L, Caro J F. (1996). Serum immunoreactive-leptin concentrations in normal-weight and obese humans. N Engl J Med, 334, 292 – 295.
Cooke R A, Chambers J B. (1995). Anorexia nervosa and the heart. Br J Hosp Med, 54, 313 – 317.
Cooper P J, Steere J. (1995). A comparison of two psychological treatments for bulimia nervosa: implications for models of maintenance. Behav Res Ther, 33, 875 – 885.
Cooper Z, Fairburn C G. (2001). A new cognitive behavioural approach to the treatment of obesity. Behav Res Ther, 39, 499 – 511.
Corssmit E P M, Stouthard J M L, Romijn J A, Endert E, Sauerwein H P. (1994). Sex differences in the adaptation of glucose metabolism to short-term fasting: effects of oral contraceptives. Metabolism, 43, 1503 – 1508.
Corvilain B, Abramowicz M, Féry F, Schoutens A, Verlinden M, Balasse E, Horowitz M. (1995). Effect of short-term starvation on gastric emptying in humans: relationship to oral glucose tolerance. Am J Physiol, 269, G512 – G517.
Corwin R L. (2001). Biological and behavioral consequences of food restriction. Appetite, 34, 112 –
Counts D R, Gwirtsman H, Carlsson L M S, Lesem M, Cutler G B. (1992). The effect of anorexia nervosa and refeeding on growth-hormone-binding protein, the insulin-like growth factors (IGFs), and the IGF-binding proteins. J Clin Endocrinol Metab, 75, 762 – 767.
Crow S, Kendall D, Praus B, Thuras P. (2001). Binge eating and other psychopathology in patients with type II diabetes mellitus. Int J Eat Disord, 30, 222 – 226.
Dare C, Eisler I, Russell G, Treasure J, Dodge L. (2001). Psychological therapies for adults with anorexia nervosa. Randomised controlled trial of out-patient treatments. Br J Psychiatry, 178, 216 – 221.
Demitrack M A, Kalogeras K T, Altemus M, Pigott T A, Listwack S J, Gold P W. (1992). Plasma and cerebrospinal fluid measures of arginine vasopressin secretion in patients with bulimia nervosa and in healthy subjects. J Clin Endocrinol Metab, 74, 1277 – 1283.
Derogatis L R (1977). SCL-90. Administration, Scoring & Procedures. Baltimore: Johns Hopkins University School of Medicine.
Eckert E D, Pomeroy C, Raymond N, Kohler P F, Thuras P, Bowers C Y. (1998). Leptin in anorexia nervosa. J Clin Endocrinol Metab, 83, 791 – 795.
Eisler I, Dare C, Russell G F M, Szmukler G, LeGrange D, Dodge E. (1997). Family and individual therapy in anorexia nervosa. A 5-year follow-up. Arch Gen Psychiatry, 54, 1025 – 1030.
Ellison P T, Peacock N R, Lager C. (1989). Ecology and ovarian function among Lese women of the Ituri forest, Zaire. Am J Phys Anthropol, 78, 519 – 526.
Esplen M J, Garfinkel P E, Olmsted M, Gallop R M, Kennedy S. (1998). A randomized controlled trial of guided imagery in bulimia nervosa. Psychol Med, 28, 1347 – 1357.
Fairburn C G, Cooper Z, Doll H A, Welch S L. (1999 b). Risk factors for anorexia nervosa. Arch Gen Psychiatry, 56, 468 – 476.
Fairburn C G, Jones R, Peveler R C, Carr S J, Solomon R A, O'Connor M E, Burton J, Hope R A. (1991). Three psychological treatments for bulimia nervosa. A comparative trial. Arch Gen Psychiatry, 48, 463 – 469.

Fairburn C G, Kirk J, O'Connor M, Cooper P J. (1986). A comparison of two psychological treatments for bulimia nervosa. Behav Res Ther, 24, 629 – 643.

Fairburn C G, Shafran R, Cooper Z. (1999 a). A cognitive behavioural theory of anorexia nervosa. Behav Res Ther, 37, 1 – 13.

Fairburn C G, Welch S L, Doll H A, Davies B A, O'Connor M E. (1997). Risk factors for bulimia nervosa. A community-based case-control study. Arch Gen Psychiatry, 54, 509 – 517.

Fairburn C G, Wilson G T (1999). Binge eating. Nature, assessment and treatment. New York: Guilford Press.

Faris P L, Kim S W, Meller W H, Goodale R L, Oakman S A, Hofbauer R D, Marshall A M, Daughters R S, Banerjee-Stevens D, Eckert E D, Hartman B K. (2000). Effect of decreasing afferent vagal activity with ondansetron on symptoms of bulimia nervosa: a randomised, double-blind trial. Lancet, 355, 792 – 797.

Fichter M, Quadflieg N (1999). Strukturiertes Inventar für Anorektische und Bulimische Essstörungen nach ICD-10 (SIAB). Göttingen: Hogrefe.

Fichter M M. (1993). Die medikamentöse Behandlung von Anorexia und Bulimia nervosa. Nervenarzt, 64, 21 – 35.

Fichter M M, Elton M, Sourdi L, Weyerer S, Koptagel-Ilal G. (1988). Anorexia nervosa in Greek and Turkish adolescents. Eur Arch Psychiatr Neurol Sci, 237, 200 – 208.

Fichter M M, Leibl K, Rief W, Brunner E, Schmidt-Auberger S, Engel R R. (1991). Fluoxetine versus placebo: a double-blind study with bulimic inpatients undergoing intensive psychotherapy. Pharmacopsychiat, 24, 1 – 7.

Fichter M M, Quadflieg N. (1999). Six-year course and outcome of anorexia nervosa. Int J Eat Disord, 26, 359 – 385.

Fichter, M. M., Quadflieg, N., and Gnutzmann, A. (1998).Binge eating disorder: treatment outcome over a 6-year course. Journal of Psychosomatic Research, 44, 385 – 405.

Fichter M M, Schweiger U (2000). Behandlungsleitlinie Essstörungen. Darmstadt: Steinkopff.

Franke G H. (1992). Eine weitere Überprüfung der Symptom-Check-Liste (SCL-90-R) als Forschungsinstrument. Diagnostika, 38, 160 – 167.

Franke G H (1995). SCL-90-R – Die Symptomcheckliste von Derogatis. Göttingen: Hogrefe.

Freeman C, Sinclair F, Turnbull J, Annandale A. (1985). Psychotherapy for bulimia: a controlled study. J Psychiat Res, 19, 473 – 478.

Fung S M, Ferrill M J. (2001). Treatment of bulimia nervosa with ondansetron. Ann Pharmacother, 35, 1270 – 12 703.

Garfinkel P E, Lin E, Goering P, Spegg C, Goldbloom D S, Kennedy S, Kaplan A S, Woodside D B. (1995). Bulimia nervosa in a Canadian community sample: prevalence and comparison of subgroups. Am J Psychiatry, 152, 1052 – 1058.

Garner D M, Olmsted M P, Polivy J. (1983). Development and validation of a multidimensional eating disorder inventory of anorexia nervosa and bulimia. Int J Eat Disord, 2, 14 – 34.

Geracioti T D, Liddle R A. (1988). Impaired cholecystokinin secretion in bulimia nervosa. N Engl J Med, 319, 683 688.

Gillberg I C, Gillberg C, Rastam M, Johansson M. (1996). The cognitive profile of anorexia nervosa: a comparative study including a community-based sample. Compr Psychiatry, 37, 23 – 30.

Glorio R, Allevato M, De Pablo A, Abbruzzese M, Carmona L, Savarin M, Ibarra M, Busso C, Mordoh A, Llopis C, Haas R, Bello M, Woscoff A. (2000). Prevalence of cutaneous manifestations in 200 patients with eating disorders. International Journal of Dermatology, 39, 348 – 353.
Goebel G, Schweiger U, Krüger R, Fichter M M. (1999). Predictors of bone mineral density in patients with eating disorders. Int J Eat Disord, 25, 143 – 150.
Gold P W, Kaye W, Robertson G L, Ebert M. (1983). Abnormalities in plasma and cerebrospinal fluid arginine vasopressin in patients with anorexia nervosa. N Engl J Med, 308, 1117 – 1123.
Goldbloom D S, Olmsted M, Davis R, Clewes J, Heinmaa M, Rockert W, Shaw B. (1997). A randomized controlled trial of fluoxetine and cognitive behavioral therapy for bulimia nervosa: short-term outcome. Behav Res Ther, 35, 803 – 811.
Golden N H, Ashtari M, Kohn M R, Patel M, Jacobson M S, Fletcher A, Shenker I R. (1996). Reversibility of cerebral ventricular enlargement in anorexia nervosa, demonstrated by quantitative magnetic resonance imaging. J Pediatr, 128, 296 – 301.
Golden N H, Jacobson M S, Schebendach J, Solanto M V, Hertz S M, Shenker I R. (1997). Resumption of menses in anorexia nervosa. Arch Pediatr Adolesc Med, 151, 16 – 21.
Goldstein D J, Wilson M G, Ascroft R C, Al-Banna M. (1999). Effectiveness of fluoxetine therapy in bulimia nervosa regardless of comorbid depression. Int J Eat Disord, 25, 19 – 27.
Goldstein D J, Wilson M G, Thompson V L, Potvin J H, Rampey A H, Fluoxetine Bulimia Nervosa Research Group. (1995). Long-term fluoxetine treatment of bulimia nervosa. Br J Psychiatry, 166, 660 – 666.
Gordon C M, Grace E, Emans S J, Feldman H A, Goodman E, Becker K A, Rosen C J, Gundberg C M, LeBoff M S. (2002). Effects of oral dehydroepiandrosterone on bone density in young women with anorexia nervosa: a randomized trial. J Clin Endocrinol Metab, 87, 4935 – 4941.
Götestam K G, Agras W S. (1995). General population-based epidemiological study of eating disorders in Norway. Int J Eat Disord, 18, 119 – 126.
Green M W, Rogers P J. (1995). Impaired cognitive functioning during spontaneous dieting. Psychol Med, 25, 1003 – 1010.
Green M W, Rogers P J, Elliman N A, Gatenby S J. (1994). Impairment of cognitive performance associated with dieting and high levels of dietary restraint. Physiol Behav, 55, 447 – 452.
Gull W W. (1997). Anorexia nervosa (apepsia hysterica, anorexia hysterica); Nachdruck der Publikation von 1873. Obes Res, 5, 498 – 502.
Halmi K A. (1992). Psychobiology of eating behavior. In Halmi K A (Eds.) Psychobiology and treatment of anorexia nervosa and bulimia nervosa (pp. 61 – 76). Washington: APA Press.
Hartman D, Crisp A, Rooney B, Rackow C, Atkinson R, Patel S. (2000). Bone density of women who have recovered from anorexia nervosa. Int J Eat Disord, 28, 107 – 112.
Hautzinger M (1997). Kognitive Verhaltenstherapie bei Depressionen. Weinheim: Beltz.
Hautzinger M, Bailer M, Worall H, Keller U (1994). Beck Depressions Inventar (BDI), Testhandbuch. Bern: Huber.
Hay P J, Bacaltchuk J. (2002). Psychotherapy for bulimia nervosa and binging (Cochrane review). Cochrane Library, Issue 1.

Hebebrand J, Blum W F, Barth N, Coners H, Englaro P, Juul A, Ziegler A, Warnke A, Rascher W, Remschmidt H. (1997). Leptin levels in patients with anorexia nervosa are reduced in the acute stage and elevated upon short-term weight restoration. Mol Psychiatry, 2, 330 – 334.

Herpertz S. (1995). Essstörungen und Diabetes mellitus. Z Psychosom Med Psychoanal, 41, 329 – 343.

Herzog D B, Greenwood D N, Dorer D J, Flores A T, Ekeblad E R, Richards A, Blais M A, Keller M B. (2000). Mortality in eating disorders: a descriptive study. Int J Eat Disord, 28, 20 – 26.

Heufelder A, Warnhoff M, Pirke K M. (1985). Platelet alpha-adrenoceptor and adenylate cyclase in patients with anorexia nervosa and bulimia. J Clin Endocrinol Metab, 61, 1053 – 1059.

Hewitt P L, Coren S, Steel G D. (2001). Death from anorexia nervosa: age span and sex differences. Aging & Mental Health, 5, 41 – 46.

Hiller W, Zaudig M, Mombour W (1997). IDCL – Internationale Diagnosen Checklisten für ICD-10 und DSM-IV. Bern: Hans Huber.

Hinsch R, Pfingsten U (1998). Gruppentraining sozialer Kompetenzen (GSK). Weinheim: BeltzPVU.

Irving L M, Neumark-Sztainer D. (2002). Integrating the prevention of eating disorders and obesity: feasible of futile? Prev Med, 34, 299 – 309.

Jacobi C, Dahme B, Rustenbach S. (1997). Vergleich kontrollierter Psycho- und Pharmakotherapiestudien bei Bulimia und Anorexia nervosa. Psychother Psychosom med Psychol, 47, 346 – 364.

Jacobi C, Thiel A, Paul T (1996). Kognitive Verhaltenstherapie bei Anorexie und Bulimie. Weinheim: Beltz.

Jimerson D C, Lesem M D, Kaye W H, Hegg A P, Brewerton T D. (1990). Eating disorders and depression: is there a serotonin connection? Biol Psychiatry, 28, 443 – 454.

Johnson J, Whitaker A H. (1992). Adolescent smoking, weight changes, and binge-purge behavior: associations with secondary amenorrhea. Am J Public Health, 82, 47 – 54.

Joiner T E. (1999). Self-verification and bulimic symptoms: do bulimic women play a role in perpetuating their own dissatisfaction and symptoms? Int J Eat Disord, 26, 145 – 151.

Kanfer F H, Reinecker H, Schmelzer D (1996). Selbstmanagementtherapie. Berlin: Springer.

Kaplan H S (2000). Sexualtherapie bei Störungen des sexuellen Verlangens. Stuttgart: Thieme.

Karlsson J, Hallgren P, Kral J, Lindroos A K, Sjöström L, Sullivan M. (1994). Predictors and effects of long-term dieting on mental well-being and weight loss in obese women. Appetite, 23, 15 – 26.

Katzman D K, Lambe E K, Mikulis D J, Ridgley J N, Goldbloom D S, Zipursky R B. (1996). Cerebral gray matter and white matter volume deficits in adolescent girls with anorexia nervosa. J Pediatr, 129, 794 – 803.

Kaye W H, Gwirtsman H E, George D T, Jimerson D C, Ebert M H. (1987 b). CSF 5-HIAA concentrations in anorexia nervosa: reduced values in underweight subjects normalize after weight gain. Biol Psychiatry, 23, 102 – 105.

Kaye W H, Gwirtsman H E, George D T, Jimerson D C, Ebert M H, Lake C R. (1990). Disturbances of noradrenergic systems in normal weight bulimia: relationship to diet and menses. Biol Psychiatry, 27, 4 – 21.

Kaye W H, Gwirtsman H E, George D T, Jimerson D C, Tomai T P, Chrousos G P, Gold P W. (1987 a). Elevated cerebrospinal fluid levels of immunoreactive corticotropin-releasing hormone in anorexia nervosa: relation to state of nutrition, adrenal function, and intensity of depression. J Clin Endocrinol Metab, 64, 203 – 208.

Kaye W H, Nagata T, Weltzin T E, Hsu L K G, Sokol M S, McConaha C, Plotnicov K H, Weise J, Deep D. (2001). Double-blind placebo-controlled administration of fluoxetine in restricting- and restricting-purging-type anorexia nervosa. Biol Psychiatry, 49, 644 – 652.

Keel P, Mitchell J E, Miller K B, Davis T L, Crow S. (1999). Long-term outcome of bulimia nervosa. Arch Gen Psychiatry, 56, 63 – 69.

Keys A, Brozek J, Henschel A, Mickelsen O, Taylor H I (1950). The biology of human starvation. Minneapolis: University of Minnesota Press.

Kidane A. (1989). Demographic consequences of the 1984 – 1985 Ethiopian famine. Demography, 26, 515 – 522.

Killen J D, Taylor C B, Haydel K F, Wilson D M, Hammer L, Kraemer H, Blair-Greiner A, Strachowski D. (1996). Weight concerns influence the development of eating disorders: a 4-year prospective study. J Consult Clin Psychology, 64, 936 – 940.

Kimm S Y S, Glynn N W, Kriska A M, Barton B A, Kronsberg S S, Daniels S R, Crawford P B, Sabry Z I, Liu K. (2002). Decline in physical activity in black girls and white girls during adolescence. N Engl J Med, 347, 709 – 715.

Kingston K, Szmukler G, Andrewes D, Tress B, Desmond P. (1996). Neuropsychological and structural brain changes in anorexia nervosa before and after refeeding. Psychol Med, 26, 15 – 28.

Klibanski A, Biller B M K, Schoenfeld D A, Herzog D B, Saxe V C. (1995). The effects of estrogen administration on trabecular bone loss in young women with anorexia nervosa. J Clin Endocrinol Metab, 80, 898 – 904.

Kohn M R, Golden N H, Shenker I R. (1998). Cardiac arrest and delirium: presentations of the refeeding syndrome in severely malnourished adolescents with anorexia nervosa. J Adolesc Health, 22, 239 – 243.

Kovacs M, Obrosky D S, Drash A. (1997). Major depressive disorder in youths with IDDM. A controlled prospective study of course and outcome. Diabetes Care, 20, 45 – 51.

Krieg J C, Backmund H, Pirke K M. (1987). Cranial computed tomography findings in bulimia. Acta Psychiatr Scand, 75, 144 – 149.

Laessle R, Schweiger U, Pirke K M. (1988 a). Depression as a correlate of starvation in patients with eating disorders. Biol Psychiatry, 23, 719 – 725.

Laessle R, Schweiger U, Pirke K M. (1988 b). Mood and orthostatic norepinephrine response in anorexia nervosa. Psychiatry Res, 24, 87 – 94.

Laessle R G, Bossert S, Hank G, Hahlweg K, Pirke K M. (1990). Cognitive performance in patients with bulimia nervosa: relationship to intermittent starvation. Biol Psychiatry, 27, 549 – 551.

Laessle R G, Kittl S, Fichter M M, Wittchen H U, Pirke K M. (1987 a). Major affective disorder in anorexia nervosa and bulimia. Br J Psychiatry, 151, 785 – 789.

Laessle R G, Krieg J C, Fichter M M, Pirke K M. (1989 a). Cerebral atrophy and vigilance performance in patients with anorexia nervosa and bulimia nervosa. Neuropsychobiology, 21, 187 – 191.

Laessle R G, Platte P, Schweiger U, Pirke K M. (1996). Biological and psychological correlates of intermittent dieting behavior in young women. A model for bulimia nervosa. Physiol Behav, 60, 1 – 5.

Laessle R G, Tuschl R J, Kotthaus B C, Pirke K M. (1989 b). Behavioral and biological correlates of dietary restraint in normal life. Appetite, 12, 83 – 94.
Laessle R G, Waadt S, Pirke K M. (1987 b). A structured behaviorally oriented group treatment for bulimia nervosa. Psychother Psychosom, 48, 141 – 145.
Lasègue C H. (1997). On hysterical anorexia (Nachdruck der Publikation von 1873). Obes Res, 5, 492 – 497.
Lautenbacher S, Galfe G, Hoelzl R, Pirke K M. (1989). Gastrointestinal transit is delayed in patients with bulimia. Int J Eat Disord, 8, 203 – 208.
Lee S, Lee A M, Ngai E, Lee D T S, Wing Y K. (2001). Rationales for food refusal in chinese patients with anorexia nervosa. Int J Eat Disord, 29, 224 – 229.
Leitenberg H, Rosen J C, Wolf J, Vara L S, Detzer M J, Srebnik D. (1994). Comparison of cognitive – behavior therapy and desipramine in the treatment of bulimia nervosa. Behav Res Ther, 32, 37 – 45.
Levine M D, Marcus M D, Moulton P. (1996). Exercise in the treatment of binge eating disorder. Int J Eat Disord, 19, 171 – 177.
Lilenfeld L R, Kaye W H, Strober M. (1998). Genetics and family studies of anorexia nervosa and bulimia nervosa. Baillière's Clinical Psychiatry, 3, 177 – 193.
Lindenmeyer J (2002). Der springende Punkt – Stationäre Kurzintervention bei Alkoholmissbrauch. Berlin: Pabst Science.
Lindroos A K, Lissner L, Mathiassen M E, Karlsson J, Sullivan M, Bengtsson C, Sjöström L. (1997). Dietary intake in relation to restrained eating, disinhibition, and hunger in obese and nonobese Swedish women. Obes Res, 5, 175 – 182.
Linehan M M (1993). Cognitive-behavioral treatment of borderline personality disorder. New York: Guilford.
Lissau I, Sørensen T I A. (1994). Parental neglect during childhood and increased risk of obesity in young adulthood. Lancet, 343, 324 – 327.
Loeb K L, Wilson G T, Gilbert J S, Labouvie E. (2000). Guided and unguided self-help for binge eating. Behav Res Ther, 38, 259 – 272.
Lucas A R, Beard C M, O'Fallon W M, Kurland L T. (1991). 50-year trends in the incidence of anorexia nervosa in Rochester, Minn.: a population-based study. Am J Psychiatry, 148, 917 – 922.
Luck P, Wakeling A. (1980). Altered thresholds for thermoregulatory sweating and vasodilatation in anorexia nervosa. Br Med J, 281, 906 – 908.
Lustman P J, Griffith L S, Gavard J A, Clouse R E. (1992). Depression in adults with diabetes. Diabetes Care, 11, 1631 – 1639.
Marino M F, Zanarini M C. (2001). Relationship between EDNOS and its subtypes and borderline personality disorder. Int J Eat Disord, 29, 349 – 353.
Mazess R B, Barden H S, Ohlrich E S. (1990). Skeletal and body-composition effects of anorexia nervosa. Am J Clin Nutr, 52, 438 – 441.
McCullough J P (2000). Treatment for chronic depression. Cognitive behavioral analysis system of psychotherapy (CBASP). New York: Guilford.
McMullin R E (2000). The new handbook of cognitive therapy techniques. New York: Norton.
Mecklenburg R S, Loriaux D L, Thompson R H, Andersen A E, Lipsett M B. (1974). Hypothalamic dysfunction in patients with anorexia nervosa. Medicine, 53, 147 – 159.
Milosevic A. (1999). Eating disorders and the dentist. Br Dent J, 186, 109 – 113.

Minuchin S, Rosman B L, Baker L (1978). Psychosomatic families: anorexia nervosa in context. Cambridge: Harvard University Press.
Monteleone P, Bortolotti F, Fabrazzo M, La Rocca A, Fuschino A, Maj M. (2000 a). Plasma leptin response to acute fasting and refeeding in untreated women with bulimia nervosa. J Clin Endocrinol Metab, 85, 2499 – 2503.
Monteleone P, Di Lieto A, Tortorella A, Longobardi N, Maj M. (2000 b). Circulating leptin in patients with anorexia nervosa, bulimia nervosa or binge-eating disorder: relationship to body weight, eating patterns, psychopathology and endocrine changes. Psychiatry Res, 94, 121 – 129.
Monteleone P, Martiadis V, Colurgio B, Maj M. (2002). Leptin secretion is related to chronicity and severity of the illness in bulimia nervosa. Psychosom Med, 64, 874 – 879.
Morgan J F, Lacey J H, Reid F. (1999). Anorexia nervosa: changes in sexuality during weight restoration. Psychosom Med, 61, 541 – 545.
Mortola J F, Rasmussen D D, Yen S S C. (1989). Alterations of the adrenocorticotropin-cortisol axis in normal weight bulimic women: evidence for a central mechanism. J Clin Endocrinol Metab, 68, 517 – 522.
Nattiv A, Puffer J C, Green G A. (1997). Lifestyles and health risks of collegiate athletes: a multi-center study. Clin J Sport Med, 7, 262 – 272.
Neumark-Sztainer D, Falkner N, Story M, Perry C, Hannan P J, Mulert S. (2002). Weight-teasing among adolescents: correlations with weight status and disordered eating behaviors. Int J Obes, 26, 123 – 131.
Neumark-Sztainer D, Sherwood N E, Coller T, Hannan P J. (2000). Primary prevention of disordered eating among preadolescent girls: feasibility and short-term effect of a community-based intervention. J Am Diet Assoc, 100, 1466 – 1473.
Nudel D B, Gootman N, Nussbaum M P, Shenker I R. (1984). Altered exercise performance and abnormal sympathetic responses to exercise in patients with anorexia nervosa. J Pediatr, 105, 34 – 37.
Ordman A M, Kirschenbaum D S. (1985). Cognitive-behavioral therapy for bulimia: an initial outcome study. J Consult Clin Psychology, 53, 305 – 313.
Otis C L, Drinkwater B, Johnson M, Loucks A, Wilmore J. (1997). American college of sports medicine position stand. The female athlete triad. Med Sci Sports Excerc, 29, 1 – 9.
Otto B, Cuntz U, Fruehauf E, Wawarta R, Folwaczny C, Riepl R L, Heiman M L, Lehnert P, Fichter M, Tschöp M. (2001). Weigh gain decreases elevated plasma ghrelin concentrations of patients with anorexia nervosa. Eur J Endocrinol, 145, 669 – 673.
Pawluck D E, Gorey K M. (1998). Secular trends in the incidence of anorexia nervosa: integrative review of population-based studies. Int J Eat Disord, 23, 347 – 352.
Pendleton V R, Goodrick G K, Poston W S C, Reeves R S, Foreyt J P. (2002). Exercise augments the effects of cognitive-behavioral therapy in the treatment of binge eating. Int J Eat Disord, 31, 172 – 184.
Peters A, Rohloff D, Kohlmann T, Renner F, Jantschek G, Kerner W, Fehm H L. (1998). Fetal hemoglobin in starvation ketosis of young women. Blood, 91, 691 – 694.
Peters A, Schweiger U, Frühwald-Schultes B, Born J, Fehm H L. (2002). The neuroendocrine control of glucose allocation. Exp Clin Endocrinol Diabetes, 110, 199 – 211.
Petretta M, Bonaduce D, Scalfi L, De Filippo E, Marciano F, Migaux M L, Themistoclakis S, Ianniciello A, Contaldo F. (1997). Heart rate variability as a measure of autonomic nervous system function in anorexia nervosa. Clin Cardiol, 20, 219 – 224.

Philipp E, Pirke K M, Kellner M B, Krieg J C. (1991). Disturbed cholecystokinin secretion in patients with eating disorders. Life Sci, 48, 2443 – 2450.
Pine D S, Cohen P, Brook J, Coplan J D. (1997). Psychiatric symptoms in adolescence as predictors of obesity in early adulthood: a longitudinal study. Am J Public Health, 87, 1303 – 1310.
Pirke K M, Broocks A, Wilckens T, Marquard R, Schweiger U. (1993). Starvation-induced hyperactivity in the rat: the role of endocrine and neurotransmitter changes. Neurosci Biobehav Rev, 17, 287 – 294.
Pirke K M, Riedel W, Tuschl R, Schweiger U, Schweiger M, Spyra B. (1988). Effect of standardized test meals on plasma norepinephrine in patients with anorexia nervosa and bulimia. Int J Eat Disord, 7, 369 – 373.
Pirke K M, Schweiger U, Laessle R, Dickhaut B, Schweiger M, Waechtler M. (1986). Dieting influences the menstrual cycle: vegetarian versus nonvegetarian diet. Fertil Steril, 46, 1083 – 1088.
Pirke K M, Tuschl R J, Spyra B, Laessle R G, Schweiger U, Broocks A, Sambauer S, Zitzelsberger G. (1990). Endocrine findings in restrained eaters. Physiol Behav, 47, 903 – 906.
Pratt B M, Woolfenden S R. (2002). Interventions for preventing eating disorders in children and adolescents. Cochrane Library, Issue 3,
Public Health Division VGDoHS (1999). Victorian burden of disease study: morbidity. Melbourne: State of Victoria.
Pudel V, Westenhöfer J (1989). Fragebogen zum Essverhalten (FEV). Göttingen: Hogrefe.
Ramsay R, Ward A, Treasure J, Russell G F M. (1999). Compulsory treatment in anorexia nervosa. Short-term benefits and long-term mortality. Br J Psychiatry, 175, 147 – 153.
Ricca V, Mannucci E, Zucchi T, Rotella C M, Faravelli C. (2000). Cognitive-behavioural therapy for bulimia nervosa and binge eating disorder. Psychother Psychosom, 69, 287 – 295.
Robinson T N. (1999). Reducing children's television viewing to prevent Obesity. JAMA, 282, 1561 – 1567.
Romano S J, Halmi K A, Sarkar N P, Koke S C, Lee J S. (2002). A placebo-controlled study of fluoxetine in continued treatment of bulimia nervosa after successful acute fluoxetine treatment. Am J Psychiatry, 159, 96 – 102.
Rothman D L, Magnusson I, Katz L D, Shulman R G, Shulman G I. (1991). Quantitation of hepatic glycogenolysis and gluconeogenesis in fasting humans with ^{13}C NMR. Science, 254, 573 – 576.
Routtenberg A, Kuznesof A W. (1967). Self starvation of rats living in activity wheels on a restricted feeding schedule. J Comp Physiol Psychol, 64, 414 – 421.
Russell C J, Keel P K. (2002). Homosexuality as a specific risk factor for eating disorders in men. Int J Eat Disord, 31, 300 – 306.
Russell G. (1979). Bulimia nervosa: an ominous variant of anorexia nervosa. Psychol Med, 9, 429 – 448.
Safer D L, Telch C F, Agras W S. (2001). Dialectical behavior therapy for bulimia nervosa. Am J Psychiatry, 158, 632 – 634.
Sahota P, Rudolf M C J, Dixey R, Hill A J, Barth J H, Cade J. (2001). Randomised controlled trial of primary school based intervention to reduce risk factors for obesity. Br Med J, 323, 1 – 5.
Samuels M H, Kramer P. (1996). Differential effects of short-term fasting on pulsatile thyrotropin, gonadotropin, and alpha-subunit secretion in healthy men – a clinical research center study. J Clin Endocrinol Metab, 81, 32 – 36.

Santonastaso P, Zanetti T, Ferrara S, Olivotto M C, Magnavita N, Favaro A. (1999). A preventive intervention program in adolescent schoolgirls: a longitudinal study. Psychother Psychosom, 68, 46 - 50.

Schmidt-Traub S (2000). Panikstörung und Agoraphobie. Ein Therapiemanual. Göttingen: Hogrefe.

Schmidt do Prado-Lima P A, Bacaltchuk J. (2002). Topiramate in treatment-resistant depression and binge-eating disorder. Bipolar Disorders, 4, 271 - 273.

Schneider S, Margraf J (1998). Agoraphobie und Panikstörung. Göttingen: Hogrefe.

Schreiber W, Schweiger U, Werner D, Brunner G, Tuschl R J, Laessle R G, Krieg J C, Fichter M M, Pirke K M. (1991). Circadian pattern of large neutral amino acids, glucose, insulin, and food intake in anorexia nervosa and bulimia nervosa. Metabolism, 40, 503 - 507.

Schulze U M E, Pettke-Rank C V, Kreienkamp M, Hamm H, Bröcker E B, Wewetzer C, Trott G E, Warnke A. (1999). Dermatologic findings in anorexia and bulimia nervosa of childhood and adolescence. Pediatric Dermatology, 16, 90 - 94.

Schweiger U, Broocks A, Tuschl R J, Laessle R G, Platte P, Pirke K M. (1992). Everyday eating behavior and menstrual function in young women. Fertil Steril, 57, 771 - 775.

Schweiger U, Laessle R, Kittl S, Dickhaut B, Schweiger M, Pirke K M. (1986 a). Macronutrient intake, plasma large neutral amino acids, and mood during weight reducing diets. J Neural Transm, 67, 77 - 86.

Schweiger U, Laessle R, Pfister H, Hoehl C, Schwingenschloegel M, Schweiger M, Pirke K M. (1987 b). Diet-induced menstrual irregularities: effects of age and weight loss. Fertil Steril, 48, 36 - 41.

Schweiger U, Poellinger J, Laessle R, Wolfram G, Fichter M M, Pirke K M. (1987 a). Altered insulin response to a balanced test meal in bulimic patients. Int J Eat Disord, 6, 551 - 556.

Schweiger U, Warnhoff M, Pahl J, Pirke K M. (1986 b). Effects of carbohydrate and protein meals on plasma large neutral amino acids, glucose, and insulin plasma levels of anorectic patients. Metabolism, 35, 938 - 943.

Selzer R, Caust J, Hibbert M, Bowes G, Patton G. (1996). The association between secondary amenorrhea and common eating disordered weight control practices in an adolescent population. J Adolesc Health, 19, 56 - 61.

Smolak L, Murnem S K, Ruble A E. (2000). Female athletes and eating problems: a meta-analysis. Int J Eat Disord, 27, 371 - 380.

Spitzer R L, Devlin M, Walsh B T, Hasin D, Wing R, Marcus M, Stunkard A, Wadden T, Yanovski S, Agras S, Mitchell J, Nonas C. (1992). Binge eating disorder: a multisite field trial of the diagnostic criteria. Int J Eat Disord, 11, 191 - 203.

Spranger S C, Waller G, Bryant-Waugh R. (2001). Schema avoidance in bulimic and non-eating-disordered women. Int J Eat Disord, 29, 302 - 306.

Stein A D, Ravelli A C J, Lumey L H. (1995). Famine, third-trimester pregnancy, weight gain, and intrauterine growth: the Dutch famine birth cohort study. Hum Biol, 67, 135 - 150.

Stewart D E, Robinson G E, Goldbloom D S, Wright C. (1990). Infertility and eating disorders. Am J Obstet Gynecol, 163, 1196 - 1199.

Striegel-Moore R H, Cachelin F M, Dohm F A, Pike K M, Wilfley D E, Fairburn C G. (2001). Comparison of binge eating disorder and bulimia nervosa in a community sample. Int J Eat Disord, 29, 157 - 165.

Strober M, Freeman R, Morrell W. (1997). The long-term course of severe anorexia nervosa in adolescents: survival analysis of recovery, relapse, and outcome predictors over 10 - 15 years in a prospective study. Int J Eat Disord, 22, 339 - 360.

Studen-Pavlovich D, Elliot M A. (2001). Eating disorders in women's oral health. Dental Clinics of North America, 45, 491 – 511.
Stunkard A J, Messick S. (1985). The three-factor eating questionnaire to measure dietary restraint, disinhibition and hunger. J Psychosom Res, 29, 71 – 83.
Susser E, Neugebauer R, Hoek H W, Brown A S, Lin S, Labovitz D, Gorman J M. (1996). Schizophrenia after prenatal famine. Arch Gen Psychiatry, 53, 25 – 31.
Tanco S, Linden W, Earle T. (1998). Well-being and morbid obesity in women: a controlled therapy evaluation. Int J Eat Disord, 23, 325 – 339.
Thiel A, Jacobi C, Horstmann S, Paul Th, Nutzinger D O, Schüßler G. (1997). Eine deutschsprachige Version des Eating Disorder Inventory EDI 2. Psychotherapie, Psychosomatik medizinische Psychologie, 47, 365 – 376.
Thiel A, Paul T. (1988). Entwicklung einer deutschsprachigen Version des Eating-Disorder-Inventory (EDI). Zeitschrift für Differentielle und Diagnostische Psychologie, 9, 267 – 278.
Thien V, Thomas A, Markin D, Birmingham C L. (2000). Pilot study of a graded exercise program for the treatment of anorexia nervosa. Int J Eat Disord, 28, 101 – 106.
Thomä H, Kächele H (1997). Lehrbuch der psychoanalytischen Therapie. Berlin: Springer.
Trabulsi J, Schoeller D A. (2001). Evaluation of dietary asessment instruments against doubly labeled water, a biomarker of habitual energy intake. Am J Physiol, 281, E891 – E899.
Treasure J, Schmidt U, Troop N, Tiller J, Todd G, Turnbull S. (1996). Sequential treatment for bulimia nervosa incorporating a self-care manual. Br J Psychiatry, 168, 94 – 98.
Treasure J L, Gordon P A L, King E A, Wheeler M, Russell G F M. (1985). Cystic ovaries: a phase of anorexia nervosa. Lancet, 2, 1379 – 1380.
Turner J M, Bulsara M K, McDermott B M, Byrne G C, Prince R L, Forbes D A. (2001). Predictors of low bone density in young adolescent females with anorexia nervosa and other dieting disorders. Int J Eat Disord, 30, 245 – 251.
Tuschen-Caffier B, Pook M, Frank M. (2001). Evaluation of manual-based cognitive-behavioral therapy for bulimia nervosa in a service setting. Behav Res Ther, 39, 299 – 308.
Tuschl R J. (1990). From dietary restraint to binge eating: some theoretical considerations. Appetite, 14, 105 – 109.
Tuschl R J, Platte P, Laessle R G, Stichler W, Pirke K M. (1990). Energy expenditure and everyday eating behavior in healthy young women. Am J Clin Nutr, 52, 81 – 86.
Ullrich R, de Muynck R (1998). Assertiveness-Training-Programm: Anleitung für den Therapeuten. München: Pfeiffer.
Van Erp-Baart A M J, Saris W H M, Binkhorst R A, Vos J A, Elvers J W H. (1989). Nationwide survey on nutritional habits in elite athletes. Int J Sports Med, 10, 3 – 10.
Vance M L, Thorner M O. (1989). Fasting alters pulsatile and rhythmic cortisol release in normal man. J Clin Endocrinol Metab, 68, 1013 – 1017.
Veldhuis J D, Iranmesh A, Evans W S, Lizarralde G, Thorner M O, Vance M L. (1993). Amplitude suppression of the pulsatile mode of immunoradiometric luteinizing hormone release in fasting-induced hypoandrogenemia in normal men. J Clin Endocrinol Metab, 76, 587 – 593.
Wadden T A, Considine R V, Foster G D, Anderson D A, Sarwer D B, Caro J S. (1998). Short- and long-term changes in serum leptin in dieting obese women: effects of caloric restriction and weight loss. J Clin Endocrinol Metab, 83, 214 – 218.
Wagner-Link A (1995). Verhaltenstraining zur Streßbewältigung. München: Pfeiffer.

Wakeling A, Russell G F M. (1970). Disturbances in the regulation of body temperature in anorexia nervosa. Psychol Med, 1, 30 – 39.
Waller G, Ohanian V, Meyer C, Osman S. (2000). Cognitive content among bulimic women: the role of core beliefs. Int J Eat Disord, 28, 235 – 241.
Walsh B T, Agras W S, Devlin M J, Fairburn C G, Wilson G T, Kahn C, Chally M K. (2000). Fluoxetine for bulimia nervosa following poor response to psychotherapy. Am J Psychiatry, 157, 1332 – 1334.
Walsh B T, Hadigan C M, Devlin M J, Gladis M, Roose S P. (1991). Long-term outcome of antidepressant treatment for bulimia nervosa. Am J Psychiatry, 148, 1206 – 1212.
Walsh B T, Wilson G T, Loeb K L, Devlin M J, Pike K M, Roose S P, Fleiss J, Waternaux C. (1997). Medication and psychotherapy in the treatment of bulimia nervosa. Am J Psychiatry, 154, 523 – 531.
Warren M P, Voussoughian F, Geer E B, Hyle E P, Adberg C L, Ramos R H. (1999). Functional hypothalamic amenorrhea: hypoleptinemia and disordered eating. J Clin Endocrinol Metab, 84, 873 – 877.
Waters A, Hill A, Waller G. (2001). Bulimics' responses to food cravings: is binge-eating a product of hunger or emotional state. Behav Res Ther, 39, 877 – 886.
Weltzin T E, Fernstrom M H, Fernstrom J D, Neuberger S K, Kaye W H. (1995). Acute tryptophan depletion and increased food intake and irritability in bulimia nervosa. Am J Psychiatry, 152, 1668 – 1671.
Wernze H. (2000). Überraschende Wirkung von Spironolacton auf Essverhalten und Befindensparameter bei Bulimie. Psychopharmakotherapie, 7, 33 – 39.
Westen D, Harnden-Fischer J. (2001). Personality profiles in eating disorders: rethinking the distinction between axis I and axis II. Am J Psychiatry, 158, 547 – 562.
Wildes J E, Emery R E, Simons A D. (2001). The roles of ethnicity and culture in the development of eating disturbance and body dissatisfaction: a metaanalytic review. Clin Psychol Rev, 21, 521 – 551.
Williams J B W, Gibbon M, First M B, Spitzer R L, Davies M, Borus J, Howes M J, Kane J, Pope H G, Rounsaville B, Wittchen H U. (1992). The structured clinical interview for DSM-III-R (SCID). II. Multisite Test-Retest Reliability. Arch Gen Psychiatry, 49, 630 – 636.
Wilson G T, Fairburn C G, Agras W S, Walsh B T, Kraemer H. (2002). Cognitive-behavioral therapy for bulimia nervosa: time course and mechanisms of change. J Consult Clin Psychology, 70, 267 – 274.
Wiser S, Telch C F. (1999). Dialectical behavior therapy for binge-eating disorder. J Clin Psychol, 55, 755 – 768.
Wittchen H U, Wunderlich U, Gruschwitz S, Zaudig M (1997). Strukturiertes klinisches Interview für DSM-IV (SKID). Göttingen: Hogrefe.
Woodside D B, Garfinkel P E, Lin E, Goering P, Kaplan A S, Goldbloom D S, Kennedy S H. (2001). Comparison of men with full or partial eating disorders, men without eating disorders, and women with eating disorders in the community. Am J Psychiatry, 158, 570 – 574.
Young E A (1999). Cognitive therapy for personality disorders: a schema-focused approach. Sarasota: Professional Resource Exchange.
Zipfel S, Löwe B, Reas D L, Deter H C, Herzog W. (2000). Long-term prognosis in anorexia nervosa: lessons from a 21-year follow-up study. Lancet, 355, 721 – 722.

Sachverzeichnis

A

B

C

D

E

F

G

H

I

K

L

V

W

Z